ENT [耳鼻咽喉科] 臨床フロンティア

Clinical Series of
the Ear, Nose
and Throat

Frontier

耳鼻咽喉科の
外来処置・
外来小手術

専門編集　浦野正美　浦野耳鼻咽喉科医院

編集委員　小林俊光　東北大学
　　　　　髙橋晴雄　長崎大学
　　　　　浦野正美　浦野耳鼻咽喉科医院

中山書店

【読者の方々へ】

本書に記載されている診断法・治療法については,出版時の最新の情報に基づいて正確を期するよう最善の努力が払われていますが,医学・医療の進歩からみて,その内容がすべて正確かつ完全であることを保証するものではありません.したがって読者ご自身の診療にそれらを応用される場合には,医薬品添付文書や機器の説明書など,常に最新の情報に当たり,十分な注意を払われることを要望いたします.

中山書店

シリーズ刊行にあたって

　この《ENT臨床フロンティア》は，耳鼻咽喉科の日常診療に直結するテーマに絞った全10巻のユニークなシリーズです．従来の体系化された教科書よりも実践的で，多忙な臨床医でも読みやすく，日常診療の中で本当に必要と考えられる項目のみを，わかりやすく解説するという方針で編集しました．

　各巻の内容を選択するにあたっては，実地医家の先生方からの意見や要望を参考にさせていただき，現場のニーズを反映し，それにきめ細かく応える内容を目指しました．その結果，もっとも関心が高かった「検査」，「処置・小手術」，「急性難聴」，「めまい」，「薬物療法」，「口腔・咽頭・歯牙疾患」，「風邪」，「のどの異常」，「子どもと高齢者」，「がんを見逃さない」の10テーマを選びました．

　内容は臨床に直ぐに役立つような実践的なものとし，大病院のようなフル装備の診断機器を使わなくてもできる診断法，高価な機器を必要としない処置，小手術などに重点をおきました．また最新の診療技術や最近の疾患研究などの話題もコラムやトピックスの形で盛り込みました．記載にあたっては視覚的に理解しやすいように，写真，図表，フローチャートを多用するとともに，病診連携も視野に入れ，適宜，インフォームドコンセントや患者説明の際に役立つツールを加えました．

　各巻の編成にあたっては，テーマごとにそれぞれのスペシャリストの先生方に専門的な編集をお願いし，企画案の検討を重ね，ようやくここに《ENT臨床フロンティア》として刊行開始の運びとなりました．また，ご執筆をお願いした先生方も，なるべく「実戦重視」の方針を叶えていただくべく，第一線でご活躍の方々を中心に選定させていただきました．

　このシリーズは，耳鼻咽喉科診療の第一線で直ぐに役立つことを最大のポイントとするものですが，実地医家や勤務医のみならず，耳鼻咽喉科専門医を目指す研修医の先生方にも広く活用していただけるものと大いに期待しております．

2012年5月吉日

小林俊光，髙橋晴雄，浦野正美

序

　耳鼻咽喉科診療においては検査とともに処置・手術は重要な部分を占める．明治期から同じ名称で行われている処置もあるが，医療技術の進歩と疾患構造の変化により，その内容は大きく変わってきている．また単純な処置ほど，ちょっとしたコツが必要で，医師の技量が反映しやすい．さらに内視鏡などの手術支援機器の進歩と，病態生理の解明により，外来で低侵襲に行うことができる手術も増えている．

　大病院で研修中の医師は指導医から様々な手ほどきを受け，診療技術習得においては，実際に見て，疑問点についてはすぐに質問することができる．しかしながら，開業したり地方に赴任すると，多くの耳鼻科医は一人で診療することになるため，独善的になったり，最先端の知識を得るのが難しくなる．学問的な専門書は時に難解で，知りたいことを探すのに時間がかかる．また多忙な診療所医師は学会や研究会に定期的に参加することは難しく，通常の診療の中で幅広く知見を得るのは困難なことが多い．

　本巻では一般的な耳鼻咽喉科診療所で行われている，外来での処置・小手術にテーマを絞り，第一線で活躍している臨床医にすぐに役立つような実践的で実用的な内容にした．執筆者はいずれもその方面のベテランで，基礎的な病態や解剖・生理は省力し，実際の診療行為を写真やイラストで分かりやすく解説していただいた．また適宜，最新の診療技術や最近の話題をコラムの形で挿入し，巻末にはインフォームドコンセントにすぐに使える説明の見本，疾患説明などに役立つと思われるシェーマを付けた．

　本書の対象とした読者は，すでに基本的な耳鼻咽喉科診療は身に着けている実地医家であるが，これから一人出張を予定している勤務医や，耳鼻咽喉科専門医を目指す研修医にもきっと役立つものと思われる．

2012年5月

浦野耳鼻咽喉科医院
浦野正美

ENT 臨床フロンティア
耳鼻咽喉科の外来処置・外来小手術
目次

第1章 耳編

耳介血腫の取り扱い方 ……………………………………………………… 笠井　創　2
耳介血腫とは　2／耳介血腫穿刺の手順と注意点　2／耳介血腫開窓術の手順と注意点　6／穿刺と切開の選択適応基準について　8／再発予防の指導　9

外来でできる耳前部瘻孔摘出術―耳前部瘻孔摘出術 ……………… 須納瀬弘　10
耳前部瘻孔とは　10／手術適応と術前検査のポイント　10／手術の進め方　11／術後ケア　14

耳垢栓塞と外耳道異物の除去方法 ……………………………………… 坂口博史　16
耳垢栓塞　16／外耳道異物除去術　20

外耳道疾患への対応 ………………………………………………………… 江上徹也　23
外耳道疾患の概要　23／急性外耳道炎　23／慢性外耳道炎，外耳道湿疹　25／悪性外耳道炎の鑑別診断　27／外耳道，中耳結核の鑑別診断　27／外耳道癌の鑑別診断　27／外耳道狭窄症，サーファーズ・イアのケア　28／外耳道真菌症　28

鼓膜炎の処置 ………………………………………………… 武市紀人，福田　諭　31
急性鼓膜炎と慢性鼓膜炎　31／鼓膜表面の水疱，びらん，肉芽性病変への対応　31／薬剤の選択　32／処置方法　33

外耳道真珠腫，閉塞性角化症 …………………………………………… 小島博己　35
外耳道真珠腫，閉塞性角化症とは　35／治療　35／症例提示　36

術後開放乳突腔障害の清掃 ……………………………………………… 髙橋晴雄　40
術後開放乳突腔障害とは　40／視診　40／検査　40／実際の処置　41／難治例への対処　44

Column　5-FU 軟膏塗布療法 …………………………………… 福田智美，髙橋晴雄　46

鼓室処置 ……………………………………………………………………… 松谷幸子　48
慢性中耳炎における鼓室洗浄のコツ　48／鼓膜穿孔を通して処置可能な鼓室内の病変　50／好酸球性中耳炎の鼓室処置　52

耳管処置―耳管疾患の概念の変遷に伴う耳管通気法と耳管開放症
………………………………………………………………………………… 山口展正　54
耳管・耳管疾患の概念の変遷　54／耳管通気法　54／耳管開放症への対応　59

Column　ダイバーの耳抜き不良に対する適切な指導・処置 ………… 三保　仁　62

Column　耳管へのレーザー処置治療 …………………………………… 守田雅弘　64

鼓膜切開術 ……………………………………………………………………… 上出洋介　66
鼓膜切開術の選択基準　66／手術適応　66／麻酔方法　67／incisional myringotomy　68／術後の管理　70／穿孔を意図的に長くするための切開法　71／菲薄化した鼓膜への対応　71／高位頸静脈球症への対応　72

Column　OtoLAM®（炭酸ガスレーザー）による鼓膜切開 …………… 上出洋介　74

鼓膜換気チューブ留置術 ………………………………………………… 宇野芳史　76
鼓膜換気チューブ留置術とは　76／鼓膜換気チューブの種類　77／外耳道狭小，彎曲例に対する鼓膜換気チューブ留置術　77／鼓膜換気チューブ留置術時の麻酔方法について　79／難治症例への鼓膜換気チューブ留置術　79／鼓膜換気チューブ留置による合併症とその対応について　82／まとめ　85

鼓膜穿孔閉鎖術 …………………………………………………………… 浦野正美　86
手術適応と術前検査のポイント　86／手術の進め方　88／術後成績　92

鼓膜形成術（接着法）……………………………………………………… 田邉牧人　93
鼓膜形成術（接着法）とは　93／手術適応　93／術前準備　95／手術の流れ　97

鼓膜中耳肉芽切除術 ……………………………………………………… 細田泰男　101
鼓膜中耳に肉芽を形成する疾患と肉芽切除の意義　101／治療　101

中耳炎手術後の術後管理 ………………………………………………… 細田泰男　104
乾燥耳の獲得　104／聴力改善　105

第❷章　鼻編

鼻処置・副鼻腔自然口開大処置のコツ ………………………………… 江崎史朗　108
鼻処置・副鼻腔自然口開大処置を安全・確実に行うために　108／鼻処置　108／副鼻腔自然口開大処置　112／副鼻腔炎術後の処置　113

副鼻腔の穿刺・洗浄法 …………………………………………………… 佐野真一　114
目的　114／上顎洞穿刺・洗浄（下鼻道経由）　114／上顎洞自然口・カテーテル法（自然口経由）　117／副鼻腔囊胞への穿刺（犬歯窩経由）　119

Column　Balloon sinuplasty ……………………………………… 鴻　信義，大櫛哲史　120

鼻腔異物除去術のコツ …………………………………………………… 工藤典代　122
鼻内異物時の問診　122／異物摘出まで　122／異物摘出術　123／異物摘出後　125／鼻内異物の留意点　125／摘出前後の患者への説明　125／遺残タンポンについて　126

鼻出血への対応 …………………………………………………………… 川浦光弘　127
解剖　127／鼻出血の原因疾患　128／鼻出血止血法　128／ショック状態への対応　134／副鼻腔炎術後出血への対応　135

アレルギー性鼻炎の手術治療 ……………………………… 久保伸夫　136
アレルギー性鼻炎の現状　136／治療法の選択　136／炭酸ガスレーザー下鼻甲介粘膜蒸散術　137／Vidian 神経切断術　138／下鼻甲介手術のバリエーション　139／粘膜下下鼻甲介切除術と上皮下下鼻甲介切除術　141／後鼻神経切断術　142

下鼻甲介粘膜レーザー焼灼術の手術手技 ……………………… 浦野正美　143
術前検査　143／手術適応　143／麻酔方法　143／手術操作　144／術後の注意点　145／術後経過　145

鼻茸切除術 ……………………………………………………… 春名眞一　146
鼻茸切除術とデイサージャリー　146／鼻茸切除術の適応　146／麻酔方法について　147／年齢を考慮する　149／急性炎症を抑える　150／全身状態をチェックする　150／手術時間について　150／当科における日帰り手術スケジュール　150／器具の準備　151／鼻茸手術の実際　152／術後パッキングについて　154／術後治療の重要性　154／病院での鼻内視鏡手術を考える場合　154

鼻骨骨折整復術 ………………………………………………… 松根彰志　156
鼻骨の解剖と鼻骨骨折の分類　156／手術適応と術前検査のポイント　156／手術のタイミング　156／術前画像検査と触診　157／麻酔方法　157／手術の進め方　157／術後処置と管理　158

鼻中隔矯正術 …………………………………………………… 青木　基　160
鼻中隔彎曲症と鼻中隔矯正術　160／適応　160／手術前の準備　161／手術手技　162／術後処置　167／副損傷　168／合併症　168

第3章　のど編

口腔処置・咽頭処置・扁桃処置のコツ ………………………… 五十嵐文雄　170
口腔処置　170／咽頭処置　173／扁桃処置　173

間接喉頭鏡下喉頭処置の実際 …………………………………… 鮫島靖浩　175
間接喉頭鏡を用いた観察・処置の変遷　175／間接喉頭鏡と光源の選択　175／間接喉頭鏡下の喉頭麻酔　175／間接喉頭鏡下の鉗子操作　177

扁桃周囲膿瘍に対する穿刺，切開排膿術 ……………… 原渕保明，長門利純　179
扁桃周囲膿瘍とは　179／診断のポイントと必要な解剖学的知識　179／膿瘍穿刺，切開術の適応　180／穿刺，切開の実際と注意点　181／抗菌薬の選択　183／扁桃摘出術の適応　183

咽頭・喉頭異物除去術のコツ …………………………………… 守本倫子　184
咽頭異物　184／喉頭異物　188

外来で行う喉頭手術─声帯ポリープ摘出術 …………………… 渡嘉敷亮二　194
声帯ポリープ摘出術の概要　194／手術適応の決め方　194／麻酔方法　196／鉗子の選択とそれに伴う手術手技　197／術後管理　199

外来で行う喉頭手術―内視鏡下に行う喉頭，下咽頭の生検方法
篠﨑　剛，林　隆一　200

軟性内視鏡下生検の適応　200／使用する内視鏡　200／麻酔方法　201／生検および止血　202／検体の処理　203

Column 咽喉頭の生検における NBI の有用性 ……………… 篠﨑　剛，林　隆一　204

口腔内小手術
佐藤公則　206

唾石摘出術（口内法）　206／下口唇嚢胞摘出術　207／ガマ腫（ラヌラ）開窓術　209／舌小帯短縮症手術（舌小帯形成手術）　210／舌腫瘍摘出術　211

Column OK-432（ピシバニール®）注入硬化療法 …………………… 深瀬　滋　214

第4章　その他

ネブライザー療法の工夫
藤澤利行，鈴木賢二　218

ネブライザー療法とは　218／使用機器と薬剤　218／鼻ネブライザー前の鼻処置，中鼻道開大処置の有用性　220／鼻ネブライザー療法による処置　220／咽喉頭ネブライザー　221

処置・手術器具の滅菌，保管方法
重野浩一郎　223

器具の滅菌と消毒の基本的事項　223／滅菌や消毒の前に必要な洗浄　224／器具の滅菌　225／具体的な耳鼻咽喉科外来処置および手術器具の滅菌　227

頭頸部領域の外傷への対応
村岡秀樹，岸本誠司　229

頭頸部外傷の創傷処置，創傷処理　229／鼻腔・口腔内の異物刺創への対応　233／麻酔方法，デブリドマン，皮膚縫合術の基本　233／外傷対応手術器具　234／頭蓋内刺入の可能性検索，止血方法　234

急性呼吸困難への対応
平林秀樹　235

症状（患者）の診方　235／必要な検査　235／成人における咽喉頭疾患による呼吸困難治療　236／小児における咽喉頭疾患による呼吸困難治療　237／簡単にできる気道確保の手技　239／緊急輪状甲状膜穿刺術の禁忌　241

患者への説明書類 実例集

- 耳介血腫について ……………………………………………… 笠井　創　244
- 耳前部瘻孔の摘出について …………………………………… 須納瀬弘　246
- 習慣的な耳掃除の癖への指導処方箋 ………………………… 江上徹也　247
- 鼓膜切開術について …………………………………………… 上出洋介　248
- 鼓膜換気チューブ留置術について …………………………… 宇野芳史　249
- 鼓膜穿孔閉鎖術について ……………………………………… 浦野正美　250
- 鼓膜形成術について …………………………………………… 田邉牧人　251
- 鼻のレーザー手術について …………………………………… 浦野正美　252
- 鼻茸切除術について …………………………………………… 春名眞一　253
- 鼻骨骨折整復術について ……………………………………… 松根彰志　254
- 鼻中隔矯正術について ………………………………………… 青木　基　255
- 扁桃周囲膿瘍に対する穿刺・切開について ……… 原渕保明，長門利純　256
- 声帯ポリープ切除術について ………………………………… 渡嘉敷亮二　257
- 口腔内小手術について ………………………………………… 佐藤公則　258
- OK-432（ピシバニール®）注入硬化療法について ………… 深瀬　滋　259
- 顔面切創の処置について …………………………… 村岡秀樹，岸本誠司　260
- 気管切開について ……………………………………………… 平林秀樹　261

付録　患者への説明用イラスト集　　　　　　　　　　　　浦野正美　263

- 耳の画像検査 ………………………………………………………………… 264
- 中耳炎の病態 ………………………………………………………………… 265
- 鼻・副鼻腔の画像検査 ……………………………………………………… 266
- 口腔・咽喉頭所見 …………………………………………………………… 267
- 発声機能 ……………………………………………………………………… 268

索引 …………………………………………………………………………………… 269

■ 執筆者一覧 (執筆順)

笠井　創	笠井耳鼻咽喉科クリニック
須納瀬弘	東京女子医科大学東医療センター耳鼻咽喉科
坂口博史	京都府立医科大学耳鼻咽喉科・頭頸部外科
江上徹也	江上耳鼻咽喉科医院
武市紀人	北海道大学病院耳鼻咽喉科・頭頸部外科
福田　諭	北海道大学病院耳鼻咽喉科・頭頸部外科
小島博己	東京慈恵会医科大学耳鼻咽喉科
髙橋晴雄	長崎大学医学部耳鼻咽喉・頭頸部外科
福田智美	長崎大学医学部耳鼻咽喉・頭頸部外科
松谷幸子	東北文化学園大学医療福祉学部言語聴覚学専攻
山口展正	山口内科耳鼻咽喉科
三保　仁	三保耳鼻咽喉科
守田雅弘	杏林大学医学部耳鼻咽喉科
上出洋介	かみで耳鼻咽喉科クリニック
宇野芳史	宇野耳鼻咽喉科クリニック
浦野正美	浦野耳鼻咽喉科医院
田邉牧人	耳鼻咽喉科サージクリニック老木医院（山本中耳サージセンター）
細田泰男	細田耳鼻科 EAR CLINIC
江崎史朗	耳鼻咽喉科江崎クリニック
佐野真一	優仁会 協愛医院
鴻　信義	東京慈恵会医科大学耳鼻咽喉科
大櫛哲史	東京慈恵会医科大学耳鼻咽喉科
工藤典代	千葉県立保健医療大学健康科学部
川浦光弘	けいゆう病院耳鼻咽喉科
久保伸夫	大阪歯科大学附属病院耳鼻咽喉科
春名眞一	獨協医学大学耳鼻咽喉・頭頸部外科
松根彰志	日本医科大学武蔵小杉病院耳鼻咽喉科
青木　基	慈修会 青木医院
五十嵐文雄	日本歯科大学新潟生命歯学部耳鼻咽喉科
鮫島靖浩	熊本大学医学部附属病院耳鼻咽喉科・頭頸部外科
原渕保明	旭川医科大学耳鼻咽喉科・頭頸部外科
長門利純	旭川医科大学耳鼻咽喉科・頭頸部外科
守本倫子	国立成育医療研究センター 耳鼻咽喉科
渡嘉敷亮二	新宿ボイスクリニック
篠﨑　剛	国立がん研究センター東病院頭頸科
林　隆一	国立がん研究センター東病院頭頸科
佐藤公則	佐藤クリニック耳鼻咽喉科・頭頸部外科／久留米大学耳鼻咽喉科・頭頸部外科
深瀬　滋	耳鼻咽喉科・アレルギー科 深瀬医院
藤澤利行	藤田保健衛生大学坂文種報德會病院耳鼻咽喉科
鈴木賢二	藤田保健衛生大学坂文種報德會病院耳鼻咽喉科
重野浩一郎	重野耳鼻咽喉科めまい・難聴クリニック
村岡秀樹	川口工業総合病院耳鼻咽喉科
岸本誠司	東京医科歯科大学耳鼻咽喉科頭頸部外科
平林秀樹	獨協医科大学耳鼻咽喉・頭頸部外科

第1章 耳編

耳介血腫の取り扱い方

▶「頭頸部領域の外傷への対応」(p.229)も参照．

貯留液の完全な除去と持続圧迫による再貯留の防止が原則

耳介血腫とは

■ 耳介血腫は原因不明のことも多い

- 耳介血腫は相撲，柔道，レスリング，ラグビーなどのコンタクトスポーツ競技者に多発する外傷性耳介血腫と発症原因が特定できない特発性耳介血腫がある．
- 血腫は皮下，軟骨膜下あるいは軟骨内に発生する[1]とされ，耳鼻咽喉科外来診療において比較的よく遭遇する疾患である．

■ 耳介血腫の取り扱い方

- 血腫は小さなものは自然に吸収されるが，貯留液が多いものを放置すると器質化し，軟骨新生により相撲耳やカリフラワー耳などとよばれる変形をきたす．また感染が加わると耳介軟骨膜炎や耳介膿瘍を形成し，治癒後にも耳介の醜形を残す．
- 耳介血腫治療の原則は貯留液の完全な除去と持続圧迫による再貯留の防止である．

■ 血腫の発生部位によっても治療の工夫を

- 耳介血腫は単純な穿刺排液だけで治癒することはほとんどない．耳介は複雑な形態をしている（❶）ために穿刺後の圧迫固定にも工夫が必要である[1-3]．開窓術は穿刺だけでは血腫内容物が除去できない場合に行う．
- 再発により穿刺処置を繰り返すことが多く，治療期間も長引くことがあるので，耳介血腫の治療を開始するにあたっては十分なインフォームドコンセントが必要である．

耳介血腫穿刺の手順と注意点

■ 耳介血腫穿刺・圧迫セット（❷）

- ポビドンヨード（メディスワブ）
- 穿刺用注射筒（2.5mL）・穿刺針（18G）
- 圧迫用綿球
- 被覆用ガーゼ（4つ折りハイゼ®ガーゼ）

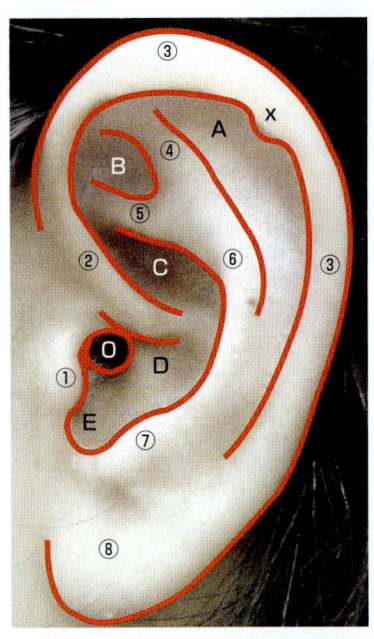

❶耳介各部の名称
①耳珠，②耳輪脚，③耳輪，④対耳輪（上脚），⑤対耳輪（下脚），⑥対耳輪，⑦対耳珠，⑧耳垂．
A：舟状窩，B：三角窩，C：耳甲介舟，D：耳甲介腔，E：珠間切痕，x：耳介結節（ダーウィン結節），O：外耳道．
耳介血腫はA，B，C，Dの各部に単独あるいは融合した形で発症する．

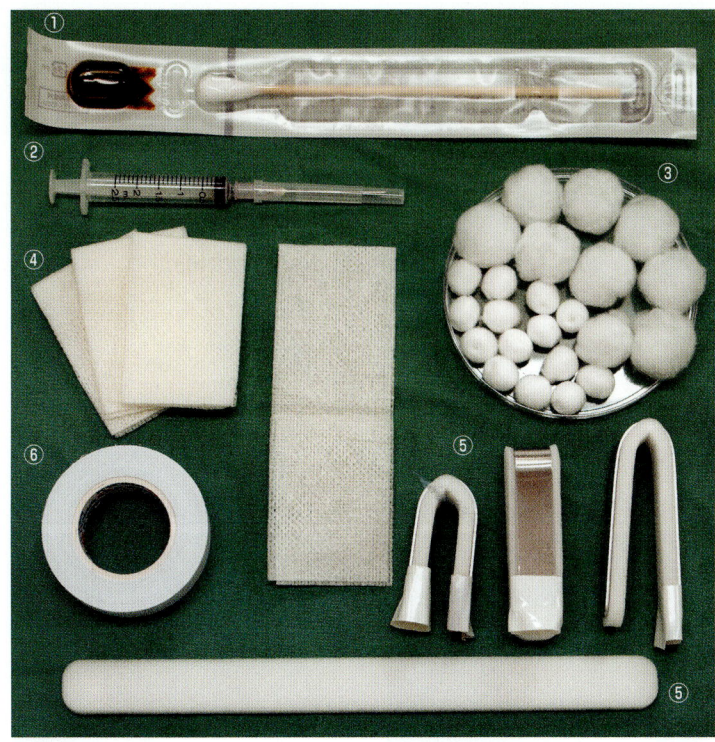

❷耳介血腫穿刺・圧迫セット
①ポビドンヨード（メディスワブ），②穿刺用注射筒（2.5 mL）・穿刺針（18 G），③圧迫用綿球，④被覆用ガーゼ（4つ折りハイゼ®ガーゼ），⑤圧迫用シーネ（アルフェンス指用アルミ副子），⑥固定用弾力絆創膏（キネシオロジーテープなど）．
圧迫用シーネは1本を1/2〜1/4に切断し，角を落として丸くしたものを何個か用意しておき，圧迫する広さに合わせて使用する．アルミ金属部分は皮膚に接触しないようにテープで被覆する．

- 固定用絆創膏，弾力絆創膏テープ（キネシオロジーテープなど）
- 圧迫用シーネ（アルフェンス指用アルミ副子）
- 弾力包帯あるいはネット

処置の準備と局所麻酔法

- 処置に際して痛みや緊張による気分不快を訴える場合があるので，患者の体位は診察椅子を少し倒した半座位がよい．
- 小さな血腫であれば無麻酔でも穿刺・排液することができる．しかし，耳介血腫は穿刺を繰り返す場合やドレーン挿入，切開・縫合などの治療に移行する場合もある．したがって，患者の協力を得るためにも可能な限り局所麻酔を行ったほうがよい．
- 麻酔は穿刺予定部位にリドカインテープ剤（ペンレス®）を貼付するか，1％キシロカインE®の局所麻酔注射を行う．
- 10分ほど待つ間に耳介血腫に関するパンフレットを渡し，その後の治療に関して患者の理解を求めておく．

▶巻末に患者説明の例を示した（p.244）ので参照されたい．

血腫の穿刺法

- 耳介皮膚をアルコール綿あるいはポビドンヨードで消毒の後，穿刺は16〜18Gの太目の針を用いて行う．引き続き行うドレーン挿入処置あるいは皮膚切開を想定して，穿刺部位は血腫のやや辺縁とし，腫脹の中央部へ向けて穿刺針を刺入する．

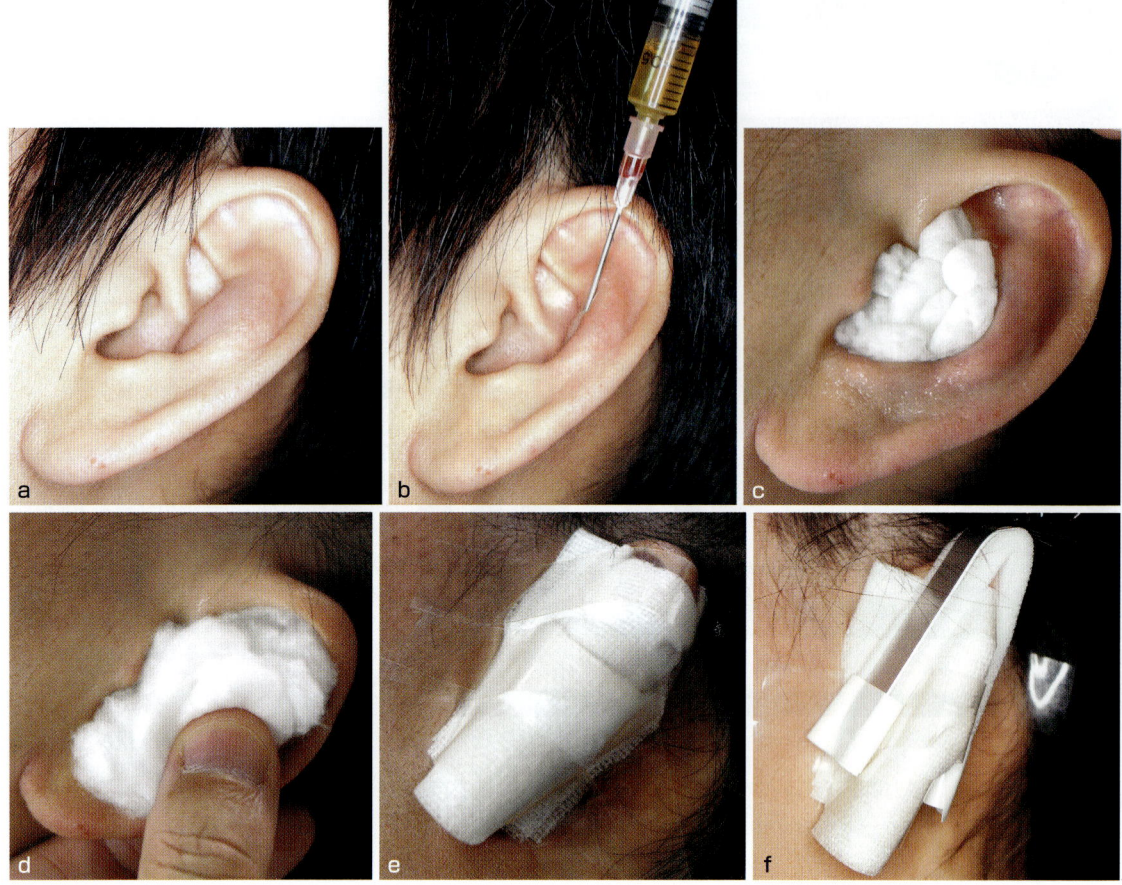

❸ 耳甲介腔の血腫
a, b：血腫反復例の穿刺・排液.
c〜e：綿花球による耳甲介前面のタンポン.
f：シーネによる圧迫固定.

穿刺液の量と性状をカルテに記録しておく

- 穿刺液の量と性状（血性，血漿性，混合性，膿性）はカルテに記録しておく．

■ 耳介の圧迫法

- 穿刺液が少ない場合，目安として1mL未満であれば，そのまま圧迫固定を行う．皮膚を保護する目的で耳介表面にはリンデロンVG®軟膏などを塗布したうえで，生理食塩水あるいはイソジン液®に浸した小綿花球を血腫の存在した舟状窩，三角窩，耳甲介舟に沿って詰めてゆく．余分なイソジン液®や生理食塩水は少しずつ吸引しながら綿花球を詰めてゆき，最終的には硬く密着した状態にする（❸）．
- 少し盛り上がった状態にまで綿花球を詰め，耳介全体を被覆用ガーゼで覆い，その上から弾力絆創膏で固定する．舟状窩の小血腫の場合には耳介辺縁部分だけに綿花を詰めるだけでよい（❹）．
- 絆創膏固定の上から折り曲げた圧迫用シーネ（アルフェンス指用アルミ副

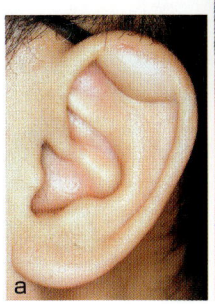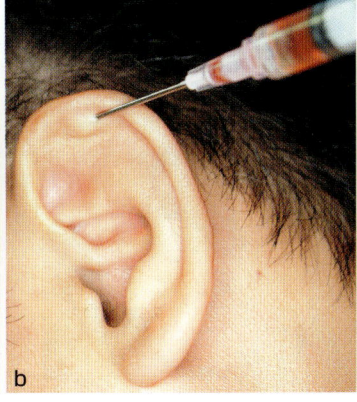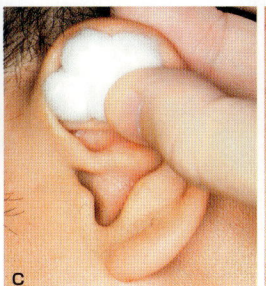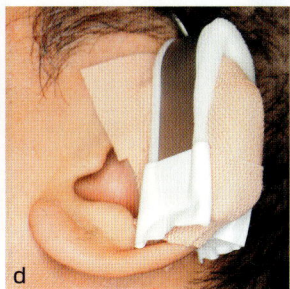

❹ 舟状窩の耳介血腫
a, b：血腫の穿刺・排液.
c：綿花球による舟状窩へのタンポン挿入.
d：弾力絆創膏とシーネによる圧迫固定.

子）を用いて圧迫する．アルミ副子は10cm前後に切断したものをU字型に曲げ，耳介を前後から挟み込むが，その切断端が皮膚を損傷しないように角を丸くしてテープで保護しておく[★1]．

- ガーゼやシーネによる固定は確実なものではなく，自然に緩むことや患者自身が痛みや違和感から外してしまうことがある．圧迫処置の翌日あるいは2日後に再診して，耳介のタンポンをいったんすべて外して耳介の状態を確認する．このとき，波動を有する腫脹を認める場合には再穿刺する．腫脹の原因が炎症性反応によるもので，液の貯留がないと考えられる場合は，同様の圧迫固定処置を1週間続ける．

■ ドレーン留置

- 血腫が大きい場合や圧迫を行っているにもかかわらず再穿刺液が1mL以上続く場合はドレーンを留置したうえで圧迫固定する（❺, ❻）．ドレーンとしては16Gサーフロー留置針で穿刺した後にその外筒を残す方法や，細く切ったペンローズドレーンを挿入する方法などがある．
- ドレーン留置中はガーゼ交換を毎日行い，ドレーンの効きを確認する．ドレーンからの排液がなくなれば抜去するが，圧迫はその後も1週間程度は続ける．

■ 組織接着剤について

- 血腫腔内の接着を確実にするためにはフィブリン糊を注入して圧迫する方法が効果的である[★2]．この場合にも処置後の管理は同じであり，翌日あるいは2日目には再診して腫脹の有無を確認する必要がある．

[★1] 頭部全体に弾力ネットをかぶせて局所の安静を図ることもあるが，外来診療では外見を気にして拒否されることが多い．

ドレーン留置中はガーゼ交換を毎日行う

[★2] ただし，フィブリン糊の保険適用は今のところない．

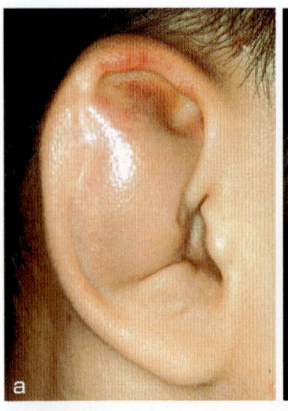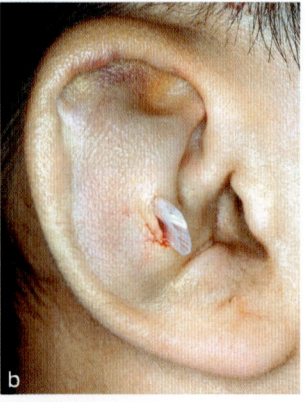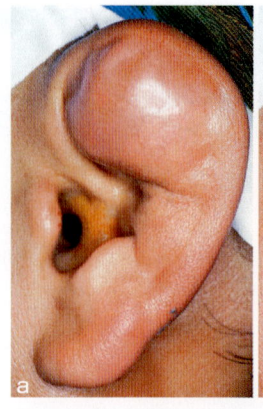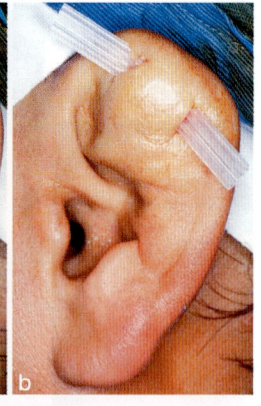

❺ 耳甲介腔から舟状窩に広がる外傷性耳介血腫
小切開後，凝血塊を洗浄除去し，ペンローズドレーンを挿入．その後，枕縫合による圧迫固定を行った．

❻ 力士耳に血腫を形成した症例
a：これまでにも何度も血腫を繰り返している柔道選手のケース．
b：皮膚切開，凝固塊を洗浄，ペンローズドレーンを留置し，圧迫固定する．ドレーンは滲出液を認めなくなった時点で抜去し，その後も1週間程度の圧迫を続ける．

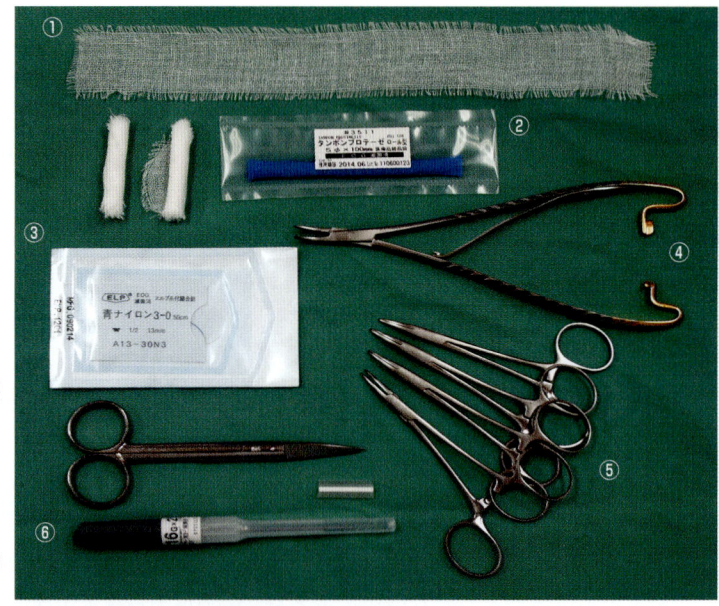

❼ 耳介血腫開窓術セット
① 3cm幅挿入ガーゼを20cm前後の長さで切り，ロール状にする．
② ロール型タンポンプロテーゼ（高研）
③ 3-0ナイロン糸付き縫合針
④ 持針器
⑤ モスキート鉗子
⑥ ドレーン（ペンローズドレーン，16Gサーフロー留置針外筒）

耳介血腫開窓術の手順と注意点

耳介血腫開窓術セット（❼）

- 局所麻酔薬（0.5～1％キシロカインE®）
- 切開メス（#15）
- タンポンガーゼ（3cm幅の挿入ガーゼを20cm前後の長さで切り，ロール状にしたもの），あるいは，ロール型タンポンプロテーゼ（高研）
- ドレーン（ペンローズドレーン，16Gサーフロー留置針外筒など）

- 3-0ナイロン糸付き縫合針
- 持針器
- モスキート鉗子

手術の準備と麻酔法
- 手術機器はあらかじめ用意した滅菌済みのものを使用し，すべて操作は無菌的に行う．
- 患者の体位はユニット治療椅子で患側を上に向けた半座位〜仰臥位とする．
- 耳周囲をイソジン液®で消毒し，滅菌済みの丸穴開き手術布を掛ける．
- 縫合処置を行う耳介の前面と後面に1％キシロカインE®の局所麻酔注射を行う．

皮膚切開と血腫の除去
- 皮膚の切開はディスポーザブルの小メスで行うが，穿刺で貯留液が完全に排除できていれば，大きく切開する必要はない．16〜18Gの針先で穿刺に引き続き，穿刺部を少し広げる程度でもよい．
- 穿刺のみでは腫脹が消退せず，凝血塊になっていると考えられる場合には，1cm程度の皮膚切開の後に血腫腔を生理食塩水で洗浄する．軟らかい凝血塊や肉芽組織で，簡単に除去できるものは鑷子の先や鋭匙で擦り落とす．
- 受傷から時間が経過して肥厚した耳介軟骨や，器質化して硬くなった線維性組織は無理に除去しない★3．切除を要する組織がある場合は外来手術の適応ではなく，感染を完全にコントロールできる入院手術で行うべきである．
- ドレーンは，枕縫合が血腫部位を完全にカバーできていれば通常は不要である．血腫の範囲が広い場合に細いペンローズドレーンやサーフロー留置針外筒を短期間留置することもある．

枕縫合による圧迫固定
- ロール状に巻いたガーゼタンポンを耳介前面では舟状窩と三角窩あるいは耳甲介舟のくぼみに沿って当てる．皮膚面の保護のためにガーゼにはあらかじめリンデロンVG®軟膏などを塗布しておく．高研のロール型タンポンプロテーゼはあらかじめ軟膏塗布加工済みであり，そのまま使用することができる（❽）．耳介後面にも同様のロール状ガーゼタンポンを当て，耳介を挟んで3〜4針程度の枕縫合で圧迫固定する★4．
- 耳介皮膚の血行障害をきたさないように，縫合糸は締め付けすぎないように注意が必要である．翌日か2日目には再診して耳介の色調などを確認する．
- 術後は疼痛の訴えに注意が必要である．疼痛が強い場合は，耳介の色調は良くても，ガーゼタンポンにより隠れている圧迫部分の皮膚に血行障害が起きていることが考えられる．耳介の色調が悪い場合や疼痛の強い場合は縫合糸を1本抜糸してガーゼタンポンの圧迫を緩める．

★3
患者には，瘢痕肥厚した部分は形成外科的手術を行わない限りは，これ以上の改善は望めないことを伝えておく．

★4
3-0ナイロン糸付き縫合針はそのままの彎曲では扱いにくく，ペアン鉗子と持針器で針先の曲がりを修正することで耳介を貫通しやすくなる．

術後疼痛が強い場合

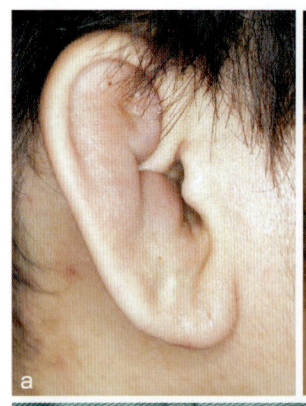
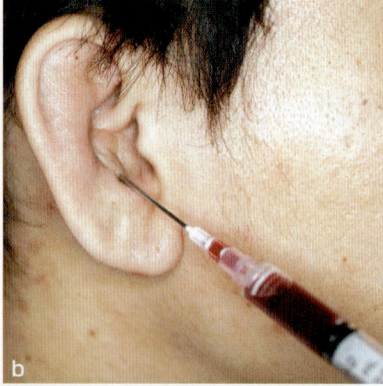

❽ 耳介血腫穿刺後枕縫合
a, b：耳甲介腔の血腫穿刺・排液.
c, d：短く切ったサーフロー針外筒を留置し, ロール型タンポンプロテーゼにより枕縫合.
e：数日後, 滲出液がないことを確認してからドレーンを抜去し, その後1週間圧迫縫合を維持する.

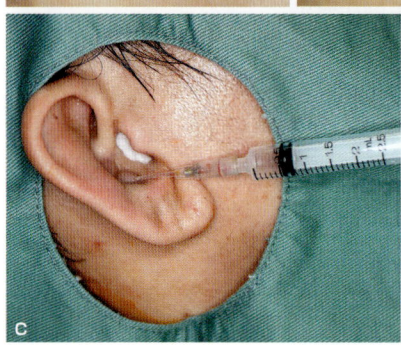
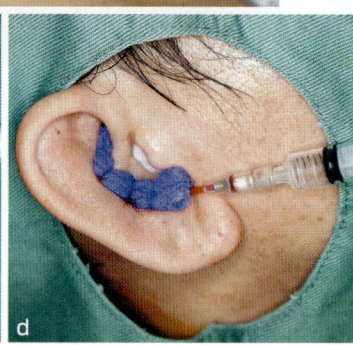
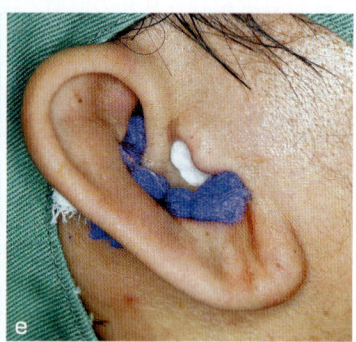

穿刺と切開の選択適応基準について

- 発症から1〜2日までの時期で, 軽度の耳介血腫は冷湿布により自然吸収が期待できるとされる. しかし, 治療を求めて耳鼻咽喉科を受診するようなケースでは自・他覚的にも腫脹が明瞭であり, 内溶液が多いために経過観察による自然治癒は望みがたい. とくに舟状窩と三角窩から耳甲介舟に及ぶ腫脹がある場合には穿刺・排液と単純な圧迫処置だけでは治癒させることは難しい. また穿刺を数回繰り返しても貯留液が多い場合や, すでに力士耳になっているうえに血腫を形成した再発例も, 処置治療だけでは治癒が望めない[★5].

- 耳介血腫は限局性膿腫様で, 触診上は弾性軟であり, 液体の貯留を推測させる波動を触れることから診断は容易である. 確定診断は穿刺によるが, ほとんどの耳介血腫はそれだけで内容液を除去できる. 穿刺しても排液できずに腫脹が残る場合には凝固塊となっていることが考えられる. この場合には, 小メスあるいは穿刺針をそのまま使って切開し, 内腔を生理食塩水で洗浄する.

- 発症から日数が経過した血腫は洗浄だけで凝固塊を完全に除去しきれないことがある. その場合には, 耳介皮膚を1cm程度切開し, 内腔に固まっている線維化した凝固塊を掻き出し, ドレーンを入れて圧迫する. 太いドレーンの場合は, 一両日中に出血がないことを確認して小ドレーンに換えるか, 抜去して枕縫合による圧迫固定を行う.

- 疼痛と発赤が強く, 腫脹部に波動を触知しない場合は耳介軟骨膜炎と考えら

★5
コンタクトスポーツで起こったケースでは, 治療に先立って, まずスポーツを休むことができるかどうかを聞く必要がある. 局所の安静が保てない場合は, 治療を行っても高い確率で再発することを了解してもらっておく.

耳介軟骨膜炎が考えられる場合

れ，数日間の強力な抗生物質治療が必要である．感染を伴い膿瘍を形成した場合は皮膚切開とドレーン留置が必要である．

再発予防の指導

- コンタクトスポーツによる耳介の外傷の予防にはヘッドギアやイヤガードの装着を指導する．予防具を装着することのできない相撲や柔道などの格闘技では効果的な予防法がない．競技前にワセリンやマッサージクリームなどで耳介を十分にマッサージしておくことを勧める．
- 耳介血腫は外傷などの既往がないケースのほうが多い．原因不明の血腫の再発予防は困難であるが，局所をさわらないことや枕の形状や硬さに注意を与えておくのがよい．しかし，いくら注意していても再発する場合があることについて，十分に説明しておく必要がある．

（笠井　創）

▶耳介血腫穿刺，血腫開窓術の患者説明例については，p.244参照.

引用文献

1) 山岨達也ほか. 耳血腫について―耳血腫破裂症例の報告および文献的考察. 日耳鼻 1990；93：2028-37.
2) 新川　敦. 耳介血腫. 耳鼻咽喉科・頭頸部外科 1997；69(6)：6-8.
3) 下郡博明. 耳介血腫穿刺・固定. 耳鼻咽喉科・頭頸部外科 2008；80(5)：7-10.

第1章 耳編

外来でできる耳前部瘻孔手術
耳前部瘻孔摘出術

耳前部瘻孔とは

- 耳前部瘻孔は，第1・第2鰓弓から耳介が形成される際の異常により生じる先天性耳瘻孔のなかで最も頻度が高く，耳輪脚部瘻孔がこれに次いで多い（❶）．耳瘻孔の日本人における発生頻度は1％弱〜数％と報告されており，両側性の場合も少なくない．
- 遺伝性も認められ，頭部体表に異常をきたす種々の症候群の部分症としてみられることもある．

手術適応と術前検査のポイント

手術適応

- 多くの瘻孔は生涯にわたり無症状に経過し，摘出は不要である．
- 腫脹と疼痛を伴う感染が起きれば手術を考慮するが，初感染の場合は完全に消炎されればいったん様子をみてもよい．切開[*1]や自潰を反復する瘻孔は摘出が必須となる．
- 2回以上反復した症例は年齢と体格，全身状態などを考慮して手術時期を決定する．消炎後1か月以上待って癒着が軽快してからの摘出が望ましい．
- 短期間に感染を反復する症例や肉芽が形成されて消炎しない症例は，やむをえず早期に手術を計画することになる．
- 術者の技量にもよるが，中学生以上なら局所麻酔下に日帰り手術が可能である．10歳以下の場合は全身麻酔を要する．再感染の可能性が高くなく，1年前後の待機で局所麻酔下に摘出ができそうな場合は，成長を待つことも選択肢となる．
- 大きな感染の既往はないが悪臭のある分泌を繰り返す症例は，希望があれば手術を計画する．患者自身が瘻孔内の角化物や膿汁を絞り出し，皮下で大きく囊状になっている場合は摘出を勧めてよい．

術前検査

- まれに中耳奇形と合併するため，難聴の有無を聞き，小児

[*1] 消炎のための切開は摘出を考慮するとできるだけ避けたい．やむなく切開する場合は瘻孔開口部を避け，最も腫脹・軟化した部位に行うほうが，手術操作時に瘻孔がちぎれにくい．

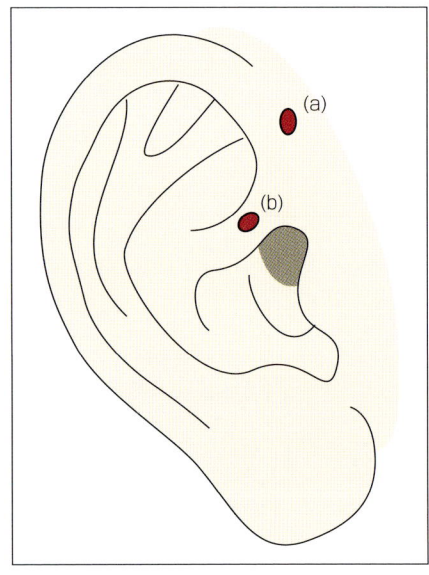

❶ 頻度の高い耳瘻孔の位置
耳前部瘻孔 (a) は最も頻度が高く，次いで耳輪脚部瘻孔 (b) が多い．

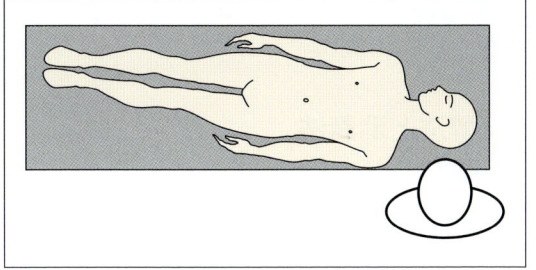

❷患者の体位と位置
患側耳を上の仰臥位とする．頭部を術者に近づけるほうが操作しやすい．手台を置かず斜めに寝かせるのも有効である．

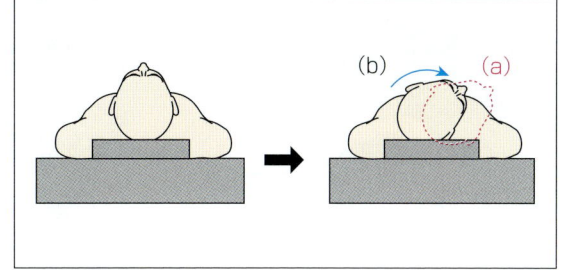

❸患者の頭位
枕の上で頭を転がさずに (a)，頸椎を軸として頭部を回旋させると (b)，術野が離れない．

例はできるだけ聴力検査を行う．消毒操作とかかわるため，鼓膜穿孔の有無も確認する．
- 術前に感染があるときは，術後感染に備えて細菌培養・感受性検査を行う．
- 低侵襲手術ではあるが，心電図，胸部 X 線，一般的採血検査を行い，異常を認めた場合は安全に対応できる準備を整える．

手術の進め方

■ 術前準備

- 不測の事態に備え，心電図をセットして静脈ラインを確保する．

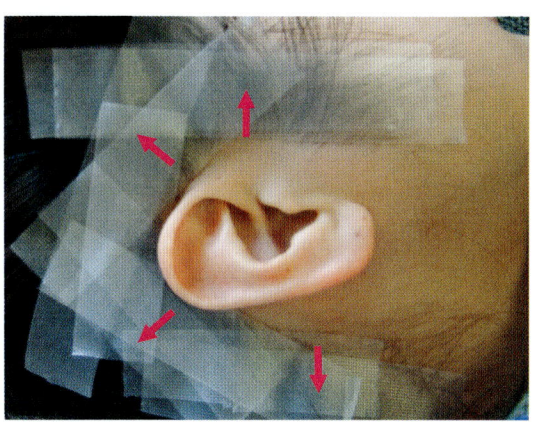

❹テープによる毛髪処理
耳周囲の毛髪は生え際と垂直な方向（➡）に流してテープで固定する．

- 患側が上になるよう頭部を回旋した仰臥位とし，術者は患側に座る．ベッド上で術側に患者を寄せると術者と術野は近くなり操作しやすい．体が大きくて腕がはみ出す場合は斜めに寝てもらってもよい（❷）．
- 頭部捻転時に枕の上で対側に頭を転がすと術野が術者と離れる．いったん頭部を枕から浮かせ，頸椎を軸として回旋させる（❸）．
- 剃毛は不要である．髪の毛は後ろで束ねず，耳介周囲の毛髪を生え際と垂直に流してプラスチックテープで数層に分けて固定すると，術中に毛髪が出てきにくい（❹）．テープは貼付前に皮膚をアルコールでふき，1 本ずつは長めにして生え際のテープの接着面に指で触れないようにすると剥がれにくい．
- 分枝した瘻孔細管や菲薄化した瘻孔壁への切り込みと角化上皮遺残を避けるには拡大視下での摘出が望ましく，手術用顕微鏡が有用である★2．
- 24G 留置針の外筒を付けた 1 mL 注射器で瘻孔からピオクタニンやメチレンブルーなどの色素を注入し，瘻孔内を染色しておく．筆者は術直前に色素を注入しているが，前日などに染色しておく方法もある．
- 色素注入後は瘻孔部分を軽く圧迫し，内部に貯留する余剰の色素をアルコー

体位取りのコツ

★2
顕微鏡下での摘出では，枕が柔らかいと手の重さで焦点がずれるため，固めの薄い枕が使いやすい．

瘻孔の染色

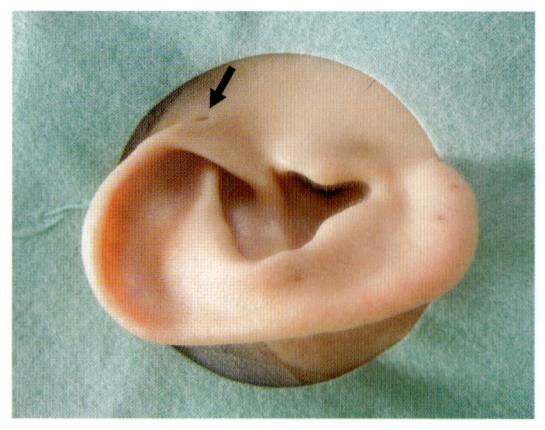

❺ 摘出前の術野
テープ付き6cm穴あきドレープが便利である．耳前部瘻孔（➡）を認める．

ル綿で拭き取るとともに，色素が瘻孔全体にいきわたるようにする．

■ 麻酔法と消毒法
局所麻酔のコツ
- 局所麻酔薬の注入は頭部をドレープで覆う前（手洗い前）に行うと，薬液の浸透時間が確保され，視界が遮られた状態で疼痛を与えるより患者の不安も小さい．
- アルコール綿で瘻孔周囲を消毒し，26G針を付けた5mL注射器で1％キシロカインE®を注射する．総量5mL程度でほぼ完全に除痛が得られる．成人のキシロカイン®皮下注極量はアドレナリン入りで500mg（1％なら50mL），アドレナリンなしで200mgである．
- 注射針が瘻孔内に入ると，摘出操作中に孔から色素が漏出して壁確認の大きな妨げとなる．瘻孔から5mm〜1cm離して針を刺入し，瘻孔に向けてではなく瘻孔に平行に針を進め，1か所の注入量を多くして十分に浸潤させるとよい．

消毒の方法
- 皮膚消毒液で瘻孔周囲と外耳道内を消毒する．鼓膜換気チューブ留置や鼓膜穿孔がある場合は鼓室に消毒液が入らないよう，外耳道を綿球でパッキングするなどの注意が必要である．クロルヘキシジン（ヒビテン®）は内耳毒性が高く，ポビドンヨード（イソジン®）がより安全である．
- 頭部の被覆には，裏面に固定用テープが付いたディスポーザブルの6cm穴あきドレープが使いやすい（❺）．

■ 摘出手技
手術器械
- 摘出に用いる器械は少数でよいが，確実かつ愛護的に組織を保持できる良質な鑷子と，よく切れる眼科用剪刀は手術の大きな助けになる（❻）．

皮膚切開
- 耳輪脚に沿う方向で，瘻孔を含む長径1.5cm程度の紡錘形の皮膚切開を加える．前下方で膿瘍が破れている場合はこれを含むように切開を延長する（❼）．

瘻孔の切離
- 皮膚層に垂直に切り込んで，脂肪と結合組織から成る皮下に達したら，皮膚

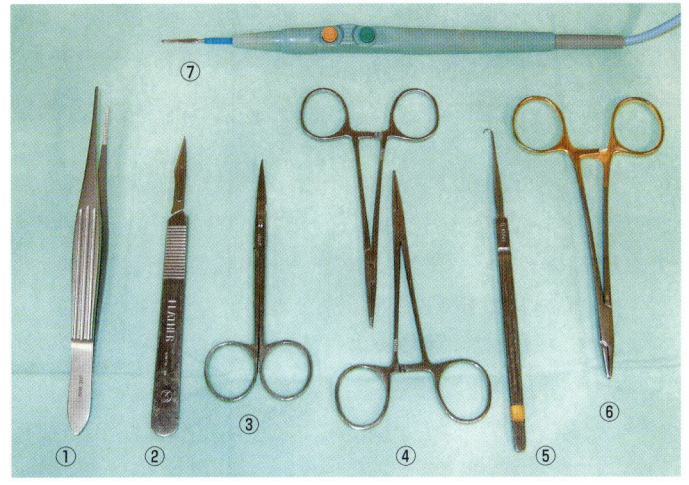

❻ 手術器械
①マッカンドー鑷子，②尖刃メス（No.11），③眼科用剪刀（曲），④モスキートペアン（2本），⑤スキンフック，⑥ヘガール持針器，⑦電気メス．

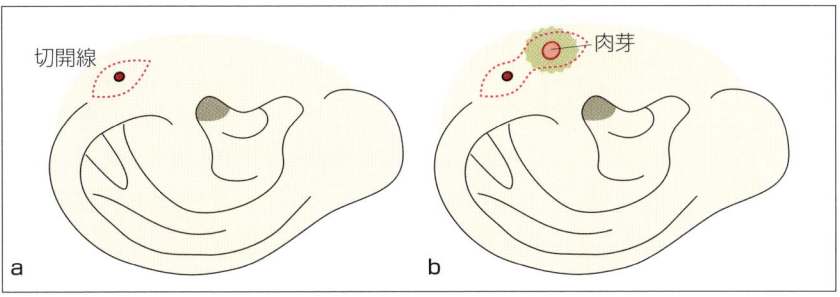

❼ 皮膚切開
瘻孔周囲に斜走する紡錘形の皮膚切開を入れる（a）．前下方に膿瘍が破れている場合には，肉芽を切除できる最低限の切開を加え，皮膚は可及的に保存する．

を先細のペアン鉗子で把持し，眼科用剪刀を用いて皮下組織を瘻孔方向へと切り進み，瘻孔壁を同定する．
- 瘻孔は皮膚直下で細く，ペアン鉗子で皮膚を牽引した際に破れやすい．皮膚直下の皮下組織は瘻孔周囲に残し，表皮から2〜3mm離れた位置で瘻孔方向に進むと，以後の操作がしやすくなる．
- 瘻孔壁の追跡は眼科用剪刀などで鋭的に切離する方法とツッペルなどで鈍的に剥離する方法がある．後者は瘻孔壁に不要な緊張を与えて破ることがあるため，筆者は顕微鏡下に鋭的に剥離を進めている★3．
- 摘出操作では（右利きの場合），切離を進める右手より，瘻孔を引く左手の使い方が肝要である．強く引くと瘻孔がちぎれ，弱ければ術野の展開は不十分となる．ペアン鉗子をかける位置，瘻孔牽引の強さと方向を工夫し，瘻孔壁と皮下組織の境界部分を常に明視下におきながら切離を進める．
- 必要に応じて助手に皮膚鉤などをかけてもらい，術野を展開する．
- 創は狭く，少量の出血が視野の邪魔になるため，出血の制御は重要である．明らかな出血点は電気メスやバイポーラで処理し，滲み出すような出血の場合にはアドレナリンに浸した綿球や小ガーゼを剥離面近くに置くとよい．剪

★3
瘢痕化のため瘻孔壁が確認し難い場合は，無理をせずに周囲の切離から進め，瘻孔と瘢痕の位置関係を明らかにしてから，十分に安全域をとって瘢痕を含む切除範囲を設定する．

瘻孔摘出のコツ

出血の制御が重要

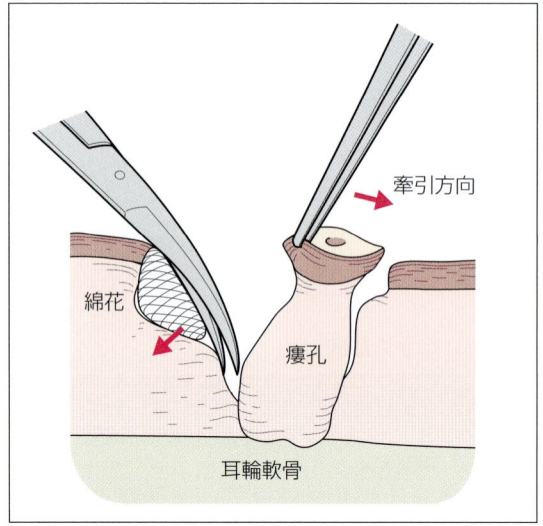

❽瘻孔の切離
瘻孔壁と皮膚のあいだにアドレナリンに浸した綿花を置き，剪刀で押して術野を広げながら明視下に切離する．瘻孔を牽引する方向と強さが重要である．

刀で創面においた綿球を軽く押し，瘻孔を反対方向に牽引すると剥離面を明視下におきやすい（❽）．
- 一部の剥離が深くなると視野が狭くなり，出血は進みたい最深部に集まる．
  できるだけ全周にわたり一様に深くしてゆくと視野が良く保てる．

耳介軟骨の合併切除

- 感染を起こす瘻孔はほとんどが耳輪部の耳介軟骨と密接な関係をもち，まれに貫通している．角化上皮の除去を確実にするため，筆者は全例で瘻孔内側端に軟骨小片を付けて摘出している．
- まず瘻孔の後面（術者側）で耳輪を形成する軟骨の外側面を同定したら，眼科用剪刀などで軟骨に垂直に切り込み，軟骨内側面骨膜に到達する（❾-a）．剪刀を開いて軟骨内側面と皮膚のあいだを剥離し，軟骨内側面を見ながら瘻孔内側端に軟骨小片を付けて摘出することで，瘻孔が軟骨を貫通する場合でも見逃さずに全摘できる（❾-b）．
- 軟骨裏面を覆う皮膚は薄くて破れやすい．軟骨への切り込みや軟骨内側面での皮膚からの剥離は愛護的に行う．
- 感染した肉芽を含む膿瘍腔では瘻孔壁が破綻しており，角化上皮を残さないために可及的に瘻孔とつなげて摘出する．膿瘍を覆う皮膚は薄く，紫色に変色しているが，皮膚をできるだけ残して一期的に縫縮するほうがきれいに治ることが多い[★4]．

閉創とドレッシング

- 瘻孔が大きい症例や膿瘍部分を合併切除した症例は，皮下の欠損が大きく死腔をつくりやすい．血腫形成や感染などを避けるため，皮下を吸収糸で縫って寄せておく．組織は脆いため，大きめに針を掛ける必要がある．このような例では創部後面は軟骨となるため，軟骨に糸を掛ける場合もある[★5]．
- 死腔をなくすため創部に綿球や小ガーゼをのせ，伸縮性テープで確実に圧迫固定する．

術後ケア

- 術前に感染がなければ経口ペニシリン製剤などを2～3日，感染を伴う場合には感受性のある抗菌薬を1週間程度投与する．
- 瘻孔が大きくないときは翌日に圧迫を解除し，創部を確認後，Bioculsive®などのフィルムドレッシング材で被覆すると，介助下に直接水がかからなけ

[★4]
遊離植皮や有茎皮弁の作製を要する皮膚欠損が生じることはきわめてまれである．

死腔をなくした閉創が大切

[★5]
小児例では皮下を吸収糸で密に縫合し，皮膚をテープ固定する場合もある．

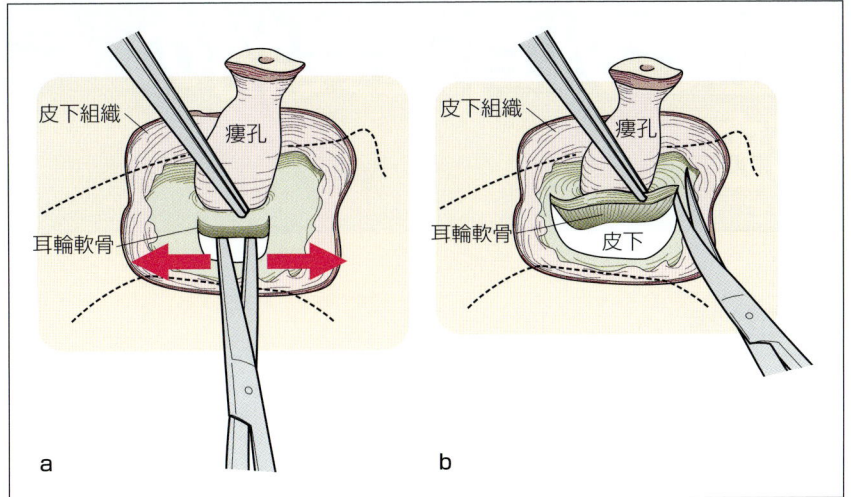

❾**軟骨の切離**
a：瘻孔後面を内側に追跡して耳介軟骨に到達したら，剪刀先端で軟骨を割って内側面に至り，剪刀を開いて皮膚と軟骨のあいだを剥離する．
b：軟骨裏面に瘻孔が達していないかを確かめながら軟骨を切り進み，瘻孔とともに摘出する．

れば洗髪が可能となる．
● 皮下のスペースが大きい症例は，創が安定するまで2〜3日圧迫を継続してからフィルムドレッシング材で被覆する．
● 術後5日から1週間で再来とし，抜糸を行う．
● 創部が安定するまでSteri-Strip®などで固定するとよい．

> **ポイント**
> 耳輪脚にある瘻孔（❶の(b)）は，直下の軟骨を貫通して耳後で囊胞を形成している場合がある．局所麻酔で摘出可能だが，耳後切開へと移行できる準備が必要である．

（須納瀬弘）

▶耳前部瘻孔摘出術の患者説明例については，p.246参照．

耳垢栓塞と外耳道異物の除去方法

耳垢栓塞

- 耳垢栓塞（impacted cerumen）は耳科領域で最もありふれた疾患の一つであるが，その除去には耳科処置に必要な手技のエッセンスが含まれている．外耳道損傷を避け，痛みを生じさせずに耳垢を除去する手技に精通することは，耳科処置に習熟するための近道である．また，小児例，外耳道狭小例，術後耳，肢体不自由により体位に制限のある例などでは，熟練した耳鼻咽喉科医でも除去に難渋することがある．
- 本項では耳垢に関する基礎知識と耳垢除去の基本手技ならびに除去困難例への対応について述べる．

■ 耳垢の性質

- 外耳道皮膚の表皮は，古くなるに従って剥離しつつ外耳道の深部から入口部へと移動する．耳垢は，剥離した表皮や塵埃が耳垢腺からの分泌物と混在してできたものである．
- 耳垢腺分泌物は酸性で蛋白分解酵素を含み，殺菌作用をもつ．
- 耳垢腺の分泌物の性状の違いにより乾性耳垢と湿性耳垢に分かれる．日本では乾性，欧米では湿性が多く，湿性耳垢のほうが栓塞しやすい．
- 耳垢の乾性と湿性の違いは，遺伝子の一塩基多型により決定することが判明している★1 1)．

■ 耳垢栓塞について

- 正常の状態では，耳垢は外耳道の自浄作用により自然排出されるので★2，通常は入口部付近に付着した耳垢を月に1回程度清掃するだけでよい．
- 加齢による表皮代謝の低下や，外耳道の形態異常，炎症，分泌物の性状などにより自浄作用が妨げられると栓塞を生じる．
- 耳垢栓塞とは，耳垢により何らかの症状があるか，耳垢によって鼓膜の評価ができない状態と定義されている 2)．
- 症状は栓塞による難聴，耳閉感が多く，水泳や入浴後に耳垢が膨隆すると急激な耳痛を訴えることもある．
- 治療は除去が基本だが，剥離表皮で鼓膜が確認できないだけなら，湿らせた綿棒で圧して鼓膜を確認するにとどめ，自然脱落を待つことも可能である．

★1
ABCC（ATP-binding cassette protein C）11遺伝子の多型で，遺伝的には湿性が優性．

★2
鼓膜臍部から骨部外耳道に至る表皮のmigrationにより保たれる．

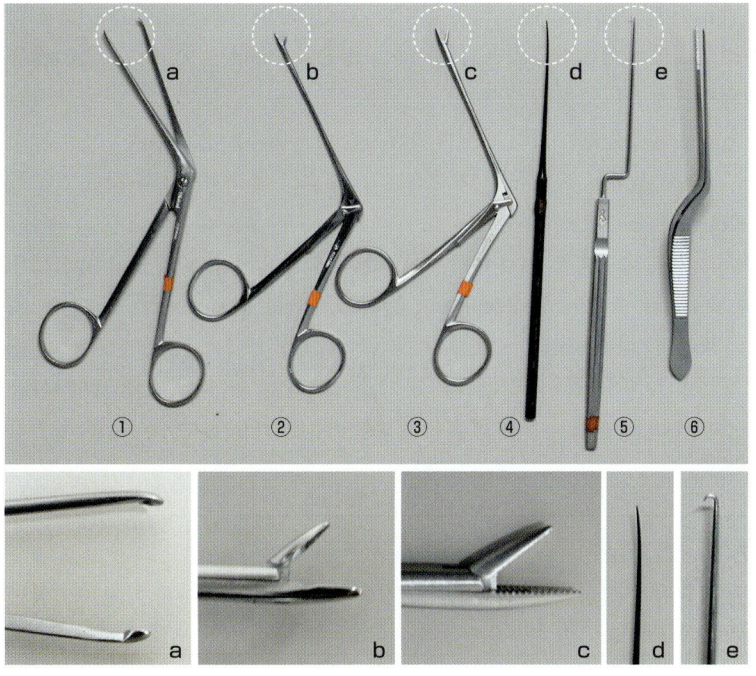

❶耳垢栓塞除去に使用する器具
①耳垢鉗子，②鋭匙鉗子，③麦粒鉗子，④ローゼン探針（弱彎），⑤異物鉤，⑥ルーツェ鑷子．
a〜e：上段の器具先端を示す．

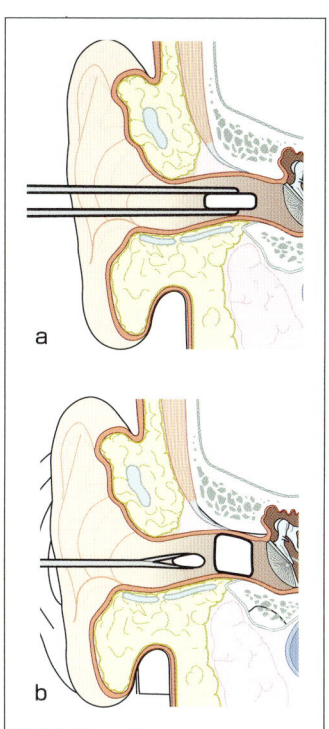

❷硬性耳垢の除去方法
a：鑷子や耳垢鉗子のように支点から長い範囲が開く器具は，把持する力をコントロールしやすく，耳垢を一塊に摘出する操作に適する．
b：鋭匙鉗子や麦粒鉗子のように先端のみが開く器具は，深部の耳垢を少しずつ除去する操作に適する．

■ 耳垢除去の基本手技

- 外耳道損傷を避け，痛みを生じさせないような繊細な処置を行うために，顕微鏡の使用が推奨される．
- 耳鏡は観察には有利だが，器具と干渉するため摘出操作には不利である．とくに外耳道が狭い症例では，耳介を後方に牽引して視野を確保し，耳鏡なしで摘出するほうが容易なことが多い．

乾性耳垢の除去方法

- 乾性耳垢の場合には，鉗子，鑷子，異物鉤，探針などを用いて除去する方法が基本となる（❶）．
- 鉗子には先端のみ開く鋭匙鉗子や麦粒鉗子と，支点から先端までの長い距離が開く耳垢鉗子がある．先端のみ開く鉗子は視野が広くとれるが，把持する力を調節しにくいため耳垢の一部のみちぎれることが多い．耳垢鉗子や鑷子は構造上，先端の把持力を細かく調整できるため，耳垢をちぎらず一塊として引き抜ける点で有利である（❷）．
- 耳垢が外耳を充満して把持するスペースがない場合には，異物鉤を隙間から差し込んで先端を回転し，耳垢に引っ掛けて引き抜く要領で除去すると上手く取れる．

> 顕微鏡下の操作が推奨される
>
> 耳鏡を使わないほうが操作しやすい
>
> 乾性耳垢は鉗子類で，できれば一塊に除去

耳垢栓塞と外耳道異物の除去方法 ● 17

- 耳垢が骨部外耳道皮膚に強く付着している状態で引っ張ると痛みがあるため，先に全周にわたって皮膚と耳垢のあいだを鉤で剥がしておく．この操作には弱彎探針も有用である．
- 体動があると鉤の先端で外耳道を傷つけるため，痛みがあれば決して無理をしない．4％リドカイン（キシロカイン®）にタンポンガーゼを浸して留置すると鎮痛できることがある．
- 耳垢が固すぎて除去できなければ，耳垢水[★3]により軟化する．耳垢水は重曹5gとグリセリン25mLを滅菌水で溶解し，全量100mLとなるように調製する．
- 耳垢水を点耳して5〜20分程度耳浴してから処置する．自宅で3日間程度，1日2〜3回の耳浴を行い，処置当日も来院直前に耳浴してから受診してもらうと効果が高い．

★3 耳垢水
重曹5gとグリセリン25mLを滅菌水で溶解し，100mLに調製.

湿性耳垢の除去方法

- 湿性耳垢は把持が困難なため，まず吸引にて除去を試みる．吸引処置の前には，大きな音がすることを予告しておく．
- 入口部では太い吸引管を用いるが，深部では外耳道損傷や強い吸引による鼓膜の圧外傷を避けるため細い吸引管を用いる．過度の吸引を避けるためには，手元で圧力調節の可能なフレージャー（Frazier）型の吸引管も有用である．
- 粘稠度が高く単純な吸引処置で除去できない場合には，微温（37℃）の水もしくは生理食塩水で洗浄し，少量ずつ除去する．洗浄水を十分に温めていないとめまいを生じるため，適温かどうか肌で確かめてから用いる．

湿性耳垢は吸引と洗浄で少しずつ除去

耳垢除去後の注意点

- 耳垢除去後は外耳道と鼓膜を観察して損傷がないことを確認し，びらんがあれば抗菌薬やステロイドの軟膏を塗布する．
- 耳漏や外耳道後壁の腫脹を伴う例では，真珠腫の可能性を念頭において[★4]，とくに詳細な観察が必要である．

★4
外耳道に骨露出がみられる場合には，外耳道真珠腫の可能性があるため，CT検査を考慮する．

■ 小児への対応

- 小児では外耳道が狭く体動が多いため操作が難しい．とくにダウン症児は外耳道が狭く，深部の耳垢の除去がきわめて困難なことがある．
- 耳洗や軟化剤による処置は比較的安全だが，効果が不十分だと頻回の受診を要し，患児と保護者の負担が大きくなる．また一般に小児は吸引操作に対する不安が強いため，軟化すると逆に除去が難しいこともある．

小児における操作の基本

- 外耳道が狭いので，除去の際には耳鏡を使わない．耳毛は眼科用尖刀で切っておくと視野の妨げにならない．

耳毛を切り耳介を牽引して視野を確保

拡大耳鏡で観察し耳垢のイメージをつかむ

- 顕微鏡下の観察は体動のため困難なことが多い．拡大耳鏡や細径の軟性ファイバーで耳内を観察し，耳垢の固さ，位置，量，把持する方向などをイメージしたうえで除去する．
- 繊細な操作が難しいため，異物鉤や麦粒鉗子のように先端の鋭利な微細器具を用いるより，耳垢鉗子や鑷子を用いるのが安全である．
- 吸引を用いるときは，まず患児の手掌や耳介を吸引して痛みがないことを確認させ，安心させたうえで行う．外耳道の彎曲に応じて吸引管の先端を少し曲げると使いやすい．

体動の抑制方法について

- 保護者と助手の協力で体と頭部を保持するのが一般的だが，力だけで押さえ込むのは難しい．数をカウントしたり歌を聞かせたりして，できるだけ落ち着かせるよう心がける．
- 顕微鏡にCCDカメラが備えてあれば，処置の様子を映してモニターで見せるのも時に有用である．患児が興味をもつと体動が少なくなることがある．
- 自閉症児では，処置に先立って，絵カードで視覚的に処置の内容を伝えておくと安心することがある[★5]（❸-a, b）．
- 精神発達遅滞を合併する患児などで，どうしても体動が抑制できない場合には，抑制用のパプースボードを用いて体幹を固定し，頭部を助手が押さえれば処置できることが多い（❸-c）．患児が強く抵抗することがあるので，保護者の同意を得たうえで行う．
- さまざまな工夫をこらしても，突発的な体動で外耳道を損傷し出血するリスクは常にある．体動が予想される児では，保護者に不安を与えぬよう，出血は必ずしも重大な損傷を意味しないことを事前に説明しておくのが無難である．

術後耳への対応

- 術後耳でとくに問題になるのは開放乳突腔の症例である．乳突腔深部では視野がとりにくい．半規管瘻孔や顔面神経の露出にも注意する必要がある．
- 外耳道入口部が狭い例では，レンパート（Lempert）鼻鏡型耳鏡や鼻鏡を用いると乳突腔深部が観察しやすい．
- 乳突腔が耳垢で充満しているような症例では，一塊に除去を試みても外耳道を通過できないことがある．洗浄や吸引で少量ずつ除去する．
- 乳突腔深部の耳垢除去には，通気カテーテルのように先端が彎曲した吸引管

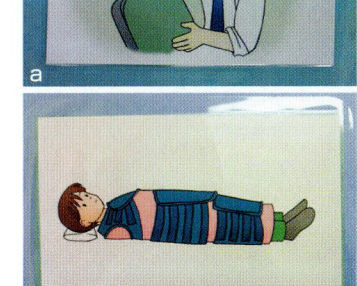
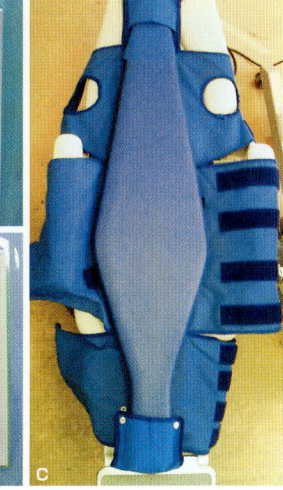

❸ 絵カードとパプースボード
a：耳科処置を説明する絵カード．
b：パプースボードでの抑制を説明する絵カード．
c：診療椅子に設置したパプースボード．
（a, b：京都市児童福祉センター）

体動の抑制は患児の協力を得る工夫を

★5
診療用の絵カード作成のためのデータ集もある[3)]．

抑制困難なときはパプースボードが有用

▶「術後開放乳突腔障害の清掃」（p.40）参照．

を用いるとよい．
- 痂皮が広い範囲に堆積している場合には，異物鉤や探針を用いてまず乳突腔末梢側から痂皮を持ち上げ，徐々に入口部に向かって剥離しながら引き抜くと，一塊に除去できることが多い．

> 痂皮は深部から入口部に向かって剥離

- 乳突腔内を吸引すると，半規管刺激によりめまいを生じることがしばしばある．ほとんどは30秒程度で消失し問題なく帰宅できる．めまいを感じたらすぐに申告するよう事前に伝えておき，処置中に転倒せぬよう注意する．

> めまいの可能性について処置前に説明

- 半規管瘻孔や顔面神経露出がある症例は，原則として術者が除去するほうが安全である．他の医師が除去する際には，どの部位が危険か十分に把握してから行う．

■ 肢体不自由などで体位が制限される場合の対応

- 肢体不自由などで体位が制限される症例では，視野がとりにくく耳垢除去に苦労することが多い．処置に際しては，まず頭部を固定することが肝要である．

> 頭部を必ず固定する

- 耳鼻科診療用の椅子で座位が取れる場合には，ヘッドレストで頭部を固定し，椅子の回転や上下動によって適宜角度を変えながら視野を確保する．椅子を高くしすぎると転落の危険性があるため，必要な場合には医師側の椅子を少し低いものに換えて調整する．
- 臥位のままベッドサイドでの除去が必要な場合は，頭部の両側にタオルなどをおいて頭部を固定する．可動式のベッドであれば，上半身を少し挙上すると処置がしやすい．
- ヘッドライトや額帯鏡が利用できない場合には，ペンライトもしくは懐中電灯を助手に持たせて，施行者の眼の横に固定させて光源とする．

外耳道異物除去術

- 外耳道異物も日常診療で頻繁に遭遇する疾患である．摘出は多くの場合容易だが，長期間放置されたり，強く押し込まれたりして嵌頓すると摘出困難なこともある．外耳道を損傷せず，できるだけ痛みを生じさせないためには，異物に触れるが外耳道には触れない繊細な操作が要求される．そのためには顕微鏡下の処置が望ましく，少なくとも拡大耳鏡により異物を詳細に観察することが必須である．

> 顕微鏡下の摘出が望ましい

- 小児では時に体動を制限できず全身麻酔が必要になる．大人でも長期留置された異物により炎症を生じている場合には痛みが強く，全身麻酔を要することもある（❹）．

■ 異物の種類

- 小児はビーズ，BB弾などのおもちゃをはじめ，消しゴム，キャップ，石，豆など多様な種類の異物を自己挿入することがある．

- 成人では綿棒の先，ティッシュペーパー，イヤホンの先端や補聴器の部品など日常生活で耳に触れるものが多い．
- 外耳道異物の発生頻度は小児と成人で差がないとされている[4]．
- 補聴器に使われるボタン型水銀電池は，放置すると強アルカリ性の内容液が漏出して周囲組織を壊死させ，顔面神経麻痺や内耳障害を生じることがある[5]．
- イヤモールド作製用の印象材も，綿栓による閉鎖が不十分で開放乳突腔などに進入すると除去しがたく，摘出には手術を要することがある[6]．
- 有生異物にはゴキブリやコガネムシなどの昆虫が多く（❹-a），内部で動くと鼓膜や外耳道の損傷をきたすため，まず殺虫して動きを止めてから摘出する．

■無生異物の摘出

- 摘出前に，どのような異物がどのようにして入ったかを十分問診し，異物の固さ，把持できる部位，牽引可能な方向などのイメージをつかむことが重要である．
- 外耳道彎曲部より外側の異物や，彎曲部より深部にあっても把持しやすい紙や綿棒の先などであれば，鉗子や鑷子で容易に除去できる．
- 小児に多いビーズやプラスチック玉は異物鉤で引っ掛けて除去できることが多い．異物鉤に比べて先が鈍で外耳道を傷つけにくいシェー（Shea）式アブミ骨セットの鈍針を用いたり，専用の器具がない場合には22 G針の先を彎曲させて使ったりする方法も推奨されている[7]．
- 完全な球形の異物は先端の鋭利な鉤でも引っ掛ける場所がなく，無理をすると逆に深部へと押し込んでしまう．ネラトンチューブなど柔らかい素材でできた吸引管，粘着テープ，瞬間接着剤などを用いると容易に摘出できることがある．瞬間接着剤は綿棒の先に少量滴下し，固まる直前に耳内に挿入して異物を接着する．
- 電池のような金属製異物の除去には磁石を利用するのも有効である．
- 豆類などが水分を含んで膨隆している場合には，アルコールを注入して15〜30分待ち，脱水縮小させて摘出するとよい[8]．
- 痛みが強い場合には8％キシロカイン®スプレーの噴霧や4％キシロカイン®の注入が有効だが，鼓膜穿孔があるとめまいを生じることがある．ただし，中耳腔に入ったキシロカイン®の作用は一過性であり，恒久的な聴覚・平衡障害は生じない[9]．
- 異物除去後には必ず外耳道と鼓膜の損傷がないか確認し，外耳道のびらんに対しては抗菌薬やステロイド薬の軟膏を塗布して炎症を予防する．

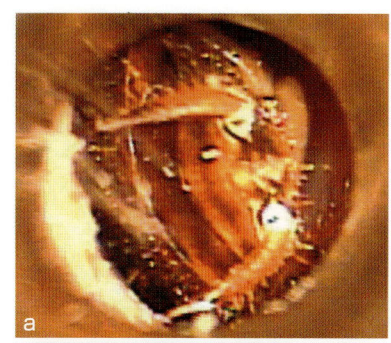
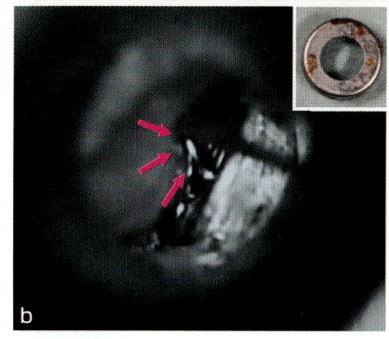

❹外耳道異物
a：有生異物の一例（ゴキブリ幼虫）．
b：長期留置により外耳道炎を生じ嵌頓した異物（金属製の部品）（➡）．全身麻酔下に摘出した（右上）．

問診によって異物のイメージをつかむ

異物鉤は汎用性が高いが，吸引や粘着テープも考慮する

■ 有生異物の摘出

- 昆虫などの有生異物では急に耳鏡を差し込むと虫が動き出し，痛みや鼓膜損傷を生じることがあるので，まず耳鏡なしで観察する．
- 生きている虫の動きを止めるため，8％キシロカイン®スプレーを噴霧するか，4％キシロカイン®を耳内に注入する．8％キシロカイン®によってゴキブリの動きを止めるまでの時間は約10〜20秒程度である[4]．
- 家庭にあるサラダ油やオリーブオイル，アルコールなどを用いても効果があるが，キシロカイン®に比べて動きを止めるまでに時間がかかる．
- 十分に虫の動きがなくなったことを確認した後に虫を除去し，鼓膜損傷の有無について確認する．
- ダニは吸血により膨隆して外耳道を閉塞し，かつ強固に外耳道に吸着しているため，虫体を潰してから除去する必要がある[10]．
- 有生異物は無生異物に比べて感染のリスクが高いため，摘出後は外耳道に抗菌薬の軟膏を塗布する．

（坂口博史）

> キシロカイン®で動きを止めるのがポイント

引用文献

1) Yoshiura K, et al. A SNP in the ABCC11 gene is the determinant of human earwax type. Nat Genet 2006；38(3)：324-30.
2) Roland PS, et al. Clinical practice guideline：Cerumen impaction. Otolaryngol Head Neck Surg 2008；139(3 Suppl 2)：S1-S21.
3) 藤田理恵子，和田恵子．自閉症の子どもたちの生活を支える　すぐに役立つ絵カード作成用データ集．東京：エンパワメント研究所；2008.
4) 古屋英彦．外耳道異物と耳垢栓塞．JOHNS 1999；15(4)：573-9.
5) 中平光彦．高齢者の補聴器用電池外耳道異物2症例．耳鼻臨床 1994；87(9)：1215-21.
6) 坂本菊男ほか．真珠腫に合併したイヤモールド乳突腔異物例．耳鼻と臨床 1998；44(3)：225-8.
7) 桂　弘和，阪上雅史．外耳道異物・耳垢栓塞除去．MB ENT 2010；113：1-4.
8) 中山明峰，村上信吾．耳垢栓塞，外耳道異物．MB ENT 2008；92：50-4.
9) 平出文久．外耳道有生異物（昆虫）の除去法．耳鼻咽喉科展望 1981；24(1)：65-6.
10) 西川恵子，西川益利．外耳道ダニ異物例．耳鼻臨床 1992；85(3)：385-7.

第1章 耳編

外耳道疾患への対応

外耳道疾患の概要

- 外耳道皮膚は解剖学的に外側1/3の軟骨部と内側2/3の骨部に分けられる．軟骨部は1〜1.5mmと厚く，耳介の皮膚に似て毛嚢，皮脂腺，耳垢腺，汗腺があり耳垢を形成する．骨部は厚さ0.2mmと薄く，毛嚢や腺組織を欠くので炎症反応が異なる．
- 外耳道には皮膚表層の角質が入口に向かって排泄され，適度の耳垢を形成する自浄作用や，アポクリン腺による感染防御作用がある．このような皮膚防御機構の障害によって外耳道炎や湿疹が発症する．
- 外耳道湿疹は慢性的な物理的，化学的刺激によって生じる皮膚の痒みを主症状とする病態である．外耳道皮膚に感染を起こしたものを外耳道炎，物理的刺激によるものを湿疹と分類する意見もあるが，慢性的に経過するうちに混在した病態を示すので臨床的に厳密な区別は困難なことが多い．
- 外耳道にとどまらず耳介，周辺皮膚まで病変が及ぶものに脂漏性湿疹や各種皮膚炎があり，皮膚科医への紹介が必要な場合がある． 皮膚科への紹介が必要な場合も
- 真菌症はアスペルギルス（*Aspergillus*）を中心に真菌が外耳道深部や鼓膜表面に付着，増殖して生じる病態で，治療薬の選択が異なるので外耳道炎や中耳炎と鑑別が必要である．
- 多くの外耳道疾患は軽症で生命にかかわる例は少ないので油断しがちであるが，治療に抵抗する場合は耳垢の取りすぎや清掃過多などの生活習慣，糖尿病などの全身要因の配慮，悪性外耳道炎，結核など特殊性炎症，外耳道癌なども鑑別疾患として頭に入れて診療する必要がある．

急性外耳道炎

■ 病因，病態

- 外耳道皮膚の細菌感染による急性炎症で，軟骨部では毛嚢や腺組織の細菌感染により急性限局性外耳道炎（耳癤）となり，骨部の場合は皮膚付属器官がないのでびまん性外耳道炎の形態を呈する．
- 局所要因として最も多いのは耳垢取りや耳掻きによる表皮損傷，水泳，シャワー，発汗，長時間補聴器装用，中耳炎の耳漏などによる湿潤環境である．炎症を繰り返したり重症化する場合は，局所要因以外に糖尿病や免疫不全など全身要因も考慮に入れる必要がある． 局所要因

■ 起炎菌

- 外耳道には常在菌として表皮ブドウ球菌，黄色ブドウ球菌などが存在するので起炎菌としても頻度が高い．
- 限局性外耳道炎（耳癤）では黄色ブドウ球菌が大部分であるが，びまん性外耳道炎では緑膿菌，黄色ブドウ球菌の2種が主要起炎菌である．
- この他にも大腸菌，プロテウス（*Proteus*），ミラビリス（*Mirabilis*）などグラム陰性菌も検出される．

■ 症状

- 強い耳痛，痒み，耳閉塞感が主症状で，外耳道の腫脹や耳漏が外耳道深部や鼓膜表面に貯留すると耳鳴りや軽度の難聴も訴えることがある．
- 限局性外耳道炎は軟部組織の炎症なので，耳介の後方牽引，耳珠の圧迫，咬合運動などで痛みが増強する．

■ 診断

耳鏡所見に乏しい例が多く，顕微鏡下の視診が重要

- 最近は軽症例が多く，耳鏡所見に乏しい例が少なくない．上記の症状を参考にして顕微鏡下の視診が重要である．外耳道の限局的な腫脹や充血が左右差として認められたり，綿棒で外耳道の全周を擦過すると，患者の訴えと類似した痛みの部位を確認できて診断できることもある．
- 病態が進むと，外耳道の腫脹，充血，耳漏などの耳鏡所見が明瞭になり，耳周囲のリンパ節腫脹も出現することがある．

限局性外耳道炎の所見

- 限局性外耳道炎（耳癤）が進行すると，外耳道入口部の腫脹で鼓膜が見えないほどになり，腫脹の頂点に周囲の皮膚と色調の異なる自潰寸前の部位を認める．高度になると耳介が前上方に聳立するので乳様突起炎と鑑別が必要となる．自潰すると入口部に膿性の分泌物を認め，疼痛が軽減する．

びまん性外耳道炎の所見

- びまん性外耳道炎では，耳漏は少ないが漿液性分泌物による痂皮形成，上皮の剝脱を認める．病変が鼓膜に及んで鼓膜炎の病態を合併することもある．

■ 治療

- 顕微鏡下に耳垢や痂皮の除去，耳漏の吸引，必要に応じて生理食塩水による耳洗など外耳道の清拭を行った後，部位に応じた局所処置を行う[★1]．

★1
耳漏や落屑物がある場合は，細菌検査で真菌症の鑑別や薬剤感受性検査を行い，抗菌薬選択の資料にする．

限局性外耳道炎の治療

- 限局性外耳道炎（耳癤）は抗菌薬（ゲンタシン硫酸塩〈ゲンタシン®〉）やステロイド含有抗菌薬（リンデロンVG®軟膏）を塗布する．外耳道入口部のため，塗布薬を処方して患者にセルフケアの指導をすることも可能である．膿瘍形成が明らかであれば，腫脹の頂点に小切開を加え，排膿促進のため軟膏を塗布した圧迫タンポンを挿入する．必要に応じてペニシリンやセフェム系抗菌薬，消炎鎮痛薬の内服を併用する．

びまん性外耳道炎の治療

- びまん性外耳道炎は外耳道深部のためにセルフケアは抗菌点耳薬（オフロキサシン〈タリビッド®〉耳科用）とステロイド点耳薬（リンデロン®液）の併用処方をする．内服薬は緑膿菌の頻度も高いのでミノサイクリン塩酸塩（ミ

ノマイシン®）やレボフロキサシン水和物（クラビット®）を選択するが，ニューキノロン系抗菌薬と非ステロイド系抗炎症薬の併用禁忌条項に注意が必要である．

慢性外耳道炎，外耳道湿疹

■ 病態，病因

- 慢性に経過する皮膚炎と湿疹の区別は明らかではない．どちらも外耳道にびまん性に皮膚のびらんを生じた状態で，通常は細菌感染を合併していることが多い．起炎菌は急性外耳道炎と共通点が多い．
- 骨部外耳道の深部が主要病変部位の場合は鼓膜にも波及し，鼓膜炎が主病態のようになることもある．真菌感染合併の場合は外耳道真菌症を優先して取り扱う．外来の刺激に対する皮膚の反応なので，前述した急性外耳道炎の病因が慢性的に加わって発症する場合が多い．
- ピアス，化粧品のアレルギーやアトピー性皮膚炎，接触性皮膚炎，脂漏性湿疹などの皮膚疾患や，糖尿病，アレルギー，免疫不全，腎不全などの全身疾患が関与する例がある．

> 慢性の皮膚炎と湿疹の区別は不明瞭

> 真菌感染合併では外耳道真菌症を優先

💬 Advice　所見のない耳痛の鑑別の進め方（❶）

耳痛はありふれた症状で，患者も急性の外耳道や中耳炎程度の発想で受診する．しかし，痛みの原因になる外耳道，鼓膜所見に乏しいときは患者への説明に放散性耳痛や非耳性の疾患がありうることを述べ，経過観察の重要性を説明しておいたほうがよい．

成人で数秒「ズキッ」と針を刺すような自発痛が繰り返すときは帯状疱疹，小児で耳下腺部の圧痛があればウイルス性耳下腺炎など，数日経過すると病態が明らかになるウイルス性疾患の可能性があり，合併症についても留意を要する．

放散性耳痛の原因は頭頸部の広範囲に及ぶが，悪性腫瘍の初発症状の例もあるので疼痛の原発領域の精査とともに長期的な観察が必要なこともある．

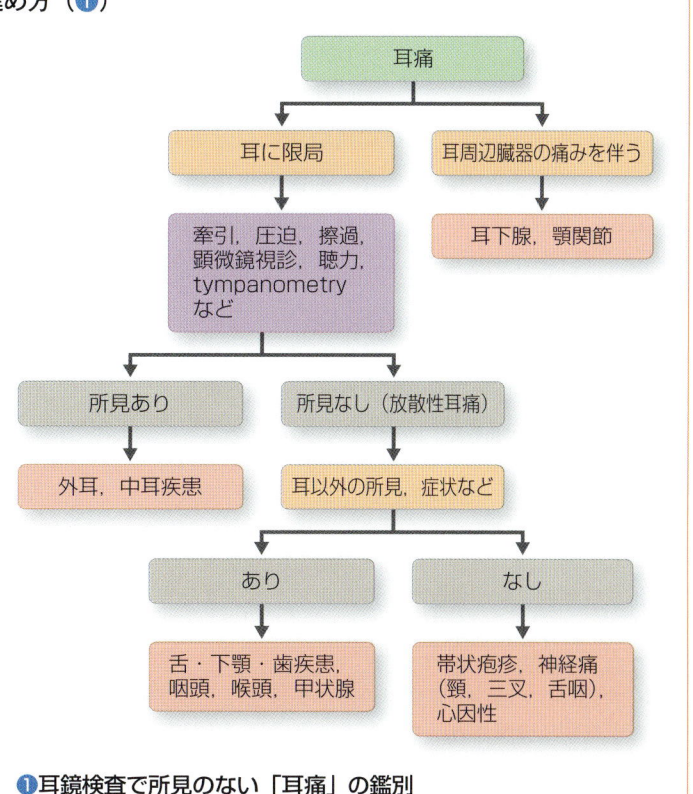

```
                    耳痛
                     │
          ┌──────────┴──────────┐
       耳に限局              耳周辺臓器の痛みを伴う
          │                      │
    牽引，圧迫，擦過，          耳下腺，顎関節
    顕微鏡視診，聴力，
    tympanometry
    など
          │
    ┌─────┴─────┐
  所見あり    所見なし（放散性耳痛）
    │             │
  外耳，        耳以外の所見，症状など
  中耳疾患         │
             ┌────┴────┐
            あり       なし
             │          │
         舌・下顎・   帯状疱疹，神経痛
         歯疾患，    （頸，三叉，舌咽），
         咽頭，喉頭， 心因性
         甲状腺
```

❶耳鏡検査で所見のない「耳痛」の鑑別

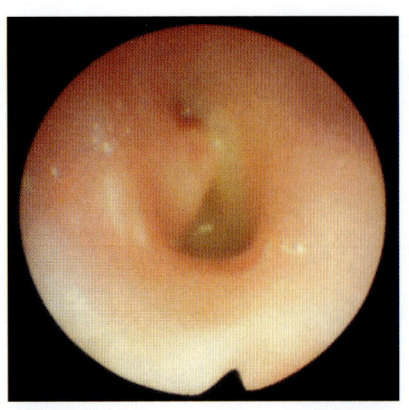

❷**慢性外耳道炎（両側性）（42歳，男性）**

風呂上がりに綿棒を使って耳掃除をする癖があった．耳痛，耳漏，瘙痒感で受診．外耳道深部に膿性耳漏，一部肉芽を伴う外耳道，鼓膜の充血肥厚を認めた．耳の清掃を禁止し，タリビッド®，リンデロン®点耳液を処方して経過観察．2週間後には治癒した．

■ 症状

- 瘙痒感が強いので，慢性的な耳掻きの刺激が加わり漿液性分泌物や乾燥による痂皮を認める．耳垢取り，清掃の刺激でさらに痒みを増す悪循環（itch scratch circle）の状態になりやすい．疼痛は急性外耳道炎に比べて軽度である．
- 細菌感染を合併すると膿性分泌物が外耳道深部に貯留し，耳閉塞感，難聴が加わる．

■ 診断

- 病因で述べた外耳道皮膚の刺激要因になる外因や内因の問診，顕微鏡による耳漏や痂皮の清掃の後の皮疹の観察が重要である．外耳道深部皮膚の発赤と肥厚，びらんや鼓膜輪近くに限局的な肉芽を認める．経過の長い例では外耳道深部の狭窄化，鼓膜の肥厚を認めることが多い（❷）．
- 治療に抵抗する場合は，外耳道真菌症，外耳道悪性腫瘍，悪性外耳道炎や結核などの特殊性炎症，病態のやや異なる脂漏性湿疹，外耳道狭窄症などにも留意する．

> 問診と顕微鏡による観察が重要
>
> 外的因子と内的因子を取り除くこと

■ 治療

- 慢性化の背景にある外的因子，とくに過剰な耳清掃や耳垢取りの癖の解決が重要である．内的因子としては，"痒み"の原因になる全身疾患の対応と抗アレルギー薬や抗ヒスタミン薬による対症療法が必要で，ストレスが関与していれば抗不安薬が有効なこともある．
- 局所療法は急性外耳道炎に準じた清拭後，びらん部位に外用薬の塗布を行う．細菌や真菌感染がなければstrong～mediumに分類されるステロイド軟膏を選択する．

Column　脂漏性湿疹

外耳道の湿疹が慢性化する過程で，耳介や周辺皮膚にまで黄色の落屑，痂皮を伴う紅斑に発展することがある．皮膚科に紹介すると脂漏性湿疹（皮膚炎）と診断されることが多い．乳児は脂漏部位である頭皮，顔面に広範囲に広がる潮紅で最初から皮膚科を受診する．耳鼻科で取り扱うことはまれであるが，急性炎症所見に乏しい外耳道の易出血性腫脹，側頭骨など頭蓋骨病変を合併する場合はLangerhans細胞組織球症[1]のようなまれな血液疾患診断の端緒になる．

病因として脂腺分泌物中のトリグリセリドが皮膚常在菌で分解され，生じた遊離脂肪酸が皮膚を刺激して炎症を起こすとされる．

細菌だけでなく，脂腺分泌物を利用して増殖する真菌の関与が最近注目され，常在真菌の*Malassezia*や*Pityrosporum*の代謝産物が皮膚の刺激になると推定される．類似の皮膚病変はカンジダや白癬菌でも生じるので真菌検査は必要であるが，ルーチンの検査ではこれらの常在真菌は同定されないので見過ごされがちである．

石鹸を用いた適切な清拭や非ステロイド性消炎外用薬を，炎症が強いときは"weak"なステロイド軟膏を短期間使用する．一般的な皮膚炎や湿疹の治療で効果がないときに，抗真菌薬を使用して効果を認める例を経験している．

悪性外耳道炎の鑑別診断

- 悪性外耳道炎は高齢の糖尿病患者で，緑膿菌が原因の進行性の側頭骨の壊死を伴いながら茎乳突孔，頸静脈孔，S状静脈洞，頭蓋底などに進展して脳神経や隣接臓器に波及する致死的外耳道炎として1968年にアメリカで報告されたが，近年日本でも散見されるようになった[2]．
- 糖尿病以外にも，AIDS，抗悪性腫瘍薬や免疫抑制薬の使用患者など免疫機能低下者に夜間増強する強い耳痛，膿性耳漏があり，難治性の肉芽を軟骨部骨部移行部に認める．細菌検査で緑膿菌が検出されたときに本疾患を疑うが，検出菌は診断条件ではない．
- CTで外耳道の軟部組織の腫脹や骨部のびらんや欠損，MRIで隣接組織への波及部位を確認できる．

外耳道，中耳結核の鑑別診断

- 早期には外耳道のびらんや凹凸を伴う腫脹による狭窄などの報告もあるが，中耳炎の病態が中心で結核性中耳炎として記載されることが多い．
- 初発症状は特徴的な臨床像がない．多量の耳漏に比べて疼痛は少なく，鼓膜穿孔，鼓室の蒼白な肉芽など一般的慢性中耳炎の経過の過程で，感音性難聴の急速な進行，顔面神経麻痺など治療に抵抗する病態のため疑いをもたれることが多い．
- 古典的な臨床像がまれになったのは，結核菌自体の変化と，中耳炎に使用されるニューキノロン系の抗菌点耳薬がある程度有効で臨床像を修飾している可能性がある．
- ❸に本疾患を疑う臨床所見と確定診断のための検査を示した[3]．

外耳道癌の鑑別診断

- 扁平上皮癌が多いが腺癌も認められる．中年以降で血性の悪臭ある耳漏があり，早期から疼痛が出現する場合は外耳道癌を疑う（❹）．
- 腫瘍は易出血性で外耳道入口部癌は耳介癌に近く，深部に生じると75〜80%に慢性中耳炎を伴い中耳癌に近く，鼓膜弛緩部以外に生じることが多い．
- 真珠腫様の落屑物の中に肉芽が発生したり，中耳根本術例の上皮化障害の肉芽が難治性で疼痛が強い例も疑う必要がある．

❸ 結核性中耳炎の早期診断の手引き

1. 各種治療（抗生物質，ステロイド，外科的処置）に抵抗する
2. 進行する混合性難聴
3. 鼓室，外耳道に肉芽の増生
4. 大量の持続する耳漏
5. 咳，痰などの気道症状

＊上記3項目揃えば結核性中耳炎を疑う

補助診断：胸部X線，ツベルクリン反応

確定診断：耳漏の検査（塗抹，培養，PCRによるDNA検出）
　　　　　肉芽の病理組織検査

（西池秀隆ほか．日耳鼻2000[3]より）

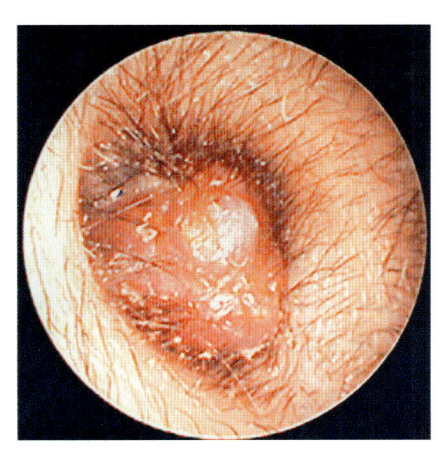

❹ 外耳道癌症例（65歳，女性）

両耳の瘙痒感があり耳を掻く癖があった．左耳の耳閉感，耳痛，血性耳漏があり近医耳鼻咽喉科を受診．左外耳道に充満する腫瘤性病変の生検で扁平上皮癌と確定し，側頭骨部分切除を受け経過良好である．

（長崎大学病院耳鼻咽喉科症例）

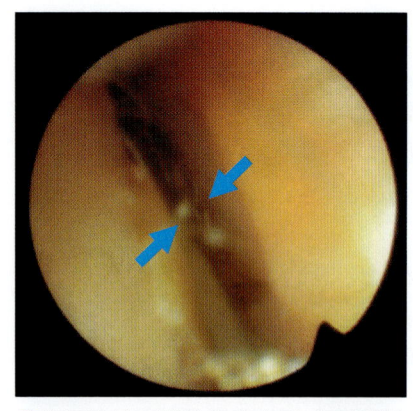

❺ 後天性外耳道狭窄症症例（両側性）（60歳，男性）
日常的に外耳道の瘙痒感のため耳をいじる癖があり，耳鼻科で耳垢の除去を受けた既往がある．外耳道は軟骨部，骨部とも狭くスリット状（➡）で，栓塞した耳垢を除去すると鼓膜の肥厚を認めた．耳の清掃を禁止し，痒み対策としてステロイド点耳薬，抗ヒスタミン薬を処方しながら経過観察．1か月後に外耳道皮膚の肥厚が改善し鼓膜の観察が可能になった．

- 側頭骨CTで外耳道の骨破壊を認め，顔面神経麻痺合併の頻度が高い．最終診断は組織検査が必要である．

外耳道狭窄症，サーファーズ・イアのケア

■ 先天性外耳道狭窄症

- 先天性の場合，軟骨部，骨部，および外耳道全長にわたるものがある．狭窄の深部に真珠腫を合併していることが多いので，基本的には手術的治療を選択する．
- 手術は外耳道閉鎖症に準じて顔面神経，顎関節，中耳など隣接組織への注意が必要で，習熟した耳鼻咽喉科医に委ねるほうがよい．

■ 後天性外耳道狭窄症 ❺

- 外耳道炎の経過が異なり，肉芽の増生と皮膚の肥厚で外耳道の後天的な狭窄をきたす例がある．多くは成人，両側性で，骨部外耳道の浅部の狭窄が強く，深部には落屑物が堆積し，鼓膜の肥厚がみられる．軽症の場合は耳をいじる癖を中止し，ステロイドの局所使用など痒みの抑制だけで改善することも多い．

軽症例は痒みの抑制だけで改善

- 狭窄部の肉芽や肥厚した皮膚の切除，骨の削開など，手術的な外耳道拡大，形成術などが必要な重症例がまれにあるが，再発し難治性のこともある．

■ サーファーズ・イア

- 潜水夫など職業的に潜水する人やサーフィン愛好者にみられる骨部外耳道の骨性狭窄で，長期の外耳道への冷水刺激で骨増殖が起こった外骨腫（exostosis）である．
- 両側性，広基性の隆起で，問診により冷水刺激の機会を確認すれば診断できる．
- 側頭骨CTで病変，進展度などを確認するが，伝音難聴や慢性外耳道炎の原因になっている場合は骨増殖した狭窄部の拡大，形成術を行う．
- 再発や進行防止のため原因になったサーフィンや職業の中止，耳栓使用を勧める．

外耳道真菌症

■ 臨床像

- 自験例[4] 122例中，男女比は48：74で女性優位，女性では左右差があり27：38で右側優位である．女性の過剰清掃癖の背景がうかがわれた．両側罹患例も18例認めた．

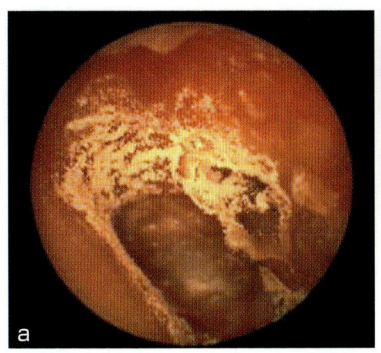

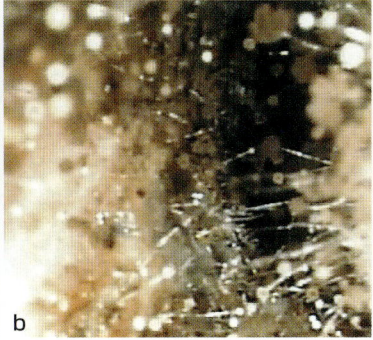

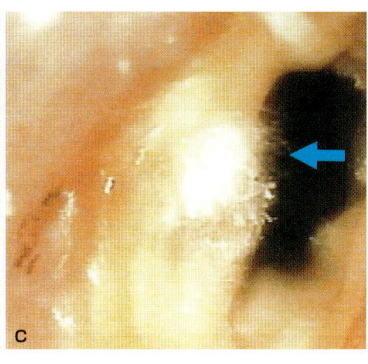

❻ **外耳道真菌症の内視鏡による耳垢所見**
a：*Aspergillus terreus*. 乾燥した白褐色粉末をまぶしたような耳垢で鋳型状に一塊として除去できる．
b：*A. niger*. 耳垢全体が黒色を帯びて湿潤し，表面に黒褐色の分生子頭を認める．
c：*A. flavus*. 湿潤したソフトチーズ状の耳垢の表面に白色の分生子頭と菌糸の集合部（⬅）を認める．
(a：江上徹也，上田成一．外来耳鼻咽頭科疾患診療のコツ．全日本病院出版会；2008[4]より)

- 耳垢の過形成，炎症に伴う耳閉塞感，瘙痒，難聴，耳痛，耳漏などの症状がある．
- 発症因子：耳垢の取りすぎ，綿棒による外耳道清掃の癖，慢性的な外耳道炎や中耳炎による湿潤，抗菌薬やステロイド点耳薬の連用，中耳根本術の既往，狭い外耳道などがある[★2]．

★2
深在性真菌症と異なり，全身的免疫能低下要因より局所要因が大きい．

局所所見

- 一般外来の視診手順のうちの手術用顕微鏡や鼓膜用内視鏡による外耳道深部や鼓膜の観察で，耳垢の表面に白褐色や黒色の粉末を散布したように見える分生子頭や菌糸を観察すれば大部分は *Aspergillus* (*A.*) 属である．*A. terreus*，*A. niger*，*A. flavus* の順の出現頻度である．
- *Candida* 属は耳垢でなくイースト状の白濁した耳漏が多い．*Aspergillus* のような分生子頭を形成しないので特異的所見がない[★3]．
- ❻は *Aspergillus* 属の代表的な耳垢所見である．*A. terreus* は乾燥した白褐色粉末をまぶしたような耳垢で鋳型状に一塊として除去できる．*A. niger* は黒色を帯び，湿潤している．*A. flavus* は湿潤したソフトチーズ状の耳垢の表面に点状に白色の分生子頭を認め，一部に線状の菌糸の集合部分がある．

★3
細菌感染の合併も多いので，抗菌薬で改善しない耳漏症例の細菌検査の際は目的菌に「真菌」も含めておいたほうがよい．

治療方針

- 耳垢除去：乾燥している場合は手術用顕微鏡下に鉗子で耳垢を引きずり出すような感触で除去しやすい．湿潤している場合は吸引する．除去後は外耳道深部や鼓膜表面の状態が明らかになるので，病態に応じて抗真菌薬の塗布を中心にした局所処置を行う．
- 抗真菌薬の選択[4]：局所用抗真菌薬の効果について *Aspergillus* 属主要菌種の薬剤感受性検査を施行したところ，1990年以後に発売されたものは，それ以前の薬剤に比べ優れた抗菌力を示した．ラノコナゾール（LCZ，アスタット®）は *Aspergillus* 属全般に高い抗真菌活性と殺菌的活性を示しているので

第一選択薬としている．

- ●**鼓膜穿孔のある例への対応**：慢性中耳炎に真菌症を合併している例は少なくない．耳垢，耳漏の吸引と抗真菌薬の外耳道深部への塗布など，真菌症の局所治療を優先する．通院困難な例には抗真菌薬を処方せざるをえないが，動物実験で内耳毒性が認められなかったものには上記LCZやフルコナゾール（FLCZ，ジフルカン®）がある．
- ●**難治例への対応**：臨床的には例外的に効果が不十分な例や再発例が存在する．耐性株の存在や，菌種の同定までは施行しないために抗真菌薬選択のミスマッチが避けられない．ルーチンの治療手順で改善しない場合は，診断自体の再評価とともに他剤への変更，消毒薬の併用なども検討すべきである．
- ●**従来からある消毒薬の併用**：各種の消毒薬が使用されてきたが，近年の抗真菌薬の優れた効果のために治療薬としての意義は補助的なものになった．しかし，抗真菌薬への耐性株対策，局所的な再発要因である上皮びらん，湿潤部位の真菌症合併の予防策として消毒薬使用の余地を残しておきたい．ポビドンヨード（PI，イソジン®），オキシフル，ブロー液，ピオクタニンなどである．

（江上徹也）

▶耳掃除の癖への指導処方箋については，p.247参照．

引用文献

1) 森本　哲ほか．Langerhans細胞組織球症．小児科診療 2005；68：1319-26．
2) 喜田村健．悪性外耳道炎．野村恭也ほか編．外耳道の疾患．耳鼻咽喉科・頭頸部外科MOOK 5．東京：金原出版；1987．p.106-18．
3) 西池秀隆ほか．結核性中耳炎7症例の検討．日耳鼻 2000；103：1263-71．
4) 江上徹也，上田成一．外耳道真菌症．肥塚　泉編．外来耳鼻咽喉科疾患診療のコツ．東京：全日本病院出版会；2008．p.190-5．

第1章　耳編

鼓膜炎の処置

急性鼓膜炎と慢性鼓膜炎

- 鼓膜炎（myringitis）には大きく急性鼓膜炎と慢性鼓膜炎があり，病態はそれぞれ異なる．
- 急性鼓膜炎は細菌やウイルスの感染による急性炎症が鼓膜に限局したものであるが，急性中耳炎が波及して起こる場合もある．水疱性鼓膜炎（bullous myringitis）を代表とする（❶）．一般に2週間以内の早期治癒が期待できるが，難聴を伴うような重症例では治癒まで1か月以上要することもある．
- 慢性鼓膜炎は炎症が持続した結果，鼓膜にびらんや肉芽が発生した状態のことである．炎症の原因を特定することが困難な場合があり，上皮化による鼓膜の正常化に頻回の処置を要することが多いため，治療に数か月を要することが多い．

鼓膜表面の水疱，びらん，肉芽性病変への対応

- 鼓膜の水疱，びらんは急性中耳炎の波及に起因する場合がある．急性中耳炎に準じた治療が必要となる（❷）． <!-- 急性中耳炎に準じた治療を要する -->
- 鼓膜の所見が肉芽のみの場合も中耳炎，外耳炎の既往を確認する．とくに中耳炎の場合，鼓膜切開，鼓膜換気チューブ留置，手術の既往が肉芽発生の原因となる場合がある（❸）． <!-- 聴力検査が必須 -->

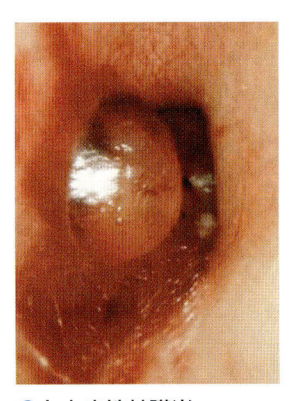

❶ 右水疱性鼓膜炎
後上象限に大きな水疱を認め，その周囲が強く発赤．

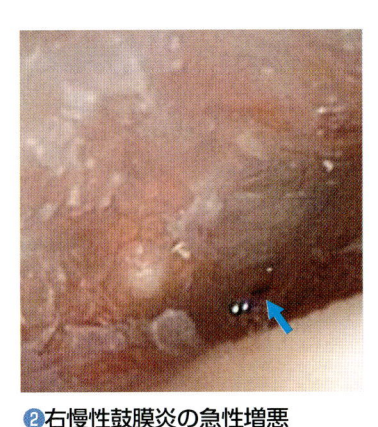

❷ 右慢性鼓膜炎の急性増悪
鼓膜全体に発赤とびらん．前下象限に小穿孔（➡）を認め，透明な耳漏を認める．

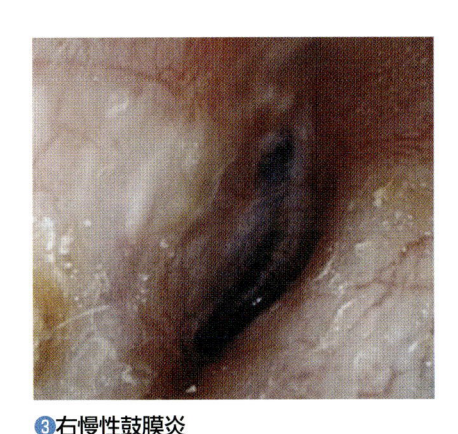

❸ 右慢性鼓膜炎
前方を除く鼓膜全体に肉芽と腫脹を認める．鼓膜換気チューブの挿入歴あり．

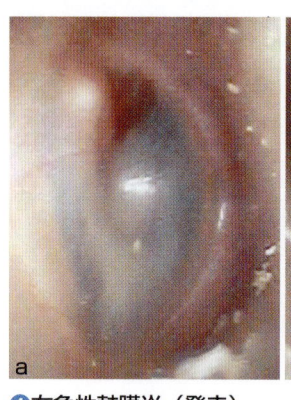

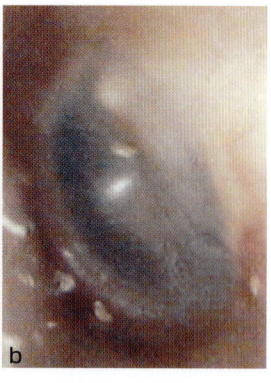

❹右急性鼓膜炎（発赤）
a：（右耳）ツチ骨短突起部および鼓膜の辺縁に発赤を認める．
b：（左耳）正常鼓膜．

- 必ず聴力検査を施行する．鼓膜炎単独での難聴の合併は約半数であり，大部分は治療により改善する．難聴が改善しない場合は他疾患の鑑別を考慮した慎重な検査，治療が必要である．
- 鼓膜炎の主訴は耳漏である場合が多い．その際，耳漏からの細菌検査を施行する．ただし，病原菌が検出される頻度は必ずしも高くない．
- 治療に抵抗性を示す場合は真珠腫性中耳炎などの鑑別のためにCTの撮影を検討する．
- より頻回の清拭，洗浄が早期改善に効果的であり，少なくとも1週間に1回，理想としては1週間に2～3回の通院処置を行う．

薬剤の選択

急性鼓膜炎

_{ペニシリン系，セフェム系抗菌薬を全身投与する}

- 起炎菌は急性中耳炎と同様，黄色ブドウ球菌，肺炎連鎖球菌，インフルエンザ菌，β溶血性連鎖球菌であり，急性中耳炎の合併を念頭にペニシリン系，セフェム系抗菌薬の全身投与を行う．
- 痛みが強い場合は鎮痛薬を処方する．
- 痛み，耳漏を伴わない鼓膜の発赤，軽度のびらんであれば経過観察または抗菌薬の点耳のみで十分である（❹）．

慢性鼓膜炎

_{局所薬剤が有効．全身投与は原則として必要ない}

- 原則として，点耳，軟膏などの局所薬剤が有効であり，内服などの全身投与は必要としない．
- 耳漏，びらんなどの感染徴候を認める場合は抗菌点耳薬を使用する．ただし，鼓膜穿孔の可能性を考慮し，内耳毒性のあるアミノグリコシド系抗菌薬を含有する点耳薬の使用は避けることが望ましい．
- 鼓膜の上皮化，創傷治癒にはステロイド薬（点耳または軟膏）を用いる．治療初期から抗菌薬との併用も有効である．
- 抗菌薬，ステロイド薬はいずれも漫然と長期間継続することは避けるべきである．耐性菌の発現，菌交代現象を促進する原因となる．
- 上記治療による改善を認めない場合は，ブロー液の使用を検討する．

処置方法

■ 耳漏・痂皮の処置

- 処置および鼓膜の観察はすべて顕微鏡下で行うのが望ましい．
- 鼓膜表面に耳漏や痂皮を認める場合は，鼓膜の観察および処置が困難となる．その際は体温程度に温めた生理食塩水にて十分に洗浄する（❺）．
- 洗浄液には必ずしもポビドンヨード剤などの消毒液を混入する必要はない．接触時間が短いために十分な殺菌効果は期待できず，逆に創傷治癒の妨げとなる場合がある．
- 痂皮は細菌の感染母地になりやすいので極力除去する．ただし，鼓膜と癒着している場合は無理をしない．
- 痂皮の量が多い場合，鼓膜や皮膚との固着が強い場合は耳垢水の耳浴，点耳後に除去する．

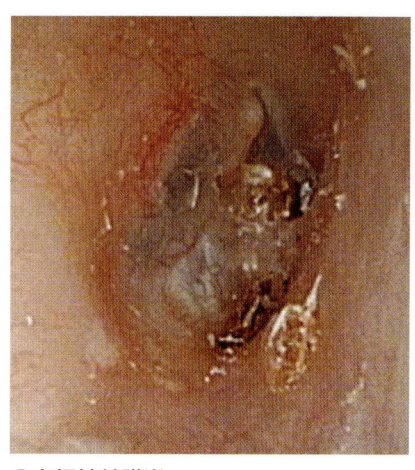

❺ 右慢性鼓膜炎
前下象限に肉芽を認め，その表面に痂皮が付着．

■ 水疱性鼓膜炎の処置

- 鼓膜の局所麻酔後に鼓膜切開刀を用いて水疱を切開する．水疱が複数個存在する場合はそのすべてを切開し，内容液を排膿する．
- 水疱は鼓膜の皮膚層と固有層のあいだで発生していることが多いため，水疱を切開しても鼓室腔には到達しない．中耳炎の合併がない場合は水疱の切開と抗菌薬の投与で改善する．
- 中耳炎の合併がある場合は水疱の切開後に通常の鼓膜切開を施行する．

ブロー液の処方内容，使い方 [1-3]

- ブロー液の長所，短所を❻および❼に示す[1]．
- きわめてまれであるが，使用後に内耳毒性と思われる所見を示した報告がある．そのため，鼓膜穿孔症例には慎重に使用する．
- 使用法として，耳浴，塗布，点耳などがある．
- 病変への確実な接触，十分な接触時間，処置後の確認などの点から10分程度の耳浴後に吸引除去，清掃を行うのが最も望ましい．

> **鼓膜の処置・観察は顕微鏡下に行う**

> **鼓膜穿孔症例にはブロー液の使用は慎重に**

Advice　感染耳の洗浄

温めた生理食塩水で耳内の洗浄をする目的は病原菌，耳漏，痂皮などをきれいに洗い流すことである．耳内のすべての箇所をまんべんなく十分な勢いで洗浄するためには，一定以上の量（50 mL 以上が目安）でなるべく先端の細いもので洗浄するのがよい．筆者は50 mLのシリンジにベニューラ針の外筒を付けて洗浄を行っている．こうすることにより，洗浄液の勢いや方向をある程度コントロールすることができる．ただし，あまり力を入れると液の勢いが必要以上に強くなり，痛みを感じたり，鼓膜を傷つけることになるため注意する必要がある．ネラトンカテーテルなども有用であるが，水流の勢いや方向の調整は困難である．

❻ ブロー液の長所

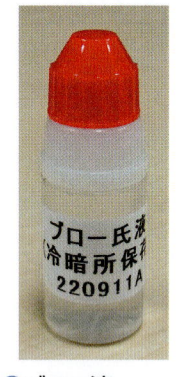

1. 殺菌作用と収斂作用がある
2. 細菌，真菌の種類を問わず有効
3. debris を軟化，清掃補助
4. 長期間使用しても耐性，真菌感染を誘導しない
5. 短時日で奏効することが多い
6. 局所的全身的に重大な副作用はまれ
7. 環境に優しい
8. 院内製剤であり，特許の制約がない
9. 抗生物質，ステロイドとの併用も可
10. 無色透明，汚さない

(寺山吉彦ほか. 日耳鼻 2010[1]) より)

❼ ブロー液の短所

1. 疼痛を訴えることがある
2. 作製法がやや複雑である
3. 安定した供給がない
4. 有効期限が 3 か月とされる
5. 組織学的作用機転が不明
6. 粘稠性粘液性分泌に無効
7. 酸臭が強い
8. 一過性めまい，可逆性顔面神経麻痺，可逆性感音難聴の報告あり

(寺山吉彦ほか. 日耳鼻 2010[1]) より)

Column　ブロー液

ブロー液は 19 世紀に Karl August von Burow（1809～1874）により開発された殺菌作用，収斂作用のある pH 3.6 の 13％酢酸アルミニウムである．抗菌薬の台頭に伴い使用頻度は減少していたが，抗菌薬の濫用により耐性菌が常態化し，20 世紀後半より再び難治性の鼓膜炎，外耳炎，中耳炎の治療法として注目されるようになった（❽）[★1]．

ブロー液の処方例
酢酸アルミニウム　　　13.4 g
　（アルミニウムとして 6.7 g）
酒石酸　　　　　　　　2.25 g
蒸留水　　　　　　　　適量
　　　　　　　　　全量 50 mL

❽ ブロー液
冷暗所保存が原則．使用時は体温程度に温めて使用．

[★1]
認可を受け販売されている薬品と異なり，（院内）調剤製剤であるため，保険適用外の使用となる．使用にあたっては院内の倫理委員会などの許可を得たうえで十分なインフォームドコンセントと文書による承諾書の取得が理想的である．ただし県によっては処置用薬剤として認めているところもある．

[★2]
ブロー液の使用は通院による外来での治療を原則とする．点耳薬として処方すると副作用の可能性がある．

- 鼓膜穿孔例，病変限局例では綿棒，綿球を用いて病変に塗布する．
- 自己使用目的に点耳液として処方し，自宅での使用を勧める場合があるが，液体が残留した場合，白色塊として析出し，滲出液とキレートをつくることがある．残留した液体は取り除くことが望ましく，自己使用による点耳は勧めない．
- 週に 2 回程度の耳浴による通院治療の継続が必要である[★2]．

(武市紀人，福田　論)

引用文献

1) 寺山吉彦ほか．ブロー液を用いた外耳道および乳突腔真珠腫の治療．日耳鼻 2010；113：549-55.
2) Kashiwamura M, et al. The efficacy of Burow's solution as an ear preparation for the treatment of chronic ear infections. Otol Neurotol 2004；25：9-13.
3) 榎本仁司．ブロー液に対する無機化学的検討．耳鼻咽喉科展望 2009；52：73-9.

外耳道真珠腫，閉塞性角化症

外耳道真珠腫，閉塞性角化症とは

- いわゆる外耳道真珠腫とは，外耳道に表皮脱落物が異常に堆積し，骨部外耳道の特異な形態変化を伴う疾患である．従来いわれている外耳道真珠腫には，閉塞性角化症と外耳道真珠腫（狭義）の2つの病態が存在する[1]．
- 閉塞性角化症（keratosis obturans）は外耳道表皮の代謝の亢進により剥奪ケラチンが異常堆積し，外耳道を閉塞した病変であるのに対して，外耳道真珠腫（external auditory canal cholesteatoma）は骨炎により生じ，骨部外耳道の骨破壊を伴った外耳道角化扁平上皮の限局的浸潤である[2]．閉塞性角化症と外耳道真珠腫とは区別すべきである[3]といわれているが，両病態は依然として混同されているのが現状である．星野が指摘しているように閉塞性角化症という病態はきわめてまれである[4]．

病態

- 閉塞性角化症は両側性に発症することが多く，耳痛と角化堆積物の外耳道閉塞による伝音難聴を認めるが，耳漏が出現することはまれである．皮膚の全周性炎症，血管拡張，肉芽を認めるが，外耳道の骨のびらんは少ない[5]．
- 一方，外耳道真珠腫は比較的高齢者に一側性・限局性に発生し，慢性の耳痛や耳漏を主訴とする．外耳道の閉塞は一部で，難聴は自覚しないことが多い．周囲臓器へ浸潤すると，伝音難聴，顔面神経麻痺，開口障害，内耳症状などを訴えることがある[5]．皮下の炎症や血管拡張はcholesteatoma sacに接する部位に限られ，限局性の骨膜や骨の炎症・骨破壊を伴う．

治療

- 閉塞性角化症は保存的治療で病変の制御が可能であるとされ，栓塞した角化物を非観血的に反復清掃除去する．しかし，一般の耳垢栓塞と比べて軟化が困難で摘出は必ずしも容易ではなく，骨部外耳道が栓塞により拡大した場合には外耳道に切開を加えて摘出する場合もある[6]．摘出後の外耳道皮膚にはステロイド軟膏などを塗布する．
- 外耳道真珠腫でも，まずは角化物の除去，肉芽除去など局所の清掃を主体とする外来治療を行う．びらんは酸で腐蝕して抗生物質とステロイド入りの軟膏を塗布するが，徹底した吸引清掃が必要である．ブロー液による治療が有

> まずは角化物の清掃除去

効であったとする報告もみられる[7].

■ 外来処置でどこまで可能か？　手術に踏み切るタイミング

- 一般には病変が軽度で，堆積した脱落上皮塊を経外耳道に明視下に清掃除去できるものは保存的治療で十分である．経外耳道的に十分明視できず慢性の疼痛が持続するような症例や，外耳道の凹凸が激しく乳突蜂巣に深く入り込んでいる骨破壊を伴う進展例は手術対象となる[3,4,8].
- 手術の適応（保存的療法の限界）として宮島は以下の項目をあげている[1].
  ①閉塞性角化症の病態が頻回に再発して保存的治療に抵抗する場合.
  ②外耳道深部の周壁の大部分が肉芽性変化を示すようになり，通院治療では十分な鉗除が困難となった場合.
  ③外耳道深部において顔面神経，頸静脈球，顎関節嚢などの露出を認めた場合.
  ④中耳腔に病変が進展した場合，またはその可能性が推測された場合.
  ⑤外耳道の形態変化が著しく，良好な生理的機能が保たれない場合.

■ 手術の目的と方法

- 手術の目的は，病変部の徹底的な清掃とともに，外耳道のmigrationを復活させ，自浄作用を生理的状態に近づけるための形態の修復にある．したがって，手術の要点は真珠腫の除去，炎症性骨の郭清，欠損部の再建となるが，術式は真珠腫病変の進展程度や部位，外耳道欠損の程度により異なる.
- 骨欠損が著明でない場合は，真珠腫塊および腐骨を除去した後にバーで骨面をスムーズにして，皮膚欠損部を側頭筋膜で覆うだけでよい[3]．骨の郭清は正常な骨が表れるまで行うことが大事である.
- 骨欠損が大きい進展例では，骨欠損部は軟部組織片，側頭骨骨片などで充填し，筋膜を置き，その上を外耳道皮膚で覆う．良好な移植片の血行を維持するために耳後部皮下茎皮弁[8]，有茎側頭筋弁[9]，有茎骨膜骨弁[9]なども用いられる[★1].
- 病変が外耳道骨壁を広範に破壊し，乳突蜂巣まで進展している場合には乳突蜂巣の削開も必要である．いずれの移植材料を用いるにせよ，外耳道形成には腐骨など病変を徹底的に削除して平滑な骨面にすることが大切である．また外耳道の広さを可及的均等にするために骨部外耳道入口部も拡大しておき，さらに軟骨部外耳道もともに拡大することが望ましい.
- 予後は閉塞性角化症は塞栓物の摘出により軽快し，再発はまれである．外耳道真珠腫では外耳道の再建が不適切であると再び角化物の堆積が生じる.

★1
これらの再建法は欠損の部位と大きさによって使い分けられている.

症例提示

- 保存的治療によりコントロールできた症例，外科的治療を行った症例，乳突腔への進展例を以下に提示する.

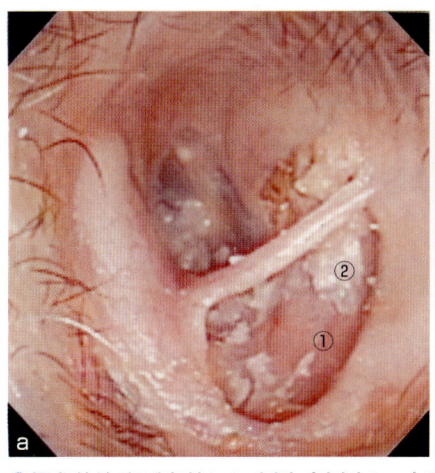

a：外耳道下壁の骨欠損（①）と陥凹部に debris（②）が認められる．
b：陥凹部の拡大．

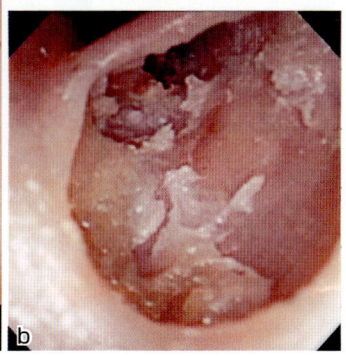

❶保存的治療が奏効した症例（症例1　左耳）

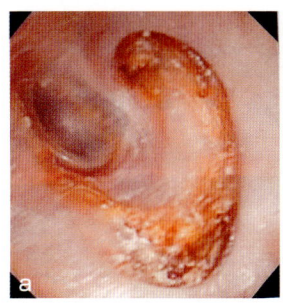

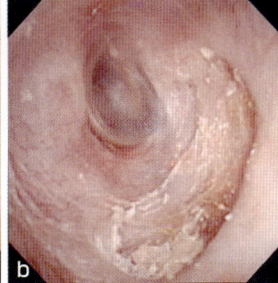

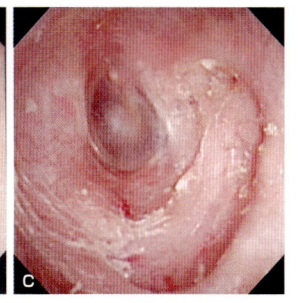

❷症例1の保存的治療後の外耳道所見
a：索状物を除去した後の所見．
b：保存的治療1か月後．
c：保存的治療2か月後．

症例1

70歳，男性．

主訴：持続する左耳漏．

現病歴：持続する左耳漏を主訴に来院した．初診時鼓膜・外耳道所見では外耳道下壁の骨欠損と陥凹部に debris が認められた（❶-a）．

治療：陥凹部の中を拡大して観察すると（❶-b），上皮の表面は平滑であったため，索状物を鉗除して陥凹部の定期的な清掃を行った．保存的治療開始後約2か月で痂皮の形成はほぼ消失し，外耳道皮膚は平滑になった（❷）．

症例2

60歳，男性．

主訴：持続する耳痛，耳漏

現病歴：持続する耳痛，耳漏が数年前より生じ，前医にて保存的治療を行うも改善しないため，紹介受診した．慢性腎不全により人工透析が施行されている．外耳道下壁を中心に皮膚のびらん，肉芽形成，腐骨の露出が認められた（❸-a）．側頭骨 CT では外耳道下壁の骨欠損と骨面の凹凸が認められた（❸-b）．

治療：手術は真珠腫上皮を清掃除去し，健常外耳道骨組織を含む病的な骨の削

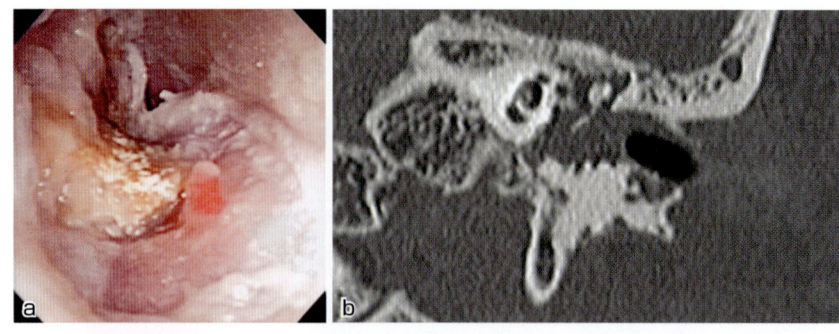

❸ **手術的治療を要した症例（症例2　左耳）**
a：外耳道・鼓膜所見.
b：側頭骨CT.

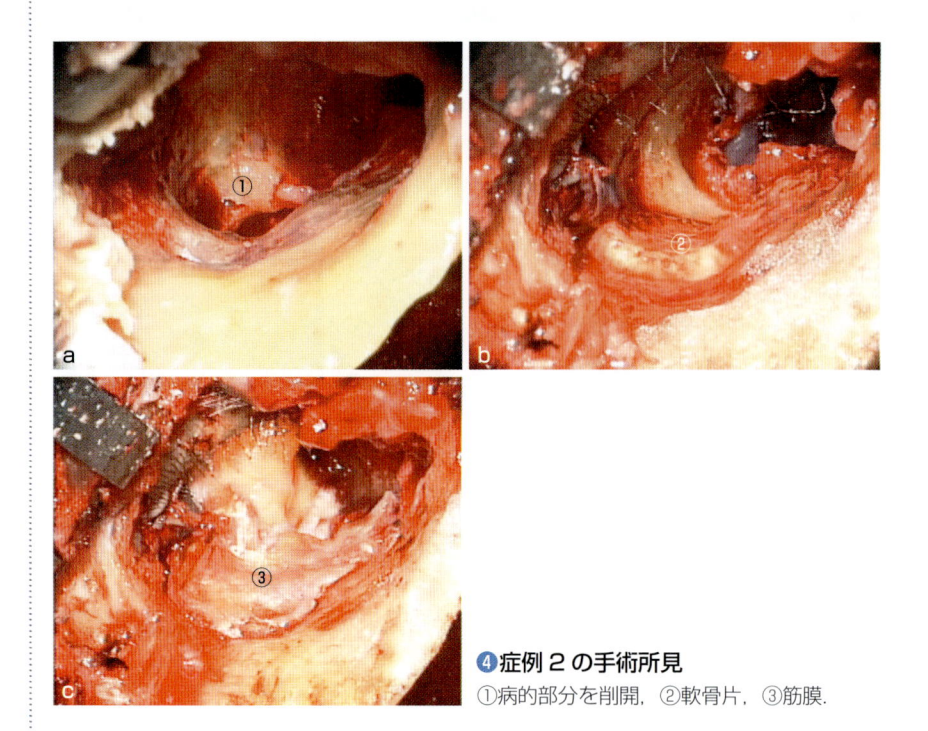

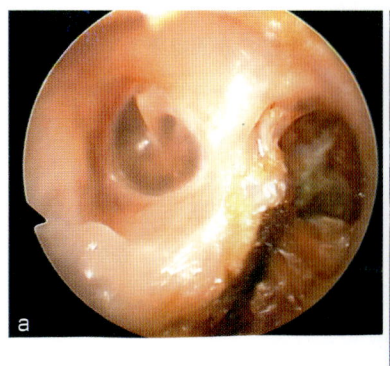

❹ **症例2の手術所見**
①病的部分を削開, ②軟骨片, ③筋膜.

❺ **乳突腔への進展例（症例3　左耳）**
a：術前外耳道・鼓膜所見.
b：術前側頭骨CT.

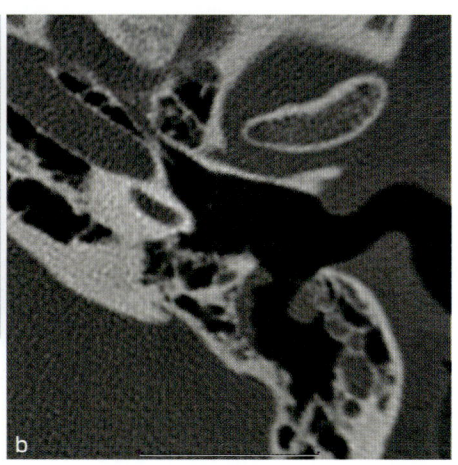

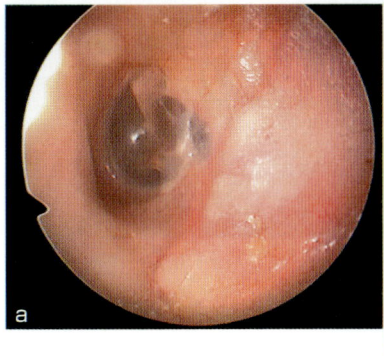

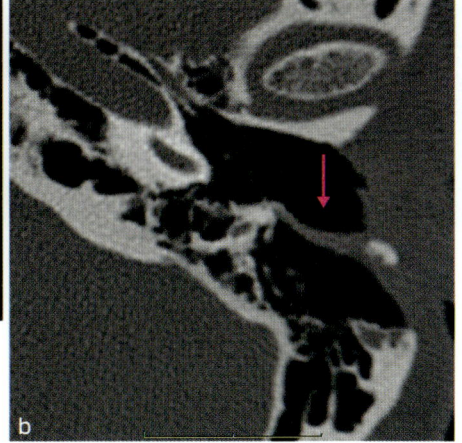

❻症例3の術後所見
a：術後外耳道・鼓膜所見．
b：術後側頭骨CT．➡：再建した外耳道．

開を行った（❹-a）．外耳道欠損部を耳介軟骨で修復し，段差は骨パテで整復した（❹-b）．外耳道皮膚欠損部を側頭筋膜にて被覆した（❹-c）．

症例3

37歳，女性．

主訴：持続する耳漏．

現病歴：持続する耳漏を主訴に来院した．外耳道下壁から後壁にかけて大きな骨欠損が認められ，痂皮が付着していた（❺-a）．側頭骨CTにて外耳道後壁の骨破壊と乳突蜂巣内に軟部濃度が認められた（❺-b）．

治療：手術は真珠腫を摘出した後，健常外耳道後壁を残し耳介軟骨にて再建し，筋膜にて被覆した．術後，外耳道は平滑で，皮膚の上皮化も良好である（❻-a）．側頭骨CTにて良好な外耳道形態が観察できる（❻-b）．

〈小島博己〉

引用文献

1) 宮島逸郎．外耳道真珠腫．石井哲夫ほか編．外耳道の疾患．耳鼻咽喉科・頭頸部外科 MOOK 5．東京：金原出版；1987．p.119-27．
2) 茂木五郎，渡辺徳武．外耳道真珠腫．中野雄一ほか編．真珠腫．耳鼻咽喉科・頭頸部外科 MOOK 16．東京：金原出版；1990．p.219-26．
3) 山本悦生ほか．外耳道真珠腫の手術的治療．耳鼻臨床 1986；79：213-8．
4) 星野知之．外耳道真珠腫の臨床像．耳鼻咽喉科 1987；59：7-12．
5) 山本悦生．外耳道真珠腫はどのような治療をすべきか？ 手術的治療の立場から．JOHNS 2005；21：1598-601．
6) 湯浅 涼．外耳道真珠腫．JOHNS 1992；8：901-3．
7) 寺山吉彦ほか．ブロー液を用いた外耳道および乳突腔真珠腫の治療．日耳鼻 2010；113：549-5．
8) 山岨達也ほか．外耳道真珠腫手術における耳後部皮下茎皮弁の応用．耳鼻咽喉科・頭頸部外科 1983；60：1079-83．
9) Watanabe N, et al. Surgical treatment of external auditory canal cholesteatoma. In: Tos M, et al, editors. Cholesteatoma and Mastoid Surgery. Amsterdam：Kuger；1989. p.583-7.

第1章　耳編

術後開放乳突腔障害の清掃

術後開放乳突腔障害とは

- 外耳道後壁削除型中耳手術の後は広い乳突腔が上皮化して外耳道に開放され，時にその腔に生じた耳垢，痂皮は排出されにくくなって蓄積し，やがて感染すると清掃が困難な病態を形成する．これが術後開放乳突腔障害（以下，乳突腔障害）であり，時に真珠腫を形成して再手術を要することすらある．
- この病態は適切な外来処置によりコントロールできることも多いため，処置の意義は重要である．
- 本項では乳突腔障害のさまざまな病態に対する処置を解説する．

▶「耳垢栓塞と外耳道異物の除去方法／術後耳への対応」(p.19) も参照．

視診

視診には広角の内視鏡が適する

- 広い腔の視診は最も重要だが，しばしば難しく，このことが術後乳突腔障害の難治化の原因の一つとなっている．適切な処置のためには広い腔の全体を見ることが必須であるが，それには顕微鏡より広角の内視鏡が格段に適している（❶）．

検査

■ 耳漏菌検査

- 耳漏がある場合には，その菌検査は必須である．起炎菌で最も多いのは黄色ブドウ球菌であるが，最近はその30〜50％をMRSA（methicillin resistant *Staphylococcus aureus*）が占め，また多剤耐性緑膿菌も増加しつつある．これらの例には通常の処置は無効なことが多く，さらに無効な処置を続けるうちに他の患者にも感染することになる．

■ 血液検査

- 高血糖，腎機能障害などは易感染傾向を生じるが，乳突腔障害での感染ではさらに悪化して骨炎，腐骨などを伴って進行し，コントロールが困難になることがある．また低蛋白，貧血なども慢性感染巣の遷延化，重症化の一因となるため，治療に難渋する例には血液検査は重要である．

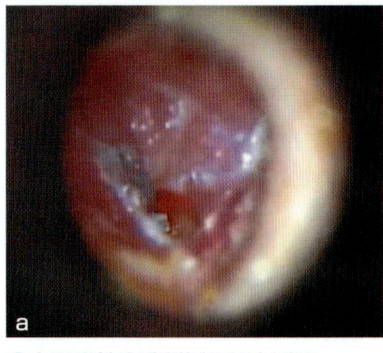

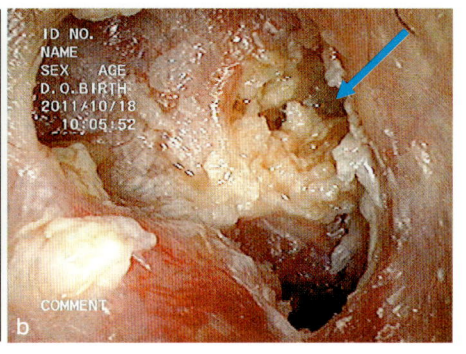

❶ 右再発性真珠腫例の耳内所見
外来処置用顕微鏡（a）では鼓膜しか見えておらず，真珠腫（➡）は電子内視鏡（b）ではっきりと見える．

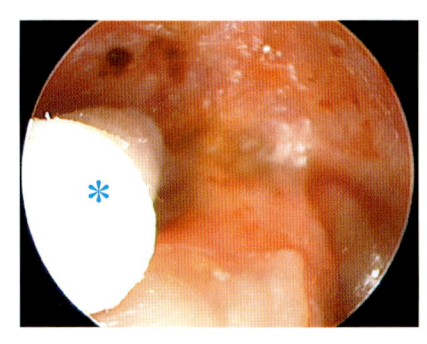

❷ 右乳突腔障害例の内視鏡による処置の画像
先端を曲げた綿棒（＊）で耳鏡や顕微鏡では見えない乳突先端部を清拭している．

実際の処置

■ 視診が困難な箇所（死角）の処置
- 先にも述べたように，内視鏡は広角で観察できるため，乳突腔障害の対応には優れている．とくに硬性のものは片手で把持できるので処置には適している．内視鏡で観察しながら綿棒などを曲げて上鼓室天蓋，乳突先端なども明視下に処置できる（❷）．

■ 吸引の使い方
- 耳内を吸引すると冷却されて，カロリック刺激の原理でめまい，眼振が生じ，ひどい場合には悪心・嘔吐や転倒を引き起こす．これを防ぐには，
  ①なるべく細い吸引管を使い，短時間で作業を終える．
  ②ストッパー付きの吸引管を使い，ストッパーの閉鎖を指で加減することによって適宜吸引力を必要最低限に抑える．
  ③debris，耳垢を除去する際には吸引管を極力気密の状態で対象物に引っ付けて，耳内に気流が起こらないようにする．

カロリック刺激の原理による症状の防止

■ 肉芽性病変
- 多くの場合感染を伴っており，まず，

①後述の抗菌薬点耳にステロイド点耳を併用すると有効である．
②多剤耐性菌などで抗菌薬が無効の場合は後述のブロー液が有効である．
③さらに難治性の場合には，顕微鏡下に鋭匙や鉗子で肉芽の鉗除が必要であるが，顔面神経やアブミ骨などの部位では避けたほうがよい．

▶ブロー液については「鼓膜炎の処置」の項（p.33）も参照．

■ 病変に応じた薬物治療の選択

耳漏（感染）

一般細菌感染

- 前述のように抗菌薬の点耳が基本で，現在最も普及しているのがニューキノロン系抗菌薬（タリビッド®耳科用液〈以下，タリビッド点耳〉）である．それにステロイド薬（リンデロン®液0.1%耳鼻科用〈以下，リンデロン点耳〉）を加えるとより良い効果が得られることが多い．

MRSA感染

MRSAに有効な抗菌点耳薬はほとんどない

- MRSAに有効な抗菌点耳薬はほとんどない．まれにニューキノロン系薬に感受性をもつ場合にはタリビッド（＋リンデロン）点耳が効く．時にミノサイクリン（ミノマイシン®）も感受性をもつ場合があるが，実際には感受性試験の結果ほどの効果はない．

多剤耐性菌感染耳にブロー液が有効

- ブロー（Burow）液はドイツのKarl August von Burowにより報告された13％酢酸アルミニウム溶液で，とくに多剤耐性菌（MRSA，多剤耐性緑膿菌など）感染耳の処置に有効である（❸）[1]．本剤は無機化合物のため細菌の耐性獲得はまず考えにくいが，強酸性（pH 3.06）のため耳毒性の可能性が

> **Advice　ステロイドの使い方は医者の能力の一つ！**
>
> 　感染巣の治療において病原体の駆逐を図るだけでは片手落ちの場合がしばしばある．消炎を同時に図る必要があり，ステロイド点耳の併用が奏効することが多い．ステロイドの副作用（易感染性，胃潰瘍，高血圧，糖尿病など）のほとんどは長期の全身投与で生じるもので，局所の短期使用では消炎効果が副作用を十分に上回る．ただし，連続使用は2週間以内にするのが得策である．

> **Advice　抗菌薬，消毒薬の副作用に注意**
>
> ①リンデロンA®液に要注意！
> 　ステロイド（ベタメタゾン）に加えて聴器毒性をもつフラジオマイシンを含むために穿孔耳には禁忌であることは周知の事実であるが，院外処方の場合に調剤薬局で勝手に変更されて出されている場合がまれにあるので要注意！
> ②ポビドンヨード（イソジン®）希釈液での耳内洗浄
> 　この処置は時に炎症の増悪を招くことがある．近年の手術部位感染（SSI）予防の概念のなかでも，術創のポビドンヨード消毒は組織破壊をきたすために好ましくないと指摘されているように，慢性炎症の肉芽組織などに対しても消毒力の深達性はなく表面の組織破壊のみが生じるため，しばしば炎症，感染が増悪する．

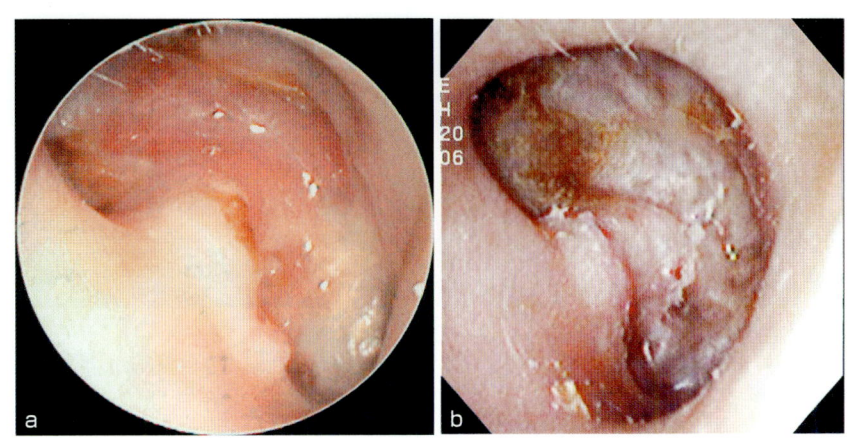

❸ブロー液著効例（58歳，女性，右真珠腫性中耳炎術後乳突腔障害）
手術でも治癒せず，MRSAや多剤耐性緑膿菌感染があり，約3年間治療に難渋したが(a)，数回のブロー液治療が著効し，最終的に治癒した（b）．

あり，穿孔耳への点耳は危険で，綿球に浸して耳内に数分間留置する，あるいは綿棒で塗布するのがよい．欠点は製法が難しいことと保険適用外であることである．ただし県によっては処置用薬剤として，認めているところもある．

- 全身的抗菌薬治療（点滴）★1 が必要となるのは感染が著しい場合や手術を前提とした場合などであるが，薬物血中濃度モニターが必要となるなど，厳重な管理が必要なので，入院可能な施設に転送することが望ましい．

多剤耐性緑膿菌

- 局所治療としては，MRSAと同様でタリビッド（＋リンデロン）点耳やブロー液，ピオクタニンなどが有効である．
- 内服ではニューキノロン系薬（クラビット®内服）が依然として有効な場合が多い．
- 全身的抗菌薬治療に関してもMRSAの場合と適応は同じであるが，PIPC（ペントシリン®）やMEPM（メロペン®）がまだ有効な場合が多い．

真菌感染

- 耳にみられる真菌の80％が *Aspergillus* で，残り大多数が *Candida* である．

点耳用オキシフル®2～3倍希釈液

- 外用のオキシフル®を2～3倍に希釈すると真菌に効果がある．耳毒性もほぼ心配なく使えるので有用であるが，時に痛みを訴えることがある．

抗真菌薬

- 幸い，現在のところまだ多くの抗真菌薬が有効であるが，全身投与は副作用などの難しい面があり★2，また全身投与が必要な深部真菌症は少ないため，耳に関しては局所治療が基本である．
- 点耳薬，軟膏，クリームなどがあるが，鼓膜穿孔がある場合には点耳は中耳まで到達するため危険である．

★1 処方例
VCM（バンコマイシン®）：初日2g×1回，1g×2回 3～4日．
TEIC（タゴシッド®）：初日400 mg×2回，200 mg×1回 3～4日．

★2
例：アムホテリシンB→腎障害．

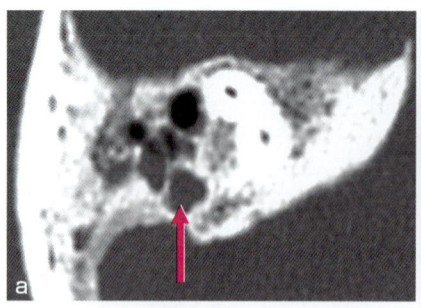

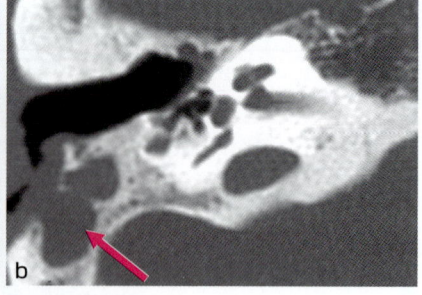

❹難治性乳突腔障害例（55歳，女性）の水平断CT像
前半規管レベル（a）では乳突腔天蓋に（➡），内耳道レベル（b）ではS状静脈洞外側に残存する多くの蜂巣（➡）がみられる．

上皮増殖性病変

- debrisが蓄積するような状態は難治性で真珠腫類似病変と解釈でき，5-FU軟膏（時にリンデロンVG®クリーム併用）が奏効することが多い[3]★3．debrisを可及的に清掃して，綿棒で米粒大の量を塗布する処置を1～2週間ごとに2～3回続けるとdebrisが消失することが多い．

★3
ただし保険適用はない．

上皮化困難症

- おそらく術後に乳突腔の血行障害などが原因で肉芽形成や上皮化が抑制され，骨面が露出した状態である．基本的には外科的に露出骨面を新鮮化する必要があり，薬物治療で有効なものはこれまでほとんどなかった．
- 最近，褥瘡・皮膚潰瘍（熱傷潰瘍，下腿潰瘍）の治療に開発された線維芽細胞増殖因子（fibroblast growth factor〈FGF〉，トラフェルミン〈フィブラスト®〉）を本症に点耳して奏効したとの報告がある[4]★4．綿球，ガーゼに浸して耳内に数分間留置する処置を数回行っても同様の効果がある．

★4
ただし，これも保険適用はない．

難治例への対処

■ CT

- 保存治療に抵抗する難治例では，皮下に慢性炎症を伴った残存蜂巣が残っていることが多い（❹）．そのため，難治例には積極的にCTを撮って，必要なら手術ができる施設に紹介することが結局早い解決につながる．

■ M-meatoplasty（❺）[4]

- 狭い外耳道入口はやはり治療に難渋する原因になる．通常，外耳道後壁削除

> **Advice**
> ①真菌感染でも時に抗真菌薬と併用してステロイド点耳も有効！
> ②細菌の混合感染を伴う場合も多く，抗菌薬点耳併用も時に有効！
> 　（例：朝，昼→抗真菌薬，夕，眠前→抗菌薬＋ステロイド）

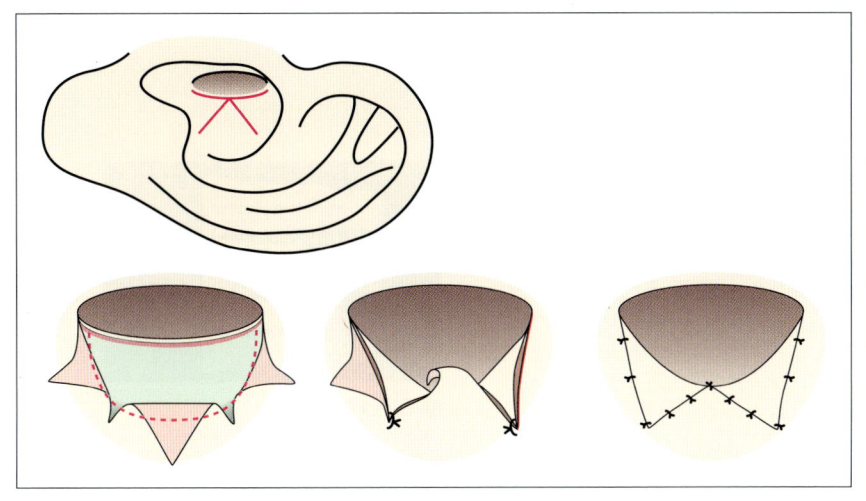

❺ **M-meatoplasty の術式解説図**
外耳道側から皮切を加え，軟骨，皮下組織を切除し，入口部皮膚を一部切除したうえで Z-plasty 様に広げると，仕上がりは M 字型の創部となる．

(Mirck PGB. Laryngoscope 1996[4] より)

型の中耳手術に伴って行われる外耳道入口形成術（meatoplasty）はかなり大がかりであり，診療所レベルでは行うことは躊躇されるが，M-meatoplasty とよばれる術式は外耳道側から皮切を加え，軟骨，皮下組織を切除し，入口部皮膚を一部切除したうえで Z-plasty 様に広げる手術で，外来手術程度の軽い侵襲で効果が得られる．

(髙橋晴雄)

引用文献

1) 寺山吉彦ほか．難治性の外耳道および中耳の化膿性炎に対するブロー液の使用経験．日耳鼻 2003；106：28-33．
2) Takahashi H, et al. Clinical efficacy of 5-fluorouracil (5-FU) topical cream for treatment of cholesteatoma. Auris Nasus Larynx (Tokyo) 2005；32：353-7．
3) Kakigi A, et al. The effect of basic fibroblast growth factor on postoperative mastoid cavity problems. Otol Neurotol 2005；26：333-6．
4) Mirck PG. The M-meatoplasty of the external auditory canal. Laryngoscope 1996；106：367-9．

Column

5-FU 軟膏塗布療法

　5-FU（フルオロウラシル）は1956年，Duschinskyらによって開発されたピリミジン拮抗性腫瘍薬で，細胞増殖抑制の機序はDNA前駆体の合成阻害であり，そのクリーム剤（5-FU軟膏5％，以下5-FU軟膏）(❶)は現在とくに各種皮膚悪性腫瘍に有効性が試みられている．

　5-FUによる耳真珠腫の治療の試みは約20年前からみられる．Smith[1]は1985年に5-FUを耳真珠腫治療に用い，その有用性を初めて報告した．中耳真珠腫の病態は上皮細胞の増殖能が亢進している点であり，そのため上皮の新陳代謝が活発化して痂皮，落屑物（debris）などが増加し，真珠腫上皮自体も増殖して真珠腫が増大する[2]．5-FU軟膏は重層扁平上皮細胞の異常増殖抑制に効果的であり，筆者らも耳真珠腫に5-FU軟膏での保存療法を試み，良好な成績を報告した[3]．

　外耳・中耳真珠腫には通常は手術療法が適応になるが，なかには保存的治療法が可能な例がある．5-FU軟膏を用いた保存的治療は適応を守って行えば非常に有効であり，手術療法が受けられない患者にとってメリットは大きい．

適応と検査のポイント

　適応は，①中耳真珠腫初期・軽症例（乳突腔に含気がみられる例），外耳道真珠腫軽症例（乳突腔まで進展していない症例），②全身状態，年齢などの理由で手術を選択できない耳真珠腫症例で，治療開始前にCTで確認する．

　6か月～1年に1度，CTで真珠腫の深部への進展や骨破壊像の有無などのチェックを行う．

　毎月，聴力検査で内耳障害と真珠腫進展による伝音難聴の進行の有無のチェックを行う．

治療の方法

■準備

　患者の体位は通常の診療時と同じようにユニット治療椅子で座位で行うが，患側耳が術者の正面にくるように頸部を捻転する．弛緩部型真珠腫の陥凹底

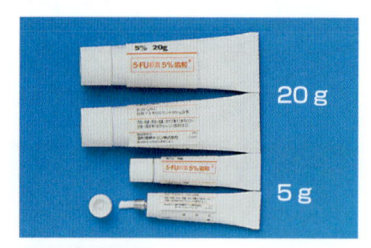

❶ 5-FU軟膏
保険適用外使用．
（協和発酵キリン　ウェブサイトより）

部がよく確認できるように頭部をやや健側に倒すとよい．

　局所麻酔および処置前の鎮静薬の投与はとくに必要ない．

　処置器具はすべて滅菌処理をしているものを用いる．

■5-FU軟膏塗布の手技の実際

　真珠腫のdebrisや痂皮はできるだけ麦粒鉗子，吸引管ローゼン氏（永島医科器械）などを用いて取り除き，真珠腫母膜および肉芽が明視下におけるようにしておく（❷-a）．その際，鼓膜に穿孔がないことを確認しておく[*1]．

　耳用綿棒や吸引管ローゼン氏の先に5-FU軟膏を米粒大（2～3 mm³）のせ（❷-b），真珠腫母膜もしくは肉芽の上にのせる．周囲の外耳道や鼓膜に軟膏が付着しないよう気をつける（❷-c）．

　5-FU軟膏塗布は2週間に1度程度行う．debrisがなくなり乾燥した皮膚の状態が保てれば，外来で1か月に1度再診し，経過観察する．感染を契機にdebrisが再燃するので，経過観察期間をあけないように気をつける．❸に治療前後の外耳道真珠腫症例の外耳道および鼓膜所見を示す．

　肉芽が多く耳漏を伴う場合は，5-FU軟膏塗布療法に先立って，抗生物質内服や抗生物質点耳（タリビッド®耳科用液0.3％），ステロイド点耳（リンデロン®点眼・点耳・点鼻液0.1％[*2]）を行い，耳漏を停止した後に，5-FU軟膏塗布を行ったほうが効果的である．

❷ **5-FU 軟膏塗布**

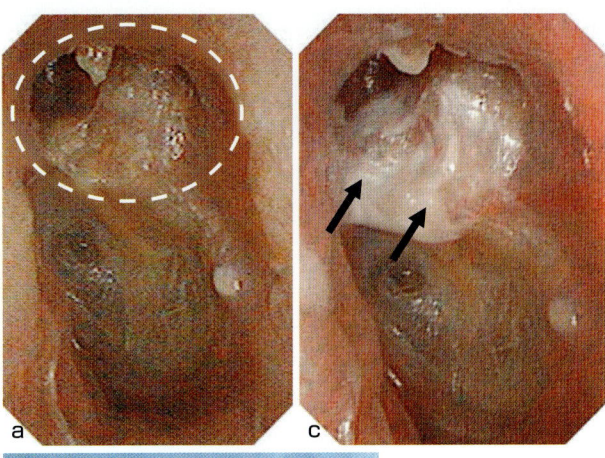

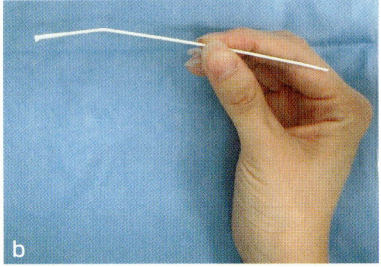

鼓膜を傷つけないように注意しながら debris を除去した後（a, 破線部）, 5-FU 軟膏を耳用綿棒の先につけ真珠腫に塗布する. その際, 綿棒は曲げておくと視野の妨げにならず操作がしやすい (b). 鼓膜弛緩部の真珠腫部分のみに 5-FU 軟膏を塗布する (c, ➡).

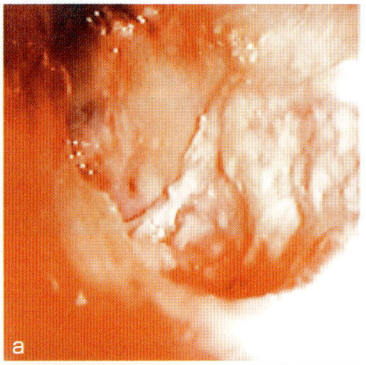

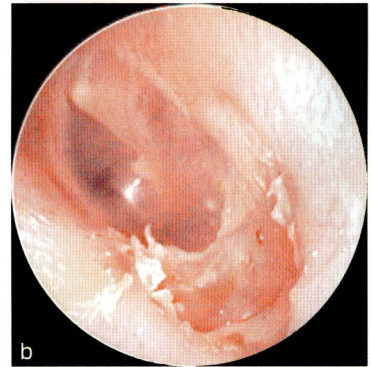

❸ **外耳道真珠腫症例の治療前後の鼓膜所見**

治療前 (a) には外耳道下壁を中心に骨破壊, 落屑物の堆積と感染を認めたが, 治療後 (b) にはきれいに上皮化した.

ポイント

①5-FU 軟膏を用いた保存療法は適応を的確に決めることが重要である.
②真珠腫の進展程度は CT 検査を行い確認する必要がある.
③内耳毒性があるため治療前～中に鼓膜穿孔がないことをきちんと確認しておく.

（福田智美, 髙橋晴雄）

★1 動物実験において 5-FU 軟膏中耳投与群で蝸牛内電位の低下がみられている[4].
★2 点眼・点鼻用リンデロン A®液とリンデロン®点眼・点耳・点鼻液 0.1％が誤って処方される症例が時々みうけられるが, リンデロン®点眼・点耳・点鼻液 0.1％の主成分はベタメタゾンリン酸エステルナトリウムだけであるのに対し, 点眼・点鼻用リンデロン A®液はベタメタゾンリン酸エステルナトリウムにフラジオマイシン硫酸塩が加えられており, 感音難聴が副作用として出現するため注意が必要である.

引用文献

1) Smith MF. The topical use of 5-fluorouracil in the ear in the management of cholesteatoma and excessive mucous secretion. Laryngoscope 1985；95：1202-3.
2) Yamamoto-Fukuda T, et al. Possible involvement of keratinocyte growth factor and its receptor in enhanced epithelial-cell proliferation and acquired recurrence of middle-ear cholesteatoma. Lab Invest 2003；83：123-36.
3) Takahashi H, et al. Clinical efficacy of 5-fluorouracil (5-FU) topical cream for treatment of cholesteatoma. Auris Nasus Larynx 2005；32：353-7.
4) Iwanaga T, et al. Does topical application of 5-fluorouracil ointment influence inner ear function? Otolaryngol Head Neck Surg 2006；134：961-5.

鼓室処置

第1章 耳編

　本項では，鼓膜穿孔のある際の鼓室洗浄と鼓室処置について述べる．好酸球性中耳炎は固体に近い貯留物で鼓膜穿孔を通しての除去に難渋し，一般の慢性中耳炎と処置が少し異なるので，項目を分けて記載した．

慢性中耳炎における鼓室洗浄のコツ

- 耳洗浄は耳垢栓塞，外耳道異物，術後開放乳突腔の処置などで行われ，別項と重複する部分もあるが，鼓膜穿孔のある慢性中耳炎での鼓室洗浄について述べる．

■ 鼓室洗浄の意義と適応

意義

- 鼓室は鼓膜以外は骨壁に囲まれ，正常では薄い粘膜に覆われている．粘膜上皮は耳管から下鼓室にかけては線毛円柱上皮で杯細胞も認められ，耳管方向へ液の排泄が行われるが，岬角付近では線毛円柱上皮の高さが低くなり，上鼓室では立方上皮となる．中耳炎による炎症が長引くと血管結合組織の増生，肉芽形成が起こり，粘膜上皮は変性，剥離を起こす．さらに粘膜上皮は多層化して増生する．杯細胞化生を起こすと分泌物が多くなる．また角化型重層扁平上皮化生を起こすと線毛消失による排泄機能障害をきたす．鼓室洗浄が必要になるゆえんである．

適応

慢性中耳炎において耳漏が多い場合

- 耳漏が多いときは点耳薬の効果が激減する．耳漏の吸引のみでは不十分で，周辺に付着した析出物も含め，点耳前に耳洗浄し，清掃することにより点耳薬の効果を確実にする．

多剤耐性菌で内服薬，点耳薬の効果がない場合

- 殺菌的効果があるポビドンヨードなどで洗浄，殺菌効果を期待する．

■ 耳洗浄用薬剤

- いずれも 37℃ に温めて使用する．
- 生理食塩水が基本である．
- ポビドンヨード液（10％生理食塩水で希釈）：ポビドンヨード原液をモルモ

耳洗浄用薬剤は生食が基本で，薬液は耳毒性がないものを選ぶ

ットの中耳腔に24時間充満させた後でも聴神経活動電位による測定で内耳障害は認められなかったと報告されている．

■ 鼓室洗浄の実際
- 体温に温めた洗浄液を50 mLの注射器に入れ，内筒を抜き外筒のみのベニューラ針（19 G）を装着する（❶）．外筒のみのベニューラ針は柔らかいので，耳洗銃より安全である．洗浄液を受ける膿盆を耳介下に当てる．
- 鼓室洗浄では針の先を鼓膜穿孔から鼓室に入れるが，針先は耳管方向に向け，後上象限方向には向けない．はじめはゆっくり注入し，患者の様子を確認する．なかなか除去できない耳漏では強く注入しがちだが，無理は禁物である．除去できないときは少し時間をおいて繰り返す．
- 耳漏が除去でき，洗浄液に濁りがなくなったら，洗浄を終了する．乾いたガーゼを耳介下に当ててから膿盆をはずす．吸引管や綿棒で中耳，外耳の洗浄液を除去する．

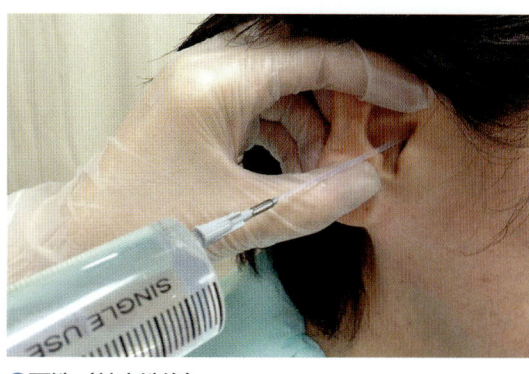

❶耳洗（鼓室洗浄）
耳洗の際に腕の脇を締め，手は患者の頭部に固定し，指で耳介を後上方に牽引する．4歳以下の乳幼児では耳介は後下方に引く．

> 除去しにくいときは強く注入するのではなく，少し時間をおいて繰り返す

■ 鼓室洗浄のコツ
患者の不安や恐怖の解消
- 患者が不安や恐怖を抱いていると急な体動で思わぬ損傷を起こすことがある．小児では先端が尖っている耳洗浄器や注射器を見ただけで怖がる場合があるので，耳に当てる前に手に少し洗浄液を出し，痛くないことを説明している．

処置前説明
- めまいが起きてもしばらくすると落ち着くこと，耳管を通して咽頭に洗浄液が流入することがあることをあらかじめ説明しておく．

> めまいが起こる可能性を説明しておく

体位保持
- 鼓膜が確実に見える頭部の角度を確認し，その角度を耳洗中は保持させる．
- 洗浄液が襟元に入ってしまいそうになり，患者が思わず動いてしまう場合がある．タオルやガーゼをあてがい，洗浄途中でも周囲や患者の様子に気を配る．

温度
- 洗浄液を適温に温めても金属の耳洗銃や，洗浄液を入れた容器が冷たいと液の温度が低下し，めまいを訴える．必ず耳洗浄前に術者の手で液の温度を確認する．

■ 鼓室洗浄の際の注意点
真珠腫
- 真珠腫のdebrisが洗浄液により膨化して除去できないと痛みが生じたり，湿潤により，感染の契機となる．感染を起こすと，周辺の腫脹や，肉芽形成

> 真珠腫が疑われる場合は処置前に必ずCT検査を行う

鼓室処置 ● 49

により，耳漏を生じ，痛みが悪化する．半規管などに瘻孔が存在するとめまいや聴力低下を起こす危険がある．
- 真珠腫が疑われる場合は，必ず処置前にCT検査にて陰影の範囲と骨破壊を確認する．

鼓膜穿孔を通して処置可能な鼓室内の病変

鼓室内の病変の種類

鼓室内炎症性病変
- 肉芽，ブロー液による処置，中耳炎手術後の処置については別項参照（p.31，p.99）．

鼓膜の小範囲の癒着
- 滲出性中耳炎の後遺症で穿孔がなく，鼓室岬との小範囲の癒着の場合は鼓膜の癒着の前方外側縁に小切開をおく．穿孔辺縁から斜ピック（微鈍）を挿入し，鼓膜の癒着を剥離し，鼓膜換気チューブを挿入する．
- 鼓膜換気チューブを挿入することが困難な場合，術後は鼓室粘膜が再生するまで耳管通気を頻回に行う．鼓膜が菲薄している部分にジェルフィルムを挿入する．鼻すすりは禁止する．
- 慢性中耳炎の癒着では，鼓膜穿孔の後下部と鼓室岬が癒着している例が多い．この場合，鼓膜は肥厚し周辺の線維化も進んでおり，単純な剥離のみでは再癒着する可能性が高い．またキヌタ・アブミ関節との距離が近いので鼓室形成術を選択するのが一般的である．

限局した真珠腫の debris 除去
- 外耳道後壁が破壊されてあたかも開放されたようになった癒着型真珠腫や上鼓室型真珠腫では痛みがなくdebrisが除去でき，深部が観察できるようになれば処置で真珠腫の進行を抑えることが可能な場合がある．CTにて進展範囲，骨破壊部位，瘻孔の有無を確認する．
- キヌタ骨長脚やアブミの上部構造が消失してアブミ骨底板のみになっている場合は，オリエンテーションがつきにくく，debrisの除去には注意が必要である．瘻孔が疑われる部位では吸引管の使用は行わない．
- 処置に際し痛みがあれば中止し，根治的な手術を勧めている．感染を起こし急に真珠腫が進展する場合があることは，あらかじめ患者には説明しておく．

鼓室内の異物
- 鼓室内に落下した鼓膜換気チューブの位置が鼓膜に近く，鼓膜を介して透見できれば鼓膜麻酔後，切開して取り出す．下鼓室や耳管方向に落下させると鼓室開放が必要になる（❷）．
- 体動で頭部の保持が困難と予想される幼児では全身麻酔を選択する．鼓膜穿孔から入り込んだパテや綿は，遺残に注意し，鉗子や吸入で丁寧に除去す

> 瘻孔が疑われる部位では吸引管は使用しない

る．感染の徴候があれば抗菌薬を投与する．
- 溶接の火花による火傷では，鼓膜穿孔に伴い鼓室内に鉄粉が入っている．鉄粉は一般的には微小なので生理食塩水で十分洗浄すると除去できる．

鼓膜穿孔を通して処置可能な範囲

- 処置可能な範囲は鼓膜穿孔の大きさや病変の程度，術者の技量によって決まる[★1]．
- 処置の基本は，顕微鏡下によく観察し病変を確実に把握することにつきる．そのために注意すべき部位のチェックポイントをあげる．

耳小骨

- 鼓膜の後上部にかかる辺縁性穿孔や大穿孔では，あらかじめキヌタ骨長脚やキヌタ・アブミ関節を顕微鏡下でよく観察してから鼓室内の処置に移る．
- 肉芽などで観察しにくい場合は，狭い視野での同部への処置は避ける．
- ツチ骨柄の偏倚の状態や鼓室岬との距離も観察しておく．

顔面神経管

- 顔面神経管と鼓膜輪の位置関係を❸に示す．顔面神経管には裂隙（dehiscence）があり，報告者によって5〜74％と幅があるが，顔面神経が露出している場合があることは念頭におく．

顔面神経窩

- 鼓膜輪の後方のスペースでしばしば真珠腫が入り込む．上方はキヌタ骨窩，内側は顔面神経垂直部，外側は鼓索神経に囲まれた部位である．

鼓索神経

- 鼓索神経は，骨性鼓膜輪の内側で顔面神経の本幹と分かれて上前方に向かい，鼓索神経管を通り，骨性鼓膜輪を離れる．骨性鼓膜輪には粘膜上皮に覆われて付着している．そこから，鼓膜張筋腱の直上を後方から前方に走り，ツチ骨柄とキヌタ骨長脚のあいだを通り，錐体鼓室裂の前鼓索神経管に入る．
- 星野によると，鼓索神経上縁からツチ骨関節下縁までの距離は0.3〜1.0 mm（中央値0.7 mm），鼓索神経が鼓膜輪を横切る点における鼓索神経と鼓膜の皮膚面までの距離は0.6〜1.4 mm（中央値0.9 mm）と報告されている．
- 鼓膜の大穿孔か辺縁性穿孔の処置の際には注意を要する．鼓索神経を伸展す

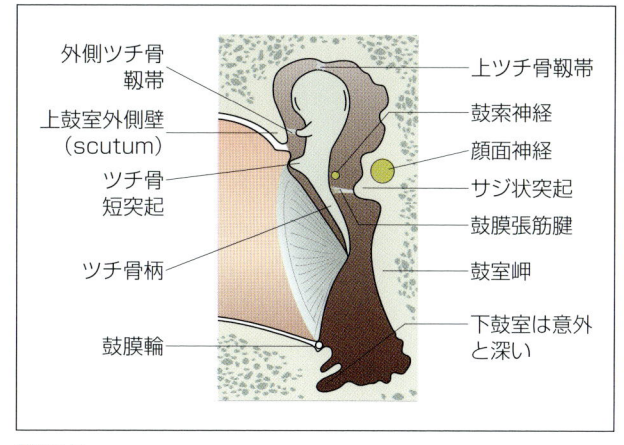

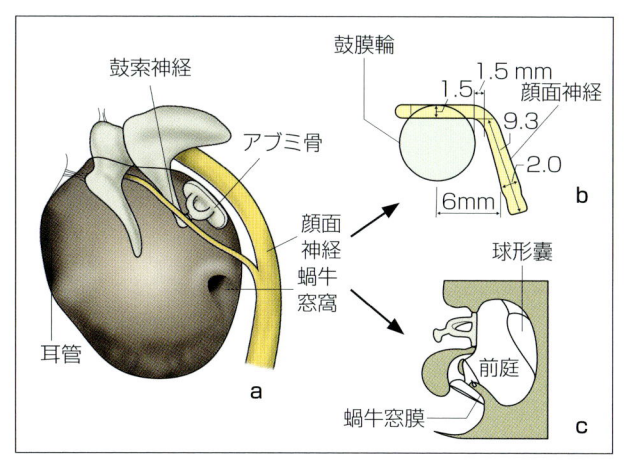

❷ 鼓室

❸ 鼓室の模式図
（b：Litton WBら，Laryngoscope 1969[2)]を参考に作成．c：野村恭也．日耳鼻 1984[1)]より）

[★1]
鼓室の三次元構造の理解や使用する器具の操作は，視野を大きくとれる鼓室形成術や側頭骨削開の講習会で習熟しておくと，安全に処置できる範囲や病変の範囲が広がる．

危険部位の位置をあらかじめ把握する

蝸牛窓
- 蝸牛窓小窩は庇状になり，蝸牛窓膜は蝸牛窓小窩の天井にほぼ水平に張っているので蝸牛窓膜を直接障害することはまれである（❸）．
- 蝸牛窓小窩の入り口に粘膜の襞，蝸牛窓小窩膜（round window niche membrane）がある．野村によると，100耳中，欠損している open type は30％，閉鎖されている closed type は13％，膜に穿孔がある perforated type が54％，膜が網状の reticular type は3％と報告されている[1]．

高位頸静脈球（high jugular bulb）
- 頸静脈球が鼓室底より上方に突出する例は6％と報告されている．

鼓室処置の際の注意点

抗血栓薬★2
- 血栓塞栓症の予防として抗凝固薬，抗血小板薬が普及し，内服している場合も多い．服用を処置前に確認する．
- これらの薬剤を服用していると処置時のわずかの出血でも止血しにくいので，確実に止血したのを確認してから帰宅させる．

局所麻酔
- 鼓膜の麻酔は鼓膜麻酔液★3を含ませた小綿球を鼓膜に約5～10分置く．この際，鼓室内に鼓膜麻酔液が流入しないように，綿球を挿入する前に軽くガーゼに余分な鼓膜麻酔液を吸わせ，鼓膜に当てるときも強く押さない．穿孔辺縁に沿って広い範囲に麻酔が必要なら小綿球を数個並べて使用する．
- 鼓室内の麻酔は4％リドカインを小ガーゼか小綿球に含ませて行う．眩暈を伴うことが多いので量はなるべく少なくし，処置時に眩暈を訴えない場合でもしばらくは安静をとらせる．疼痛が強い場合，耳介後方から1％リドカインによる外耳道への浸潤麻酔を追加する．この場合も眩暈を訴えたり，一過性の顔面神経麻痺を起こすことがあり，1泊入院を要することがあるので，外来での処置は慎重に行う．

好酸球性中耳炎の鼓室処置

ニカワ状耳漏の除去
- 壊死に陥った好酸球や細胞外へ放出された顆粒がニカワ状の中耳貯留物中に長時間滞在することにより中耳粘膜が傷害され，難治化につながる．ステロイドを確実に局所に到達させるためにもニカワ状の貯留物（❹-a）は除去するのが望ましい．
- 鼓膜穿孔のある慢性中耳炎型では約15分，ヘパリン★4で耳浴し，軟化させて吸引する．穿孔のない滲出性中耳炎型では1mLの注射器に粘膜針またはカテラン針を付け，ヘパリンを鼓室内に注入し（❹-b），軟化後に吸引する．

★2 抗血栓薬
ワルファリン（ワーファリン®），アスピリン（バファリン®，バイアスピリン®），ジピリダモール（ペルサンチン®），ウロキナーゼ，チクロピジン塩酸塩（パナルジン®），クロピドグレル硫酸塩（プラビックス®），シロスタゾール（プレタール®），イコサペント酸エチル（エパデール®），ベラプロストナトリウム（ドルナー®，プロサイリン®），サルポグレラート塩酸塩（アンプラーグ®）など．

★3 鼓膜麻酔液
グリセリン10mLにテーカイン（塩酸p-ブチルアミノ安息香酸ジエチルアミノエチル）5g，フェノール10mL，l-メントール（結晶）5gを加え，よく撹拌し溶かして遮光した気密容器に保存する．

★4 ヘパリン
好酸球に対する中和作用が期待される．ヘパリンナトリウム（1,000単位/mL）を生理食塩水で10倍に希釈．

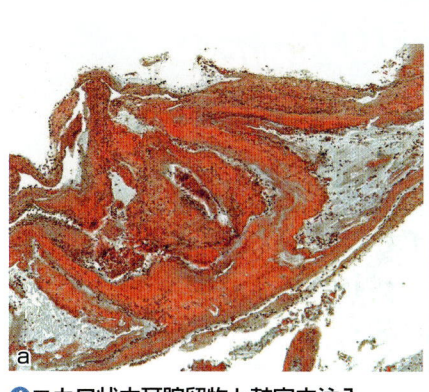

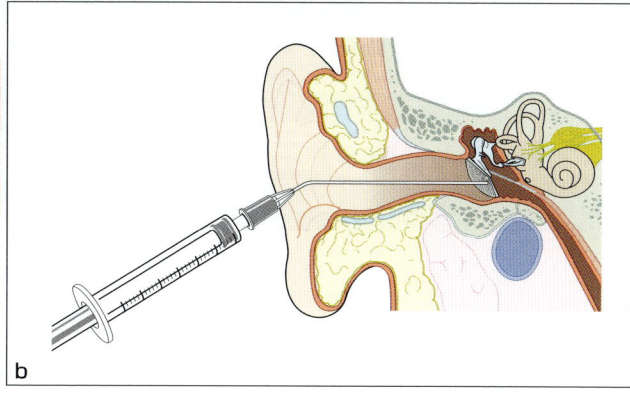

❹ ニカワ状中耳貯留物と鼓室内注入
a：ニカワ状中耳貯留物は固体に近く，密度が不均一な構造をしている．
b：1 mL の注射器に粘膜針またはカテラン針を付け，外耳道に触らないよう鼓室内に注入する．

決して長時間吸引を持続したり，無理な操作をしてはならない．数回に分けてヘパリンで軟化させて吸引を繰り返す．

ステロイド（トリアムシノロンアセトニド水性懸濁液）鼓室内注入

- 1 mL の注射器に粘膜針またはカテラン針を付け，トリアムシノロンアセトニド懸濁液（ケナコルト-A® 筋注用 4％ 1 mL）を鼓室内に注入する[3]．すぐあふれてくるので 1 回の使用量は 0.1 mL も注入できないことが多いが，数回に分けて注入と吸引を繰り返す．
- 粘膜の腫脹が軽度な場合は，耳管から液が流出する．耳管への流入がなければブリューニングの気密耳鏡などを利用し，ゆっくり加圧し耳管へ液を流す．
- 1 回注入すると白色の結晶性の粉末が数日から 1 週間は鼓室内に残存しているので，週 1 回程度の注入より開始する．軽快してくれば間隔をあける．鼓膜穿孔が拡大する場合があるので注意する．
- 感染を起こし耳漏が出現したらステロイドの局所使用は中止し，耳漏培養にて適切な抗生物質を使用する．耳漏が止まらない場合はステロイドの全身投与と抗生物質の点滴を併用する．

数回に分けて注入する

感染を起こしたら中止

（松谷幸子）

引用文献

1) 野村恭也．蝸牛窓．日耳鼻 1984；87：268-71．
2) Litton WB, et al. The relationship of the facial canal to the annular sulcus. Laryngoscope 1969；79：1584-604.
3) 松谷幸子．好酸球性中耳炎の保存的治療—ステロイド療法．JOHNS 2007；23：900-4．

耳管処置──耳管疾患の概念の変遷に伴う耳管通気法と耳管開放症

　耳管処置を行う前に耳管および耳管疾患の解剖・生理・病態を理解しておくことが日常臨床において大切である．耳管通気は中耳換気に役立つ日常臨床で有用な処置であるが，耳管通気による併発症も生じうる．

　本項では近年の耳管・耳管疾患の概念の変遷，耳管処置として耳管通気法，耳管開放症の概略・処置に関して記す．

耳管・耳管疾患の概念の変遷

- ここ20年で耳管・耳管疾患の概念が変化しつつある．以前は耳管狭窄症が耳管疾患の代名詞の如く取り扱われ，鼓膜内陥症，滲出性中耳炎，耳閉塞感などに耳管通気が行われてきた．耳閉塞感があれば耳管狭窄症とみなし＝耳管通気という判断でなく，その原因を推測したうえで通気療法を試みるか決めるのが望ましい．

- 当時はまれといわれていた耳管開放症症例は多く存在し，患者自身が耳管開放症では，と自己診断し耳鼻咽喉科外来を受診する時代である．

<!-- 傍注：年齢的要因，生理的機能を理解する -->

- 乳幼児，成人，高齢者では耳管の状態が異なり，耳管の生理的機能を知ったうえで耳管疾患に対応することが大切である．乳幼児の耳管は成人に比べて水平で柔らかく，アデノイドの影響を受けやすい．低い負荷圧で耳管が開き中耳腔が陰圧になると，嚥下しても耳管が開きにくい柔軟性耳管（compliant tube）が知られている．高齢者では耳管の支持体となる耳管軟骨が硬くなって開きにくく，耳管粘膜下組織も萎縮し，一度開くと閉じにくくなる．耳管狭窄症と耳管開放症は必ずしも逆の関係ではなく，双方の性質を有する耳管もある．

<!-- 傍注：耳管の上部は換気機能，下部は排泄機能 -->

- 耳管の上部は主に換気機能，下部は排泄機能であるという側頭骨標本に基づく説[1]により，急性乳突蜂巣炎後，滲出性中耳炎症例において耳管開放症の症状が生じうることが理解されやすくなった．

- 耳管処置を行う前に患者の訴えとともに鼓膜・中耳・耳管・鼻腔・上咽頭を頭に描いておくことが基本的な耳管処置につながると考えている．

耳管通気法

- 耳管通気法は中耳腔への換気を目的とし，耳管咽頭口から強制的に耳管を開大させて中耳腔へ空気を流入させる気圧調整を行う処置である．耳管通気時

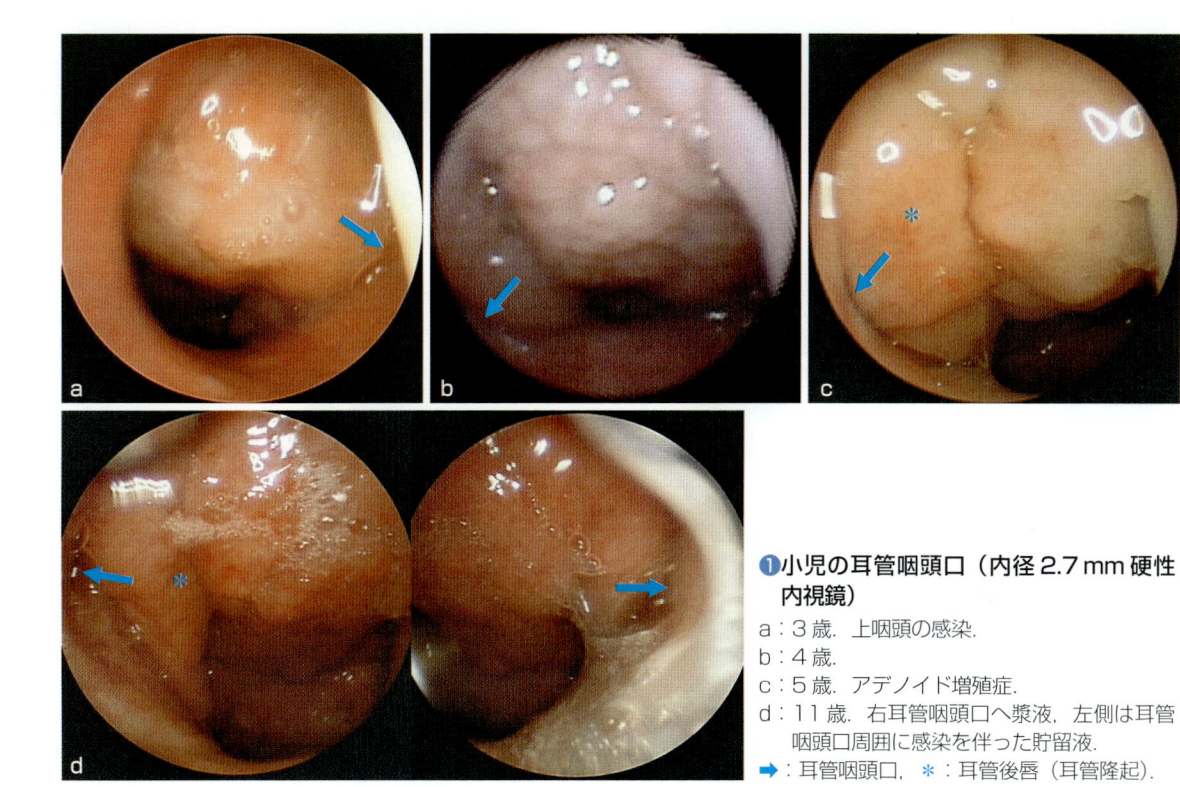

❶ 小児の耳管咽頭口（内径 2.7 mm 硬性内視鏡）
a：3歳．上咽頭の感染．
b：4歳．
c：5歳．アデノイド増殖症．
d：11歳．右耳管咽頭口へ漿液，左側は耳管咽頭口周囲に感染を伴った貯留液．
➡：耳管咽頭口，＊：耳管後唇（耳管隆起）．

にオトスコープ（患者の耳と検者の耳を結ぶ管）により通気音を聴取し，耳管の通気状態を確認する．
- 耳管通気法には，バルサルバ（Valsalva）法，ポリツェル（Politzer）法，耳管カテーテル通気法などがある．通気法の熟練技術を有する耳鼻咽喉科医のなかには4歳児にもカテーテル通気を行い，小児といえども耳管カテーテル法を行ったほうがよいとする持論をもつ人もある．通気による弊害を考えると，一般の耳鼻咽喉科医にとってその方法が必ずしも良いとはいいがたい．
- 耳管通気の挿入口となる小児の耳管咽頭口（❶）は感染の影響を多分に受けるアデノイド組織に隣接している．このような耳管咽頭口から通気を行うことになる．耳管咽頭口周囲に膿性分泌物があれば通気により逆行性に中耳腔へ入り込む可能性もある．急性炎症のあるときには通気をせず，左右差のある耳管では通気に注意を要する．

ポリツェル法

- ポリツェル法は，Adam Politzer により1863年に両側の鼻孔を塞いで嚥下動作させ空気を中耳へ送り込む方法として報告され，日本では小児にのみ，とくに就学前児に用いられている．
- 欧米では耳管カテーテル通気法が行われる機会は少なく，成人にも大きなポリツェル球を用いて耳管通気が行われていた．

鼻内，鼻腔内の貯留液を清掃したうえで行う
- ポリツェル球先端ノズルを鼻孔へ挿入，反対側鼻孔を閉じて母音の発音，

ポリツェル法を行う前に鼻内を清掃

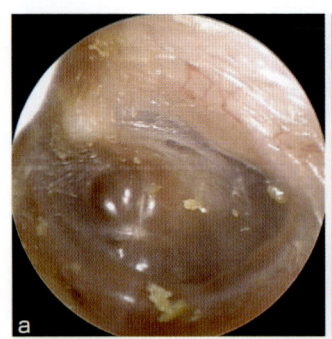

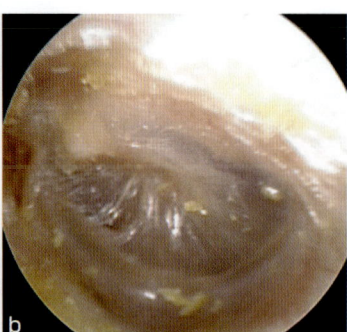

❷鼓膜内陥症（atelectatic ear）ポリツェル法（4歳，男児）
「ハック」というのと同時にポリツェル球（c）を親指で軽く押す（d）だけで中耳腔へ換気され鼓膜は浮き上がった（b），その際耳痛を訴えた．通気の場合，右下（e）程度の押し方にとどめている．

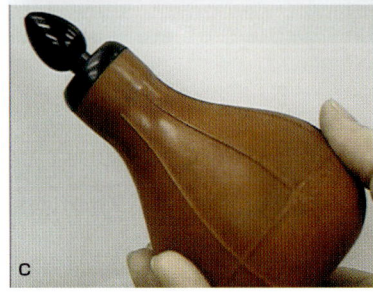

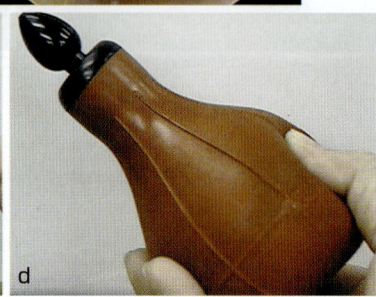

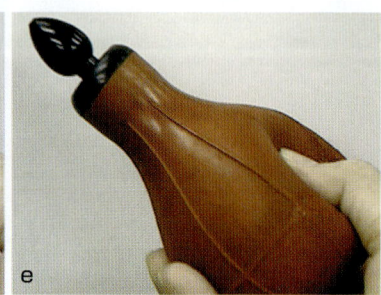

- 「ハック」，「がっこう」などの発声と同時にポリツェル球を押して送気する．通気できれば通気音が聴取される．通気音が聞こえないときは少し強めの圧をかける．

<small>最初の通気はあまり圧をかけずに行う</small>

<small>通気時痛がるときは中止</small>

- 小児の場合，耳管の開大圧の低い症例があるため，通気により耳痛が生じることがある．ポリツェル球を強く押さずに，親指で軽く押し，通気を行っている（❷-d）．鼓膜が浮き上がっていれば中耳腔の換気ができた（❷-b）と判断し，同時に反対側耳の鼓膜を観察し，膨隆していれば反対側鼻孔からの通気をしなくてよい．

先端のノズルは一人一人交換して使用している

- 原法のごとく耳管が能動的に開くように水を飲み，嚥下すると同時に通気を行うことにより低い負荷圧で通気ができるが，就学前児には難しい．
- ポリツェル法といえども併発症の生じることもある．とくに一側の耳管通気開大圧が高く，他側が開放気味のときは急激な圧が健側の内耳窓へ与える影響もありうる．自己管理下で行う自己通気（バルーンを用いた）オトベントに関しても同様である．

■ 耳管カテーテル通気法

<small>通気の前に：鼓膜所見（菲薄・部分的萎縮の確認），麻酔，鼻内の貯留液の処置</small>

- 耳管カテーテル法を行う前に，鼻内所見を把握する．キシロカイン®・ボスミン®にて綿棒を用いて丁寧に鼻腔内麻酔を行い，2～3分はおき，鼻腔や上

> **Advice** 通気のポイント
> 怖がらせない．痛くしない．通気時に耳の中でバサッと大きな音がすること，耳が痛いこともあることをあらかじめ患者へ伝えておく．鼻内処置，通気音の確認のみでなく通気後両側の鼓膜所見を確認する．

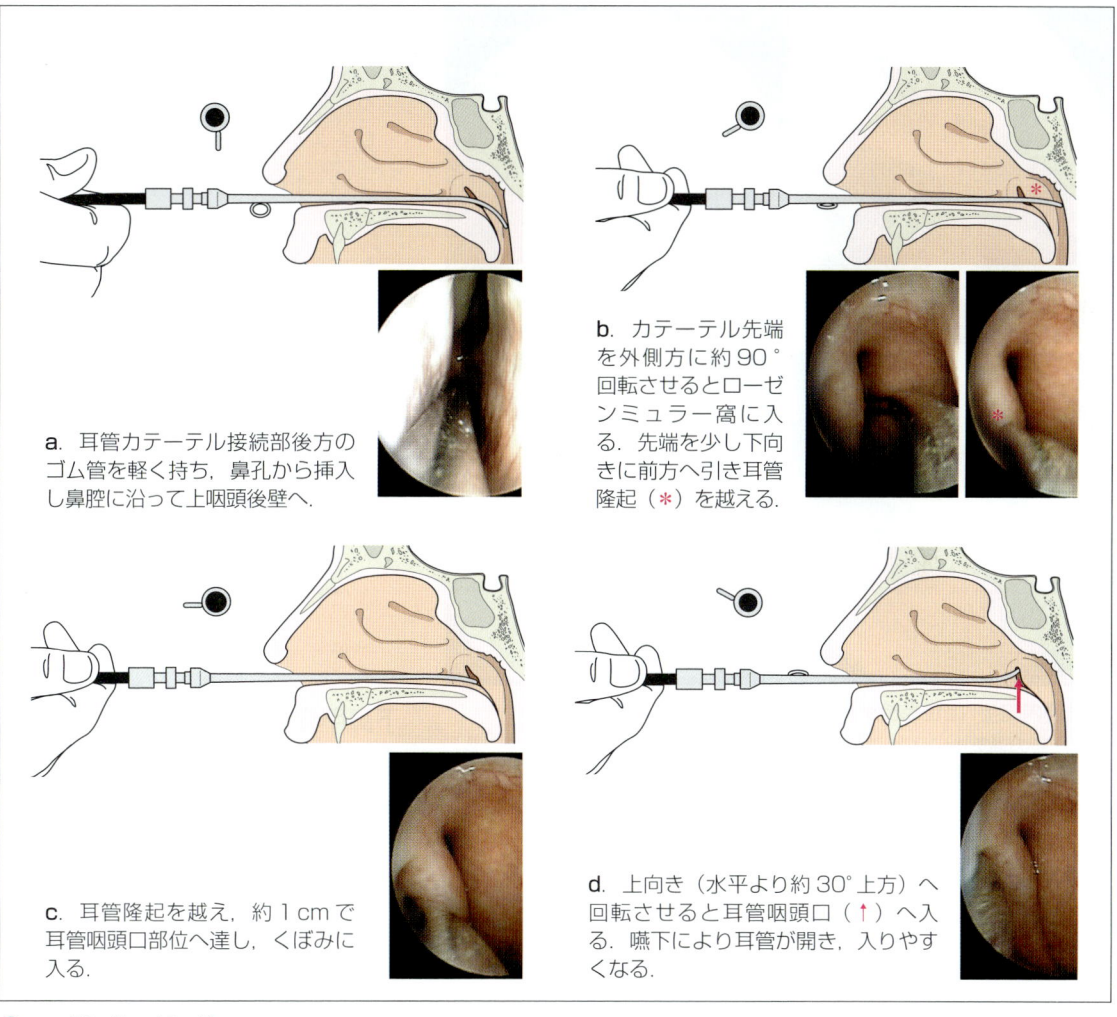

a. 耳管カテーテル接続部後方のゴム管を軽く持ち，鼻孔から挿入し鼻腔に沿って上咽頭後壁へ．

b. カテーテル先端を外側方に約90°回転させるとローゼンミュラー窩に入る．先端を少し下向きに前方へ引き耳管隆起（*）を越える．

c. 耳管隆起を越え，約1 cmで耳管咽頭口部位へ達し，くぼみに入る．

d. 上向き（水平より約30°上方）へ回転させると耳管咽頭口（↑）へ入る．嚥下により耳管が開き，入りやすくなる．

❸ローゼンミュラー法
耳管カテーテルに付着した輪の向きは先端の方向と一致している．先端部の方向の目安になる．

咽頭へ貯留液があれば後鼻漏を吸引除去する．
- 耳管カテーテル法として成人にはローゼンミュラー（Rosenmüller）法を用いている（❸）．耳管カテーテル接続部後方のゴム管を軽く持ち鼻孔から挿入，鼻腔に沿って上咽頭後壁へ達し，外側方に約90°回転させるとローゼンミュラー窩に入る．前方へ引く[*1]と，先端が接触しながら耳管後唇（耳管隆起）を越え，約1 cmで耳管咽頭口部位へ達する．上方（水平より約30°上向き）へ回転させると耳管咽頭口へ入る．嚥下をさせると耳管が開き，入りやすくなる．カテーテル通気管に付着している輪がカテーテル先端の向きと一致しているため，カテーテルを回転させるときの先端部の向いている部位の目安となる[2)]．
- コンプレッサーからの圧のかかった通気ゴム管の側小孔を閉じずにオトスコープにて通気音[*2]を聞き，通気音がなければ，軽く側小孔を塞いで通気し，嚥下をさせる．きれいな通気音が聴取できれば通気良好，通らなければ強め

★1
カテーテル通気管を上咽頭後壁から前方へ引くときには，先端部が水平位より少し下向きにして行ったほうが抵抗が少なく移動しやすい．

通気：過度の圧をかけすぎないように

★2 通気音
軟らかで湿った感じの吹音では耳管が湿潤，耳管粘膜の腫脹があっても分泌物がない場合は乾燥した高調な鋭い吹音，分泌物が多い場合は荒い音や水泡音，断続音の場合は耳管内の貯留液，中耳貯留液の存在などが考えられる．

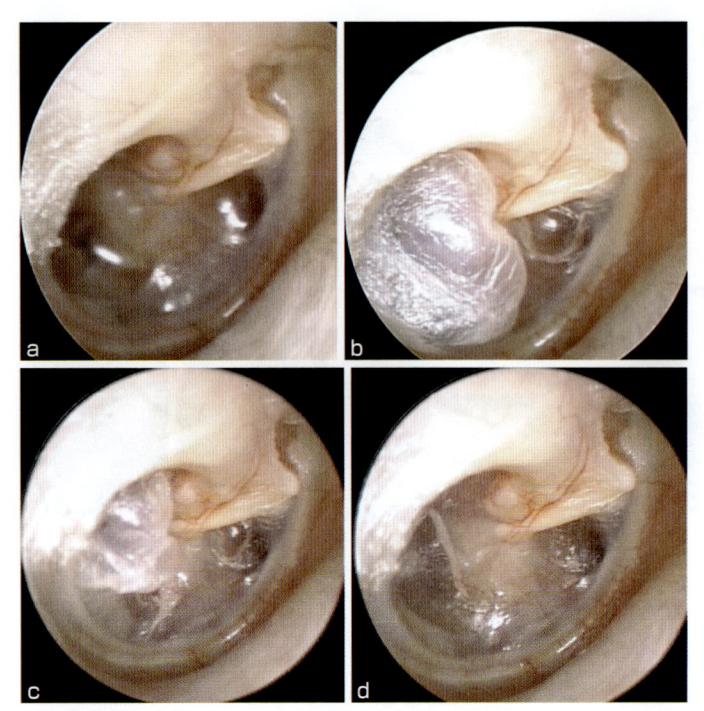

❹鼓膜内陥症（atelectatic ear）
低い圧での通気後の経過．弱い耳管通気圧で中耳腔は換気され（b），菲薄した鼓膜緊張部が膨隆している．鼓膜弛緩部は内陥したままで上鼓室へ換気されていない．
c：通気5分後，d：通気10分後．

に側小孔を閉じて再度同動作を行い，通った場合はその後の通気を行っていない．この際，鼓膜の膨隆所見をみて通気の状態を確認するのがよい．1回の通気で中耳腔へ空気は流入し，換気はできていると考えられている．狭窄音の場合2～3回の通気を軽く行っているが，耳痛が生じた場合はすぐに中止する．

- 側小孔を閉じずに明らかな持続的通気音が聴取できれば耳管開放症か耳管の開大圧が低い症例のため，それ以上の通気は原則として行っていない．続けて行う場合は側小孔を半開きにしながら軽く通気を行い終了する．

下鼻甲介後端後方外側にある耳管咽頭口への直接挿入法

- 鼻孔より耳管カテーテルの先端を下へ向け，鼻底に沿って挿入，下鼻甲介後端と思われる部位で外側方へ約90°回転，くぼみを触覚したら約30°上方へ回転しながら嚥下をさせると耳管咽頭口へ入る．耳管カテーテル接合部近くのゴム管を持つことにより先端の触覚が確認しやすくなる．盲点は，ローゼンミュラー窩もくぼみがあることである．

■ 鼻中隔彎曲症に対して

- 鼻中隔凸側，棘，稜のある場合，鼻内を十分に麻酔し，細い耳管カテーテル（0～2号）の彎曲部を少し鈍角にして，棘，稜を避けるように挿入する．鼻中隔彎曲の著明な凸側の場合，反対側凹側の鼻腔から耳管カテーテル（2号，3号）の先端の彎曲を強くして挿入し，反対側へ約90°回転させて通気を行うこともある．

- 通気により極度の圧がかからなくするため，コンプレッサーによる加圧でなく，2連球を用いるのがよいとの指摘もあるが，現在ほとんど用いられていない．

- 鼓膜の菲薄した内陥症例のなかには通気を行っても数分で内陥してしまう症例もよくみられる（❹）．菲薄な鼓膜部位に強い圧をかけると鼓膜穿孔を生じる可能性がある．

■ 耳管通気による併発症

- 耳管通気による併発症として逆行性化膿性中耳炎，鼓膜穿孔，内耳障害として耳鳴悪化，めまい，内耳窓裂傷，pneumolabyrinth（迷路気腫〈柳原〉），皮下気腫・縦隔気腫，気脳症，硬膜外血腫，意識障害などが報告されている．鼓膜穿孔症例が多く，通気前に鼓膜の萎縮性病変の確認が大切である．側頭骨骨折症例の通気はしない．
- コンプレッサーからのカテーテル通気圧は 20～40 mmHg であるが，送気管の側小孔を完全に閉じた場合 90 mmHg の圧がかかり，カテーテル先端が完全に塞がれると先端圧は 250 mmHg を超すので，一気に空気が組織内へ入ると皮下気腫や空気塞栓による重篤な合併症を生じうるとの指摘がある[3]．

耳管開放症への対応

■ 耳管開放症の一般外来での診断

- 耳管開放症には典型例，非典型例がある[★3]．いつも症状があるとは限らない．
- 耳管開放症は本来耳管が閉じるときに開放しているために著明な耳閉塞感，自声強聴，呼吸性耳鳴が生じ，オトスコープにて呼吸音，自声強聴が聴取でき，典型例では鼓膜の呼吸性移動が認められる．しかしながら鼓膜の呼吸性移動の認められない症例，自覚症状と耳管機能検査の結果が一致しないこともよくみられる．
- また耳管開放症は常に開放しているとは限らず，講義，会議している最中に生じると苦痛となり，その場に対応できないことがある．診察時に症状がそのときあるか確認することが大切である．問診の中で，スースー・ゴーゴーという耳鳴，嚥下したときに音がする，息をしたりゲップをすると鼓膜が動く感じがする，寝た姿勢・頭を低くする姿勢で楽になる，などの症状があれば耳管閉鎖障害を含めた耳管開放症が強く推測される．
- 耳管開放症の処置として，診断面では耳管カテーテル法，耳管の試験的閉鎖試験，治療面では耳管内への薬物噴霧，塗布などにより耳管内腔を腫らす方法，耳管内へ物質を留置する方法，耳管の粘膜下への組織注入などがある．

■ 耳管開放症の閉鎖試験

耳管開放症の治療的診断[4]（**5**）

- 耳管開放症の症状は耳管が開放しているがゆえに生じると考えられるため，耳管を閉鎖した状態にすることにより症状が軽減するか，耳管を閉鎖して調べるきわめて単純な方法である[★4]．耳管咽頭口へキシロカイン®を塗布した彎曲した綿棒[★5]を耳管腔に沿って無理なく挿入することにより，耳管が閉鎖すると瞬時に症状が軽減する．症状が軽減すれば，その症状は耳管開放症によるものである．隙間があいていると症状が取れにくいためグリセリンを塗布することにより漏れが少なくなり，有用である．

★3
鼓膜内陥症，滲出性中耳炎，急性乳突蜂巣炎でも耳管開放症の症状を呈することがある．感音難聴症例でも耳管開放症が合併している症例がある．

特徴的問診・オトスコープによる聴診が基本

★4
耳管周囲には解剖学的に重要な器官があるため，内視鏡下に慎重に行うことが望ましい．

★5
当院で用いる綿棒は容易に先が彎曲調整できるタイプで，手巻き綿棒はすべてオートクレーブで消毒して使用している．

❺ **耳管開放症の治療的診断**
耳管咽頭口へキシロカイン®を塗布した綿棒を挿入．耳管腔に沿って無理なく挿入（外側上方約30°）．
（山口展正．Otol Jpn 2000[4] より）

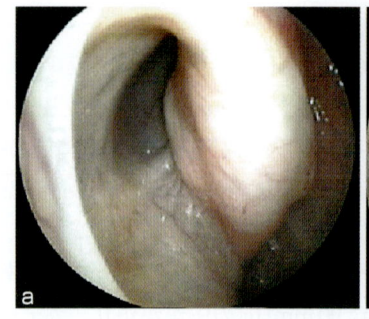

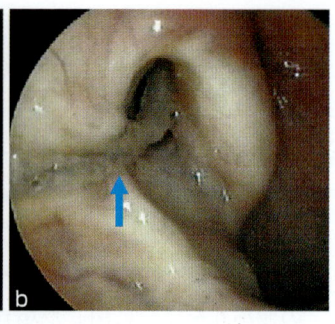

無理に行わないこと

- 痛くないように，無理に行わないこと，迷走神経反射と思われる貧血様症状を呈することがある．鼻すすりにより一過性めまい発作を生じた一症例があり，キシロカイン®が中耳腔へ逆流し，正円窓（蝸牛窓）へ影響したことが考えられた．

耳管閉鎖試験により耳管開放症に基づく多くの症状を認識できうる

- 閉鎖試験による症状の改善度は耳閉塞感86％，自声強聴2/3，耳鳴1/3，頸・肩こり1/2，頭重感・頭痛1/4であった[★6]．

★6
症状の改善は一過性であることが多い．

- その他，「話が明瞭に聞こえるようになった」，「会話ができるようになった」，「自分の声の大きさがわかるようになった」，「呼吸をするのが辛かったが息が楽にできるようになった」，「顔半分（三叉神経領域）の違和感が消失」，「頭がボーとしていたが，クリアになった」，「ハッキリ見えるようになった」，「笑いが戻った」，「顔の表情が戻った」など，患者自身処置前まで気づかなかった面を知ることがある．

■ 治療としての耳管処置

- 次のようなさまざまな耳管処置が試みられてきた．（　）内の氏名は報告者．
  ①生理食塩水の点鼻（George E Shambaugh Jr，高原滋夫，小林俊光）
  ②耳管咽頭口より
  　　薬剤噴霧通気（Bezold 末，ルゴール液：山下敏夫）
  　　注入（小川液）
  　　塗布（Bezold 末，アセチルサリチル酸）
  ③耳管咽頭口粘膜下へ組織注入
  　　シリコーン，テフロンの注入
  　　アテロコラーゲンの注入（佐藤宏昭）
  　　自家脂肪注入術（守田雅弘）
  ④耳管結紮術（髙橋晴雄）
  ⑤耳管咽頭口へ組織挿入：ジェオフォルム®，メロセル®（守田雅弘，山口展正）
  ⑥耳管鼓室口より軟骨，耳管ピン挿入術（❻，小林俊光）
- 一般外来では，耳管咽頭口周囲への生理食塩水の点鼻療法，耳管咽頭口への

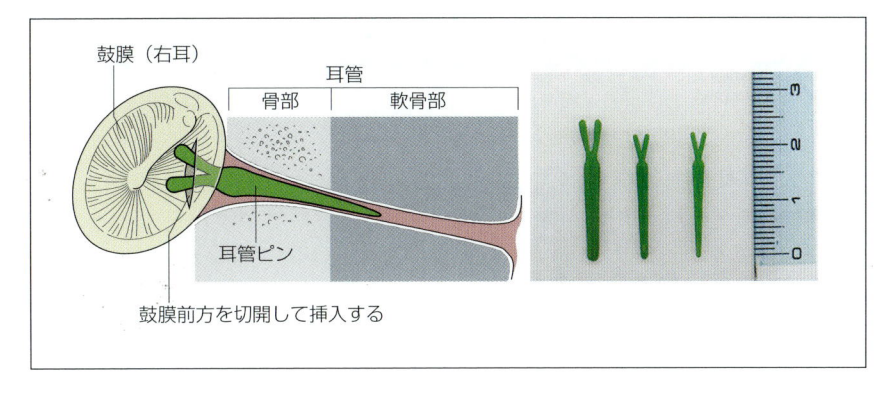

❻耳管ピン挿入術
(小林俊光. 日耳鼻宿題報告 2005[5]より)

薬物塗布，耳管咽頭口より薬剤噴霧，耳管咽頭口への組織挿入などが試みられている．

生理食塩水点鼻療法

- 顔を上向きに患側耳を下方に傾け，鼻孔より生理食塩水を5～6滴滴下する．耳管咽頭口周囲へ生理食塩水が達するように行う．高血圧，減塩食の患者には積極的に勧めていない．
- 重症例，難治症例に対して耳管咽頭口へジェオフォルム®，メロセル®などを挿入したが，長期効果を得られず，留置中に滲出性中耳炎を生じた症例があり，先を曲げた特殊鈎を用いて留置物を除去した．

現在の究極的治療

- 重症，きわめて難治性症例に対して耳管ピン挿入術(小林)[5]，自家脂肪注入術(守田雅弘)が限られた機関で行われている．好結果を得ているが，それでも難しい症例もあるようである．
- 耳管の局所療法と体位の工夫，生活指導を行っているが，治療は難治性のものが多い．

耳管ピン挿入術(小林)
自家脂肪注入術(守田)

(山口展正)

引用文献

1) 山藤 勇．臨床医のための側頭骨・耳管アトラス．東京：金原出版；1998．
2) 高原滋夫．第15章 耳管通気法．後藤光治編．第5巻 手術学，第1冊 総論・耳鼻編．日本耳鼻咽喉科学全書．東京：日本医書出版；1952．p.221-7．
3) 熊澤忠躬，本田啓二．耳管通気の方法と注意点．設楽哲也編．耳鼻咽喉科Q&A 耳．東京：金原出版；1986．p.111-3．
4) 山口展正．耳管開放症の治療的診断．Otol Jpn 2000；10：150-4．
5) 小林俊光．耳管閉鎖障害の臨床．第105回日耳鼻学会宿題報告．仙台：笹木印刷；2005．

Column

ダイバーの耳抜き不良に対する適切な指導・処置

　日本におけるダイビングライセンス保有者は100万人以上といわれており[★1]，外来診療でダイバーを診療する機会は決して珍しくない．全潜水障害の約80％が耳鼻咽喉科領域のトラブルであり，そのうちの95％が耳抜き不良などの中耳腔圧平衡障害[★2]，およびそれに起因する中耳気圧外傷，外リンパ瘻である．耳抜き不良の治療のポイントは，耳管機能検査によって，どのような原因で耳抜きができないのかを見極めることにある．

耳管機能検査と耳抜き方法の種類

　耳抜き方法は各種存在するが，そのダイバーに適した耳抜き方法がある．

　耳管機能検査の音響耳管法にて耳管機能評価が可能なものには，嚥下法，トインビー法[★3]，顎を動かす方法などがある．この検査で評価可能な耳抜き法は，技術的な要因が皆無であり，また治療や訓練は困難という特徴がある．

　気流動態法で耳管機能評価が可能なものには，バルサルバ法とフレンツェル法[★4]がある．バルサルバ法はオトベントによる訓練が可能な耳抜き法である．フレンツェル法は内耳に負担が少なく，最も理想的な耳抜きとされているが，これはバルサルバ法を完全に習得することができれば，潜水経験を増やしてゆくうちに自然に習得可能である[★5]．

耳抜き不良の診断

　嚥下法は手技的な要因は少ないが，バルサルバ法は手技的な要因が重要であり，気流動態法ではいろいろなパターンの技術的問題が検出される．よく遭遇する代表的な3パターンを❶に示す．参考に，オトベントを用いた理想的バルサルバ法手技を❷に示す．

耳抜き不良の治療

　耳抜き不良の治療フローチャートを❸に示す．数字は，当院過去15年間の耳抜き不良ダイバー5,670人の統計である．

　耳管機能検査にて，音響耳管法で評価可能な耳抜き法において抜けないダイバーは，バルサルバ法に転向させる．バルサルバ法で手技的な問題が認められれば，オトベントにて訓練する[★6, 7]．

　手技的な問題がなかった場合，あるいは，オトベントにて理想的バルサルバ法を習得できたにもかかわらず耳が抜けない場合には，副鼻腔炎およびアレルギー性鼻炎といった慢性鼻疾患を精査・加療する．

　以上により，経過を追うことができた症例は全例治癒した．

耳管機能検査を保有しない医療施設での治療

　❸に示すごとく，治療経過を追うことができたダイバーの約96％は，オトベントのみで治癒してい

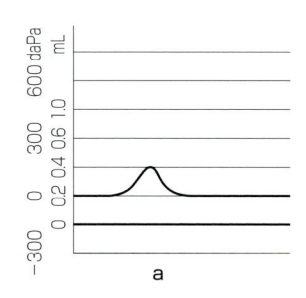

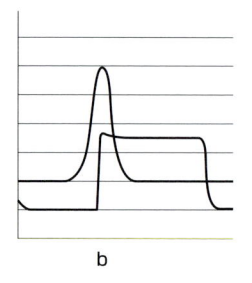

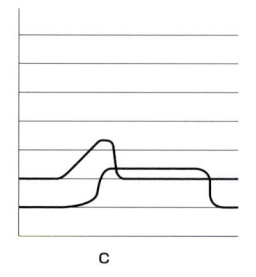

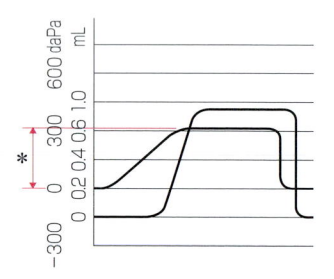

❶気流動態法における技術的問題
a：パターン1．鼻腔にかける圧力が弱すぎて耳管開放圧に到達せず，耳抜きができない．女性ダイバーに多いパターン．
b：パターン2．過剰に強く，一気に，そして一瞬だけ鼻腔に圧力をかけるため，耳管がうっ血して開放しない．男性ダイバーに多いパターン．
c：パターン3．耳管が開放した瞬間，耳抜きができたと判断して，いきみ動作を途中で中止してしまうため，鼓膜が膨隆しきっていない．

❷オトベントを用いた理想的なバルサルバ法
＊：オトベントの強さ（60cmH₂O）

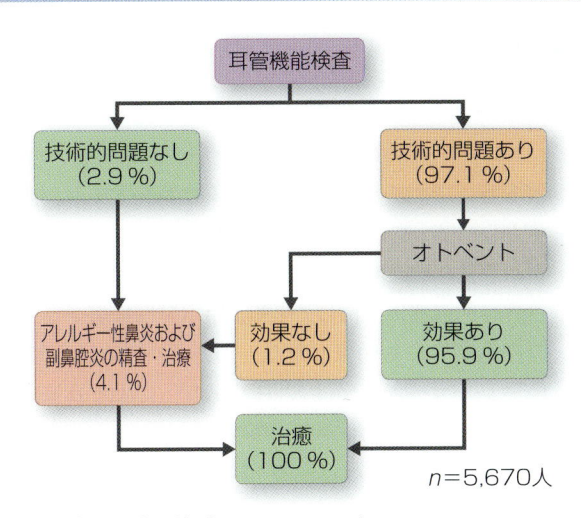

❸ 耳抜き不良の治療フローチャート

```
              耳管機能検査
              ／      ＼
     技術的問題なし    技術的問題あり
       (2.9%)          (97.1%)
                         ↓
                       オトベント
                       ／    ＼
                  効果なし    効果あり
                  (1.2%)    (95.9%)
     ↓              ↓
  アレルギー性鼻炎および
  副鼻腔炎の精査・治療
     (4.1%)
              ↓
            治癒
           (100%)
                         n=5,670人
```

る．過去15年間に当院へ受診した耳抜き不良ダイバー6,157人の治療統計によると，経過を追跡することができた92.6％全員の耳抜きが治癒した．その後来院せず転帰不明が6.2％いたが，転帰不明全員の耳抜きが改善しなかったと仮定しても，❸の結果と総合すると，初診ダイバーの約90％弱がオトベントのみで治癒している計算になる．

よって，耳管機能検査を有さない医療施設であっても，まずはオトベント処方を行い，改善しない場合には，副鼻腔炎およびアレルギー性鼻炎の精査・加療を行うことによって，約9割の症例が治癒することになる．

耳抜きを行うタイミング・頻度の指導

1回の耳抜き動作ができるようになった次の段階として，実際の潜水の際に，どのようなタイミングと頻度で耳抜きを行わなくてはならないかを指導する必要がある．

❹は，水中における気体の体積の変化率を示している．ボイルの法則[8]により，水圧の逆数が気体の体積になる（温度が一定の条件下）．海面から水深10mまで潜行すると，気体の体積は海面から比べると1/2になる．しかし，同じ10m潜行する場合でも，水深20mから30mへ降りた場合には，気体の体積は1/3が1/4になるため，差し引きわずか1/12しか体積の減量はない．よって，水面に近い浅い所ほど，気体の体積の収縮率は高いことになる．したがって，以下のような要領で耳抜き指導をする必要がある[9]．

❹ 水中での気体の体積の変化率

海面(水深0m)	気圧	気体の体積	体積の差
	1	1	
−10m	2	1/2	1−1/2=1/2
−20m	3	1/3	1/2−1/3=1/6
−30m	4	1/4	1/3−1/4=1/12

水深が10m深くなるごとに，気圧は1気圧ずつ増加する．

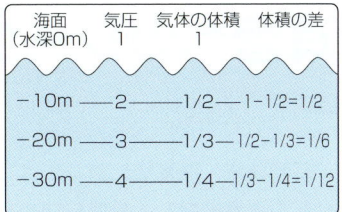

・水面で耳抜きを行ってから，潜行を開始する．
・水深5mまでは，50cmごとに耳抜きを行う．
・水深5〜10mでは1m間隔で耳抜きを行う．
・水深10m以深では，適時でよい．

すなわち，耳抜き不良がある場合には，浅いところで外リンパ瘻を発症しやすいことになる[10]．自験例でも水深10m以浅での発症は珍しくない．

鼓膜所見が正常な者は，原則として耳抜き不良は治るものと認識するべきである．そのうちのほとんどが，オトベントのみで治療可能である．

（三保　仁）

---

[1] 日本では，毎年8,000人の新規ダイバーが誕生している．
[2] 中耳腔圧平衡障害には，潜行時に起こる中耳腔スクイーズ，いわゆる耳抜き不良と，浮上時に起こる中耳腔リバースブロックがある．
[3] トインビー法は，鼻をつまんで嚥下動作を行う方法．
[4] フレンツェル法は，鼻をつまみ，声門を閉鎖させ，舌根を挙上する運動で上咽頭圧を高め，空気を耳管に送り込む方法．
[5] カテーテル耳管通気法は受動的耳抜きで，能動的耳抜きを必要とするダイバーの耳管機能評価にはならない
[6] ダイバーに対するオトベントの使用方法：耳抜き不良に対してのオトベント治療は，滲出性中耳炎の治療とは異なり，単に膨らませているだけでは改善しない．風船を2秒間かけてゆっくりとグレープフルーツ大まで膨らませ，その後2秒間同じ大きさを保持することがコツである．最終的に，オトベントを使用しなくても同じ動作ができるように訓練を行う．ゆっくりと息むことが肝要である．また，オトベントは医療器具の認可をうけているが，保険適用外である．（株式会社名優のウェブサイト http://www.meilleur.co.jp/otovent/ 参照）．
[7] カテーテル耳管通気法は，ダイバーの耳抜き治療の効果はまったく認められない点に注意が必要．
[8] ボイルの法則：温度が一定のとき，気圧×体積＝一定．
[9] 耳抜き不良の自覚があれば，水深2m以浅で潜水を中止．
[10] 当院の統計では，耳抜き不良を主訴に来院したダイバーの25人に1人は外リンパ瘻を発症して受診している．

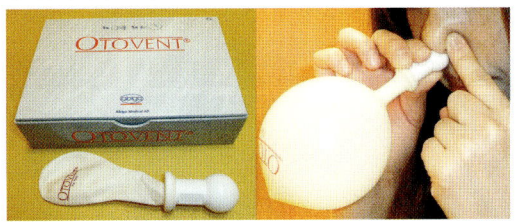

Column

耳管へのレーザー処置治療

　耳管狭窄・閉塞症に対しては耳管カテーテル通気などの処置治療と，鼓膜切開や鼓膜換気チューブ挿入術などの手術治療が一般的に行われている[1,2]．

　筆者はこれらの治療にても改善しにくい耳管狭窄症に対して，約10年前より耳管咽頭口部のレーザー処置治療に取り組んできたが[3]，欧米ではKujawskiらのハーバード大学研究グループが，同時期から同様の治療を行っている[4-6]．レーザー光のうち，炭酸ガス（CO_2）レーザーは，止血能力がやや劣り水に易吸収性であるが，非接触で蒸散や切開能力に優れる．一方，KTPレーザーは止血能力に優れるが，製造されなくなっている，など種類で一長一短がある．

レーザー処置治療の適応と術前検査のポイント

　耳管狭窄症あるいは閉塞症に対するレーザー処置治療の適応について述べる．自覚的・他覚的（耳管機能検査，聴力など）に重症度の強い例や，保存的治療に抵抗する難治例，鼓膜換気チューブ挿入術などを行ってもチューブが脱落すると再発する易再発例がレーザー処置治療の適応と考えられた．

■ **耳管狭窄症難治例（滲出性中耳炎例など）の治療**

　保存的治療に抵抗し，手術治療（鼓膜換気チューブ挿入術）にも効果が乏しかった11例に対して，CO_2レーザーあるいはKTPレーザーによる耳管内粘膜の焼灼術による手術治療を行った．レーザー処置治療の施行回数は，症例により異なり，4例（KTP 2例，CO_2 2例）が1回のみ，半年以上の間隔で2回以上施行例はKTP 3例で，CO_2とKTP両レーザー治療例は4例となった．

　KTPレーザーでは，内視鏡チャンネルからの石英ファイバー挿入にて耳管咽頭口側の比較的手前に近い部分の上外側から順次レーザー照射した．CO_2レーザー使用による耳管手術は，独自開発の耳管内腔焼灼用先端部を取り付けて耳管内へ挿入し照射した（❶）．

　レーザー処置治療の成績は，11例中5例（45％）に耳管機能検査と自覚症状に改善効果が認められ

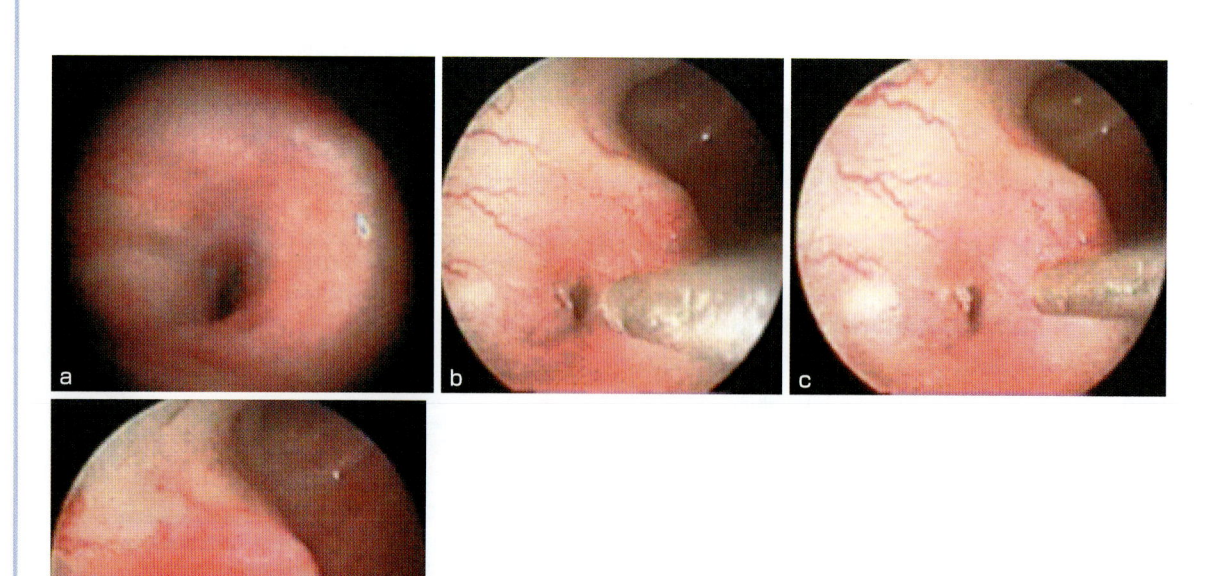

❶ **耳管レーザー処置治療の実際（放射線治療後右耳管狭窄症の耳管咽頭口）**
a：CO_2レーザー照射前，b：レーザー照射開始時，c：レーザー照射中，d：レーザー照射後．

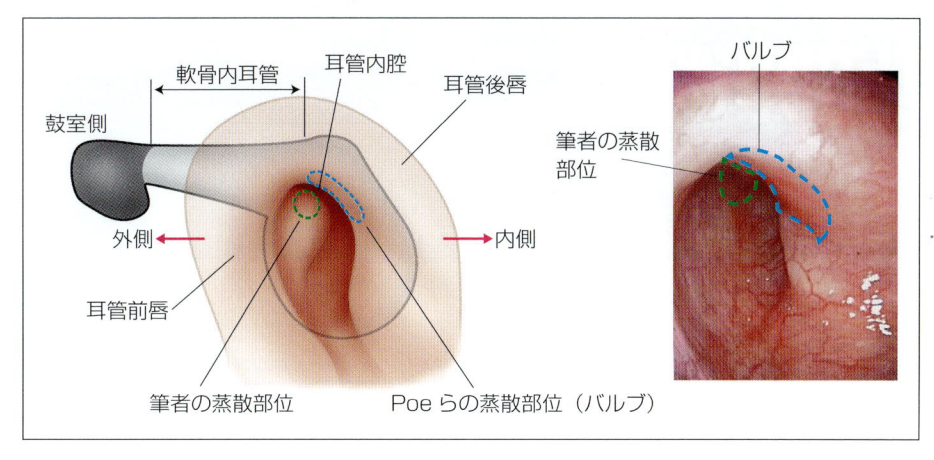

❷ レーザー蒸散部位の比較
右耳管咽頭口．

た．その後の追加検討では，16例のCO₂レーザーによる耳管の処置治療で約70％近くが軽度以上改善（全体の50％は中等度以上改善）した．

Kujawskiらのハーバード大学研究グループでは，滲出性中耳炎や鼓膜陥凹や癒着例（アテレクタシス）に対して，まず内視鏡による耳管咽頭口のスローモーションビデオで軟骨部耳管の閉塞部位があるのを確認し，レーザー光は，980 nmダイオード（7 W）やCO₂レーザー（12 W）あるいはアルゴンレーザーを用い，粘膜，粘膜下を蒸散させ耳管軟骨を露出させる．閉塞部位は通常，バルブ（valve）と呼称している．バルブは耳管狭窄あるいは閉塞例では耳管隆起の後方にあたる部位（いわゆる後唇）とその上面にかけて突出し，耳管の骨軟骨接合部に近い耳管峡部のすぐ咽頭側に5 mmほどの幅で存在するとしているが，筆者の蒸散部位が耳管内腔上外側の比較的安全な部位である点で異なる（❷）．

同研究グループの術後，1年から3年までの治療成績では，56人で108耳に行った報告では，ティンパノグラムがBタイプで滲出液がある例でも半分以上が改善するが，同じBタイプでも鼓膜陥凹や癒着例では，改善例が少ないとしている．

さらに同研究グループの最近の耳管のレーザー処置治療の報告では，重症の滲出性中耳炎13例中9例に胃食道逆流症（gastroesophageal reflex disease：GERD）が関与する咽喉頭逆流症（laryngopharyngeal reflux：LPR）を，10例にアレルギー疾患を認めた．これらの例の耳管のレーザー処置治療による改善率は，6か月で36％（11例中4例），1年で40％（10例中4例），2年で38％（8例中3例）で，アレルギーやLPRの随伴がない例で1年後に改善例が多くなったが，2年後には随伴例との差はなくなったとしている．

■耳管へのレーザー処置治療時の注意点

第一に，レーザー処置治療では，軟骨部耳管のいちばん奥の部分になるために直視下が困難で術者自身の独自の工夫が必要．第二に，安全性を最優先した最小限のレーザー照射では追加のレーザー照射が必要．第三に，レーザー処置治療後は脱落粘膜が耳管内腔に詰まり気味になり，ステロイド塗布などの局所処置を要する．

中長期的に，今後は耳管機能障害に対する有用性の高い治療になりえる．

（守田雅弘）

引用文献

1) 高橋晴雄，藤田明彦．滲出性中耳炎に対する耳管通気の意義（論説）．耳鼻臨床 1994；87：735-40.
2) 熊澤忠躬，鈴鹿有子．ステロイド剤の適応と使い方；滲出性中耳炎・耳管狭窄症への応用．JOHNS 1989；5：173-6.
3) 守田雅弘．耳管機能障害の治療．MB ENT 2005；55：54-64.
4) Poe DS, et al. Laser eustachian tuboplasty：A preliminary report. Laryngoscope 2003；113：583-91.
5) Kujawski O, Poe DS. Laser eustachian tuboplasty. Otology & Neurotology 2004；25：1-8.
6) Poe DS, et al. Laser eustachian tuboplasty：Two-year results. Laryngoscope 2007；117：231-7.

第1章 耳編

鼓膜切開術

鼓膜切開術の選択基準

- 近年，急性中耳炎は遷延例や反復する例も多くなり，このような難治化の背景には多剤耐性菌[★1]の蔓延や乳幼児の施設預け入れなど社会的な影響があることが指摘されている．感染症治療においては抗菌薬の大きな恩恵があるものの，1990年代以降に顕著になった多剤耐性菌の出現もあり，耳鼻科医としては急性中耳炎については適切な治療の選択が求められている．鼓膜切開を施行するか保存的治療を行うかの最終判断は，当然，各医療者が行うものであるが，基本的判断には小児急性中耳炎診療ガイドライン[1)]に基づく治療法の選択が勧められる．
- 滲出性中耳炎における鼓膜切開術は主に伝音難聴とのかかわり合いで選択される．日本では滲出性中耳炎に関するガイドラインはなく，発症から3か月以上経過した自然治癒が期待できない滲出性中耳炎に対する有効な外科的治療法として鼓膜換気チューブ留置術が示されている．しかし，実地医家にとっては聴力が20〜40dB悪化している幼児に対して，また保護者を前にして倫理的に3か月の病悩期間を経過観察することが可能なのかという問題をつきつけられる．evidence based medicine（EBM）を基盤にした治療だけを進めることが難しいなかで，鼓膜切開によって伝音難聴を回避する猶予があると考えられる．

鼓膜切開の手技と名称

- incisional myringotomy（IM）：従来の鼓膜切開法であり，切開刀を用いて行う．円弧状もしくは線状に切開する．
- laser-assisted myringotomy（LAM）：炭酸ガスレーザーを用いた切開法で，円状に穿孔を作製する．

手術適応

- 急性中耳炎については小児急性中耳炎診療ガイドラインに示してあるが，中等症もしくは重症と判断された場合の治療法の選択肢の一つとして抗菌薬内服と併用して鼓膜切開を行う[★2]（❶，❷）．
- 滲出性中耳炎における鼓膜切開の適応[★3]は，鼓膜換気チューブを留置する前段階の処置として，

★1 多剤耐性菌
急性中耳炎に関与する主な耐性菌は肺炎球菌においてはペニシリン中等度耐性肺炎球菌（penicillin intermediately resistant *Streptococcus pneumoniae*：PISP），ペニシリン高度耐性肺炎球菌（penicillin resistant *S. pneumoniae*：PRSP）が知られている．インフルエンザ菌においてはβラクタマーゼ非産生アンピシリン耐性インフルエンザ菌（β-lactamase non-producing ampicillin resistant *Haemophilus influenzae*：BLNAR），βラクタマーゼ産生アンピシリン耐性インフルエンザ菌（β-lactamase producing ampicillin resistant *H. influenzae*：BLPAR）などが知られている．

★2
鼓膜切開の目的は，中耳貯留液によって腫脹した鼓膜に対する減圧と排膿，疼痛や発熱の改善，菌量の減少，鼓室の換気や起炎菌検査などである．

★3
鼓膜切開の目的は，中耳貯留液の除去と伝音難聴の改善，鼓室の含気化と中耳粘膜の正常化である．

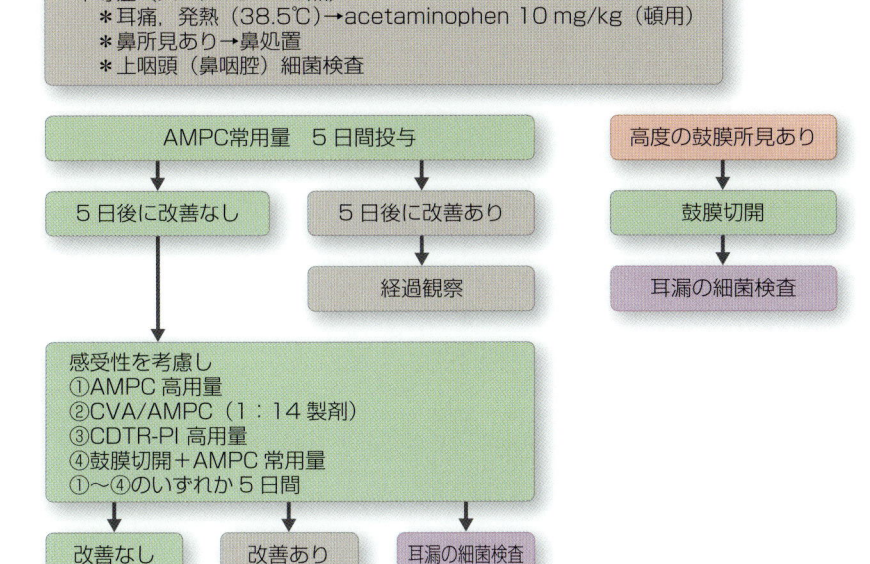

```
中等症（スコア10〜15点）
  ＊耳痛，発熱（38.5℃）→acetaminophen 10 mg/kg（頓用）
  ＊鼻所見あり→鼻処置
  ＊上咽頭（鼻咽腔）細菌検査
```

AMPC常用量　5日間投与　　　　　　　高度の鼓膜所見あり

5日後に改善なし　　5日後に改善あり　　　鼓膜切開

　　　　　　　　　経過観察　　　　　　耳漏の細菌検査

```
感受性を考慮し
①AMPC 高用量
②CVA/AMPC（1：14 製剤）
③CDTR-PI 高用量
④鼓膜切開＋AMPC 常用量
①〜④のいずれか5日間
```

改善なし　　改善あり　　耳漏の細菌検査

　　　　　　経過観察

```
鼓膜切開＋AMPC 高用量5日間投与あるいは
鼓膜切開＋CVA/AMPC（1：14 製剤）5日間投与あるいは
ABPC 150 mg/kg/日　分3点滴，CTRX 60 mg/kg/日　分2ま
たは1（未熟児，新生児は50 mg/kg/日以下）で点滴3日間
```

注：内服薬投与時にはビフィズス菌製剤，耐性乳酸菌製剤を加える．
　：成人の常用量を超えない．
　：経過観察は初診時より3週までとする．

❶ **小児急性中耳炎診療ガイドライン（中等症）**

AMPC：アモキシシリン，CVA：クラブラン酸カリウム，CDTR-PI：セフジトレンピボキシル，CTRX：セフトリアキソンナトリウム水和物，ABPC：アンピシリン．
（日本耳科学会ほか．小児急性中耳炎診療ガイドライン．2009年版．金原出版；2009[1]）より）

①保存治療によって改善しない例または改善が期待しがたい例，
②中等度以上の難聴を認める例，
③鼓膜所見で粘稠な滲出液の貯留が予想される例，
④鼓膜が高度に陥凹している例，
などである

麻酔方法

- 乳児では鼓膜麻酔液①[★4]を米粒大の綿球に浸み込ませ，切開予定部に留置する．ただし乳児では外耳道が狭く視野が取れにくいため鼓膜全面に綿花が当たってしまうような結果になることもある．
- 聞き分けができるような年齢になれば鼓膜麻酔液②[★5]とイオントフォレーゼを用いて麻酔する．
- ただし，事前の注意点としてイオントフォレーゼを用いた場合にめまいを起こす可能性があることを伝える．またイオントフォレーゼの通電そのものでも疼痛を訴える児はいる．

★4 **鼓膜麻酔液①（留置用当院例）**
0.1％ボスミン®液5 mL＋8％キシロカイン®液42.5 mL＋液状フェノール2.5 mL．

★5 **鼓膜麻酔液②（イオントフォレーゼ用当院例）**
0.1％ボスミン®液6 mL＋4％キシロカイン®液4 mL（当院処方）．

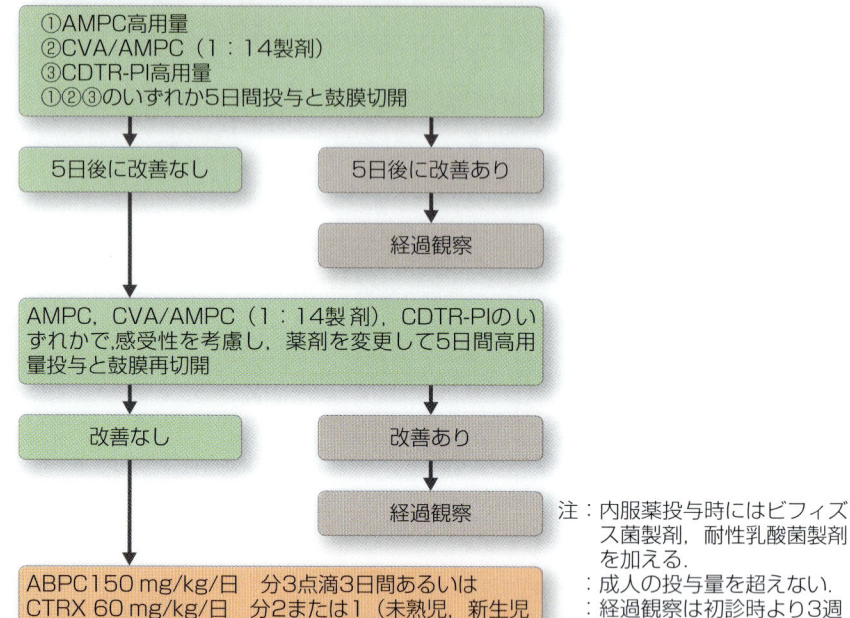

```
重症（スコア16点以上）
  *耳痛，発熱（38.5℃）→acetaminophen 10 mg/kg（頓用）
  *鼻所見あり→鼻処置
  *上咽頭（鼻咽腔）あるいは耳漏の細菌検査
```

```
①AMPC高用量
②CVA/AMPC（1：14製剤）
③CDTR-PI高用量
①②③のいずれか5日間投与と鼓膜切開
```

↓ 5日後に改善なし / 5日後に改善あり → 経過観察

```
AMPC，CVA/AMPC（1：14製剤），CDTR-PIのい
ずれかで，感受性を考慮し，薬剤を変更して5日間高用
量投与と鼓膜再切開
```

↓ 改善なし / 改善あり → 経過観察

```
ABPC 150 mg/kg/日　分3点滴3日間あるいは
CTRX 60 mg/kg/日　分2または1（未熟児，新生児
は50 mg/kg/日以下）で点滴3日間
```

注：内服薬投与時にはビフィズス菌製剤，耐性乳酸菌製剤を加える.
　：成人の投与量を超えない.
　：経過観察は初診時より3週までとする.

❷ **小児急性中耳炎診療ガイドライン（重症）**
（日本耳科学会ほか．小児急性中耳炎診療ガイドライン．2009年版．金原出版；2009[1])より）

★6 **ルーツェ式切開刀**
本器具は繰り返して使用するため，時に刃先を研磨する必要がある．これを怠ると尖端は鈍角となり，刃の部分も鈍磨して切れ味が低下する．しかし裸眼時代の切開においてはむしろこのことが手元に情報として伝わりやすいという面を有していた．

★7 **ディスポーザブル型の特徴**
使い捨てであるためきわめて切れ味がよい．手元の僅かな動作でも切れるため，顕微鏡下に鼓膜を明視下に正確な切開を行うことが肝要である．

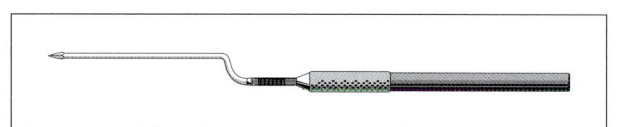

❸ **ディスポーザブル型鼓膜切開刀**
ディスポーザブル型鼓膜切開刀は切れ味が良く，軽量であるがために切開の感触がむしろ手に伝わりにくいということもある．

● 麻酔終了後，十分な消毒を行い鼓膜切開する．

incisional myringotomy

手術器具

● 鼓膜切開刀には研磨して複数回用いるルーツェ式切開刀と単回使用のディスポーザブル型切開刀（❸）がある．どちらを選択しても構わないが視野の取りにくい裸眼で行うときにはやや注意が必要である．

● ルーツェ式切開刀[★6]はやや重く，先端が鈍的であり鼓膜に触れた感触が手元に伝わりやすい．切開のときも鼓膜を穿破するときの抵抗感によって鼓膜の肥厚程度がわかりやすい．

● ディスポーザブル型[★7]は軽量で刃が切れすぎるため感触が手元に伝わりにくい．菲薄化した鼓膜では容易に鼓膜を通過して岬角粘膜を損傷することがある．できる限り顕微鏡下に微細に行う．

手技と切開部位

● 基本的には顕微鏡下に行うこととする．
● 肉眼で行う場合には細心の注意を払う．
● 鼓膜前上方から前下方の位置に切開を入れ

❹ 切開部位

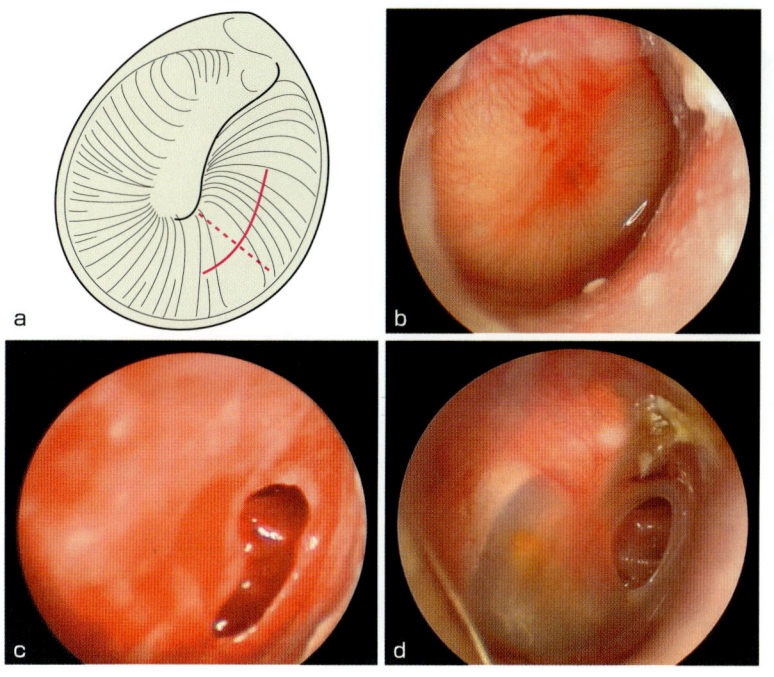

ルーツェ式切開刀による右鼓膜切開（0歳，男児）．
a：鼓膜前上象限から下方（実線）へ，または放射状（点線）に切開する．両方を同時に行うこともある．
b：切開前，右鼓膜は発赤強く，膨隆し耳漏も少し見られる．
c：鼓膜は前方に向かって位置が深くなるため，前上象限へ刺入するのが難しいこともある．本例では予定通り切開可能であったが実際には前下象限に穿刺するような手技をとることもある．
d：切開後7日目には耳漏は消失し，鼓膜の発赤腫脹は改善している．

る．もしくは放射状に行う（❹）．

急性中耳炎

- 急性中耳炎では鼓膜が膨隆して十分な視野が得られにくいときに盲目的，暴力的に切開することは避ける．対応策として，膨隆部位に小さな切開を入れて貯留液を吸引除去し，その後改めて切開を行うこともある．
- 乳児では外耳道が狭く視野が取りにくいため，切開刀を岬角に向けて刺入し鼓膜を通過したときの抵抗のみでとどめることもある．

滲出性中耳炎

- 滲出性中耳炎においても基本的に同様の手技であるが，鼓膜換気チューブ留置に先立つ手技でもある．この場合は鼓膜換気チューブの径に応じた切開孔とする．
- 粘稠な貯留液では液吸引に際して耳痛を訴えることがある．
- atelectatic ear★8 になっていて鼓膜が岬角に接触している場合は，前上象限の耳管方向のわずかに残っている空間にまず小さく切開し，逆通気をして鼓膜を浮かせて再度切開するなどの工夫が必要になることもある（❺）．

切開の危険部位，危険な手技

- 基本的に鼓膜後上象限★9（❻）は絶対に避けることが肝要である．
- 切開刀が耳小骨に触れないこと．とくにキヌタ・アブミ関節に強い衝撃を加えないこと．
- 卵円窓窩，正円窓窩に刺入しないこと．
- 切開が線維性鼓膜輪にまで及ばないこと．

★8 atelectatic ear
滲出性中耳炎の後遺症である鼓膜の菲薄化と鼓膜の強い陥凹によって中耳腔が虚脱した状態をいう．

★9 後上象限
この部位の内側にはキヌタ骨長脚，アブミ骨とその関節があり，深部に卵円窓窩を擁しており外科的に注意すべき部位である．

鼓膜切開術 ● 69

❺ **耳管鼓室口方向への切開と逆通気（左鼓膜）（1歳，男児）**

左側のatelectatic earに対して耳管鼓室口方向への切開と逆通気を行った．ただし，本例はディスポーザブル型切開刀ではなく炭酸ガスレーザーを用いた．

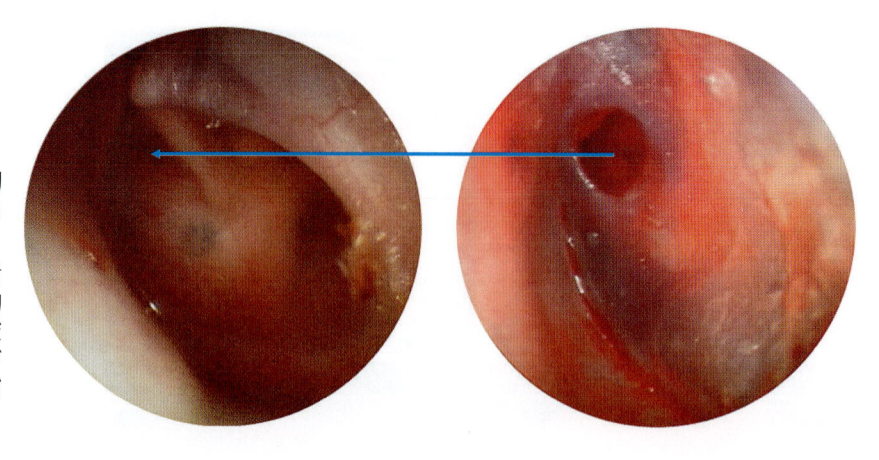

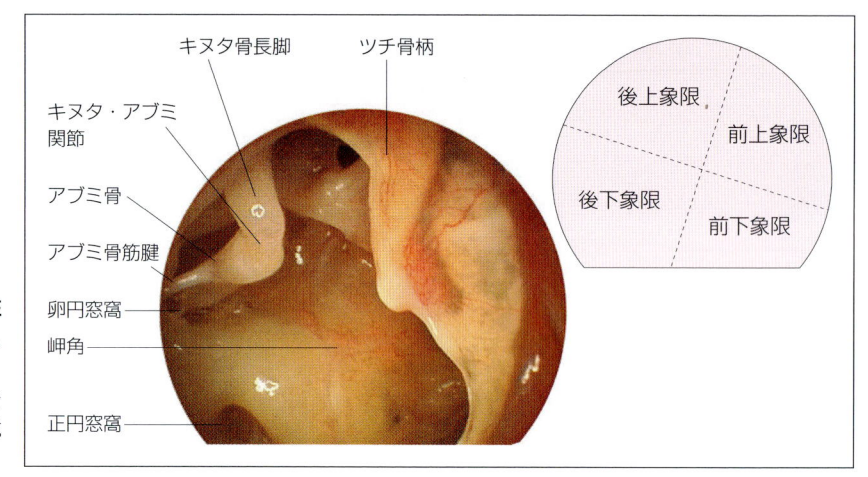

❻ **鼓膜後上象限（右慢性中耳炎によって大きく穿孔した鼓膜）**

右慢性中耳炎によって大きく穿孔した鼓膜を資料に危険部位を示す．

（図中ラベル：キヌタ骨長脚，ツチ骨柄，キヌタ・アブミ関節，アブミ骨，アブミ骨筋腱，卵円窓窩，岬角，正円窓窩，後上象限，前上象限，後下象限，前下象限）

術後の管理

術直後の管理

急性中耳炎

- 急性中耳炎では出血を伴う耳漏が数日間続く[★10]．
- 温かい生理食塩水による外耳道の洗浄・清拭と鼓室内への薬液の注入を行う．
- 抗菌薬点耳液[★11]かステロイド点耳液を選択するのは術者の判断によるが，内耳障害をきたすことのないように点耳液の成分に気をつけることが必要である．
- 外耳道にリバノールガーゼなどを留置することは避け，洗浄による術後の清潔を図る．

滲出性中耳炎

- 滲出性中耳炎ではできる限り無菌的な術後環境を維持する．
- 術後感染がなければ経過観察のみにとどめるのが無難である．
- 無菌状態を維持するため抗菌薬点耳も避ける．

★10 血性耳漏は保護者が不安をもつので心配ない旨，十分な説明を要する．

★11 抗菌薬点耳液が効率よく中耳腔に投与できれば，血清中濃度をはるかに超える高濃度で分布する．

内耳障害をきたさないように

- 菲薄な鼓膜は術後感染を起こすと穿孔が大きく拡大することがある.

■ 術後長期の管理体制
急性中耳炎
- 遷延性中耳炎が背景にある場合は，耳漏が長期化したり，逆に短期間で鼓膜切開部が閉鎖してしまうことがある．このような際の抗菌薬の選択としてガイドラインの重症治療に相当する抗菌薬（トスフロキサシン，テビペネム）を内服する.
- 治癒が期待できないときには複数回の鼓膜切開を選択するより鼓膜換気チューブ留置を考慮する.

滲出性中耳炎
- 背景に副鼻腔炎が明らかにある場合はマクロライド系抗菌薬の少量長期投与を併用する.
- 鼓膜が閉鎖したすぐ後から再発するようであれば鼓膜換気チューブ留置を考慮する.

> 耳漏の長期化，短期間での鼓膜切開部の閉鎖では

穿孔を意図的に長くするための切開法

急性中耳炎
- IM による穿孔の開存期間は 4～5 日であり，OtoLAM®（炭酸ガスレーザー）を用いた LAM では 10 日前後であると報告されている[★12].
- したがって，IM 法ではいかに工夫しても LAM 以上には穿孔開存期間を延ばすのは難しい.

滲出性中耳炎
- 意図的に切開孔を拡大すると永久穿孔を残す可能性がある.
- 実地医家ではむしろ簡易的にチューブを留置する[★13] ことがある.
- この簡易チューブはつばがないため早期に自然脱落するが単純な切開よりはるかに長期間中耳換気の役割を担ってくれる．鼓室内落下に注意し，保護者にも内容を説明する必要がある.

> ▶次項「OtoLAM®（炭酸ガスレーザー）による鼓膜切開」（p.74）を参照.
>
> ★12
> この治癒期間の差については推測であるが，IM では切開創が線状であり，さらに組織反応が直ちに始まるのに対して，LAM では丸く開窓され，さらに熱影響によって創傷治癒機転が遅延するのではないかと思われる.
>
> ★13
> エラスター針外筒を 1 cm 程度の長さに調整し，切開孔に短期間留置する方法である.

菲薄化した鼓膜への対応

■ 切開部位，切開刀の選択，吸引方法
- 滲出性中耳炎で菲薄化した鼓膜は中耳腔の陰圧の影響で岬角に接触していることもまれではない（atelectatic ear）.
- 切開刀が岬角粘膜を傷つける可能性がある場合，鼓膜前上象限（耳管鼓室口方向）に鋭的に慎重に切開する．しかし，わずかな力加減で切開創は大きくなる（❼-a）.
- 貯留液の吸引に際しては，吸引圧を極力弱くしないと菲薄な鼓膜は容易に破れて穿孔が拡大する.

> 吸引圧を極力弱くする

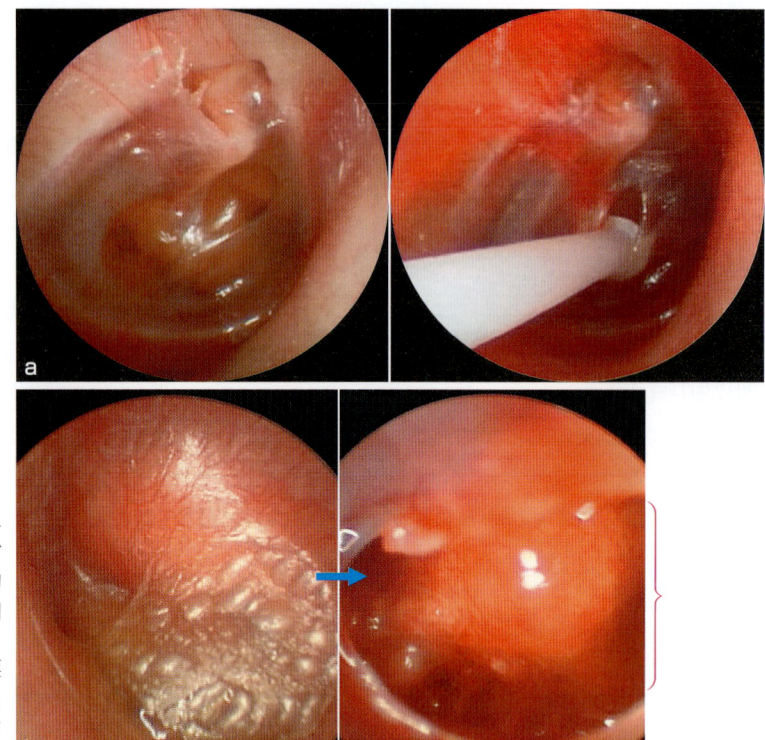

❼ 菲薄化した鼓膜と切開
a：菲薄な滲出性中耳炎鼓膜にチューブ留置を意図してディスポーザブル型切開刀を用いて前上象限を切開したが，わずかな力加減で切開創が下方にまで広がった．
b：急性中耳炎．菲薄化していた鼓膜が急性期に膨隆していて，大きく切開した結果，大きな穿孔が起きた．

★14
❼-b については後にテルダーミス®を用いて穿孔修復した．

- 前述したように姑息的に簡易チューブを留置する方法も窮余の一策である（❽-c）．
- まれではあるが菲薄化していた鼓膜が急性期に膨隆していて，大きく切開した結果，穿孔が遺残することがある（❼-b）★14．

高位頸静脈球症への対応

- 鼓膜所見から下鼓室に病変がないか確認することと，切開部位の位置に注意する．
- しかしながら，急性中耳炎で膨隆した鼓膜では中耳は透見できない．
- 切開して万が一強い出血がみられた場合，ガーゼを挿入，圧迫止血し直ちに基幹病院へ連絡する．

自験例　高位頸静脈球症（❽）

4歳，男児．
滲出性中耳炎に対し治療したが改善がないため，鼓膜換気チューブ留置術を施行した．当初，下鼓室の白色病変を高位頸静脈球症とは思わなかったが，同疾患の鼓膜所見が改善した後も変化がないため高位頸静脈球症を疑った．側頭骨CT検査を行い本疾患の診断がついた．
筆者は以前から鼓膜前上象限からやや下方に切開を入れていることから，本症

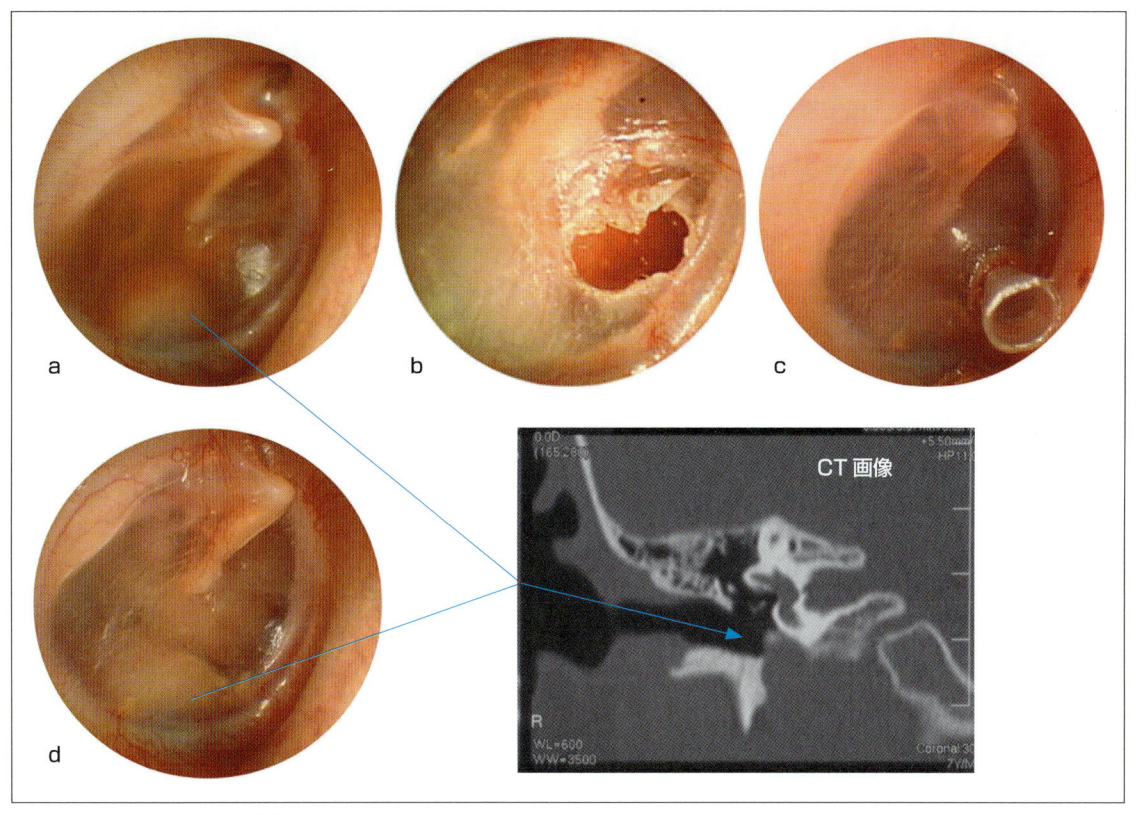

❽高位頸静脈球症(自験例,4歳,男児)

右滲出性中耳炎に対し鼓膜換気チューブを留置したときの画像である.矢印の部分に高位頸静脈球が認められる.筆者は事前には高位頸静脈球症とは考えていなかった.チューブ留置後も改善がないため,同疾患を疑いCT検査を行った.
a:滲出性中耳炎と白色病変,b:鼓膜切開直後,c:チューブ留置後,d:改善後の下鼓室からの病変.

例においても出血することなく切開,鼓膜換気チューブ留置ができたが,後方視的には危険部位に偶然踏み込まなかったことが幸いしたと思っている.

(上出洋介)

▶鼓膜切開術の患者説明例については,p.248参照.

引用文献

1) 日本耳科学会,日本小児耳鼻咽喉科学会,日本耳鼻咽喉科感染症研究会.小児急性中耳炎診療ガイドライン.2009年版.東京:金原出版;2009.

OtoLAM®（炭酸ガスレーザー）による鼓膜切開

　OtoLAM®（炭酸ガスレーザー：日本ルミナス）を用いた鼓膜切開はレーザービームによって一定のエリア（任意の直径1～3 mmの円状）を焼灼して穿孔を作製するものである．従来の鼓膜切開に比べて長い期間，中耳腔の換気を維持して治療する．適応や目的は従来型の鼓膜切開に準ずる．

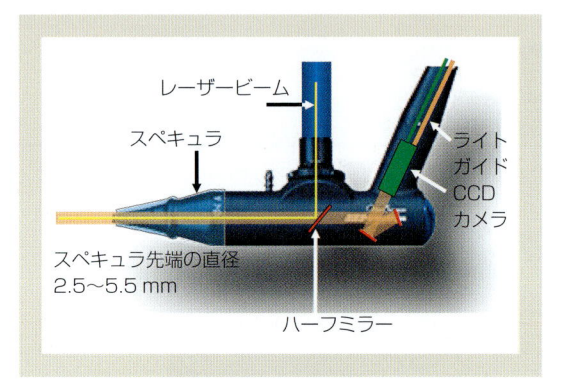

OtoLAM®の利点

　OtoLAM®には優れた点があるので列挙する．

①明視野に行うことができる．正確な部位に切開できる．

　レーザーのハンドピース内にCCDカメラが組み込まれているのでTVモニターを見ながら鼓膜切開部位を確認する（❶）．画面内にあるエイミングビームが照射範囲を示し，そのフォーカスが合う距離がレーザービームの焦点となる．レーザービームは螺旋状に回転して穿孔を作製する（❷）．

②出力，穿孔径をあらかじめレーザー本体のパネル上で設定する．

　鼓膜の状態により術者が出力や穿孔径をあらかじめ設定する．とくに鼓膜換気チューブ留置の際にチューブ径に合わせることが可能である（❷）．

③ほとんど出血させずに穿孔が作製できる．

　出血は手術操作や処置の邪魔になるが，瞬間的なレーザービームの焼灼では術創からの出血がみられ

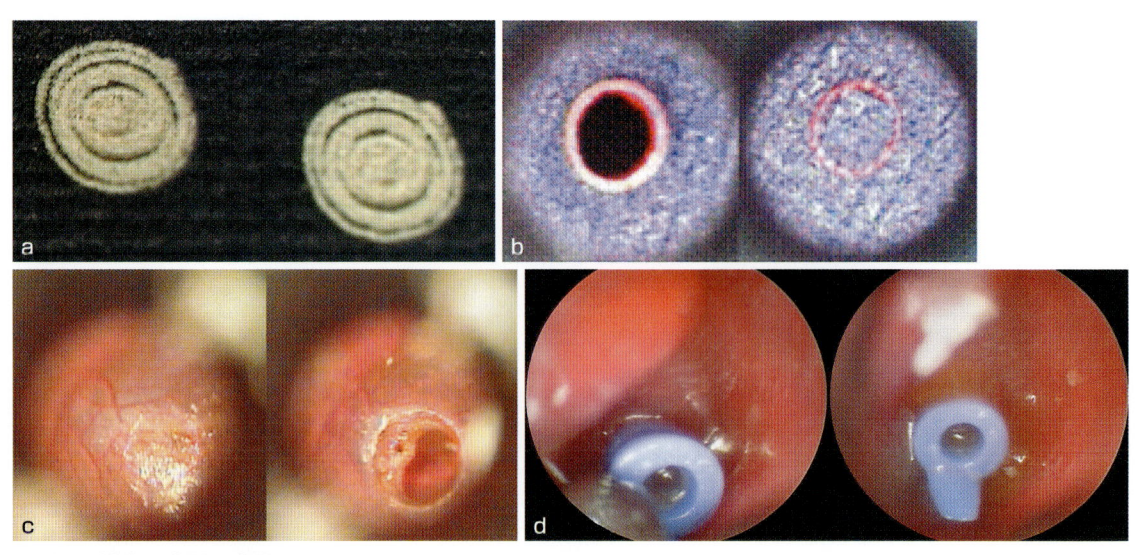

❶ OtoLAM®ハンドピース部の構造
ハンドピース先端はサイズの異なるスペキュラに交換することで成人や小児に対応している．レーザービームはハンドピース上方から導かれ，ハーフミラーで直角に進行方向を変えて鼓膜に照射する．ハンドピース後方にCCDカメラが設置されており，同時に光源からの光も導入されており，モニターで鼓膜が観察できる．

❷ビーム焼灼の実験と実際
a：低出力で照射された試料．螺旋状に焼灼されているのがわかる．
b：高出力で照射された試料．穿孔が作製される．
c, d：1歳女児の鼓膜切開．1.2 mm径，15 Wに設定して照射した（c）．内視鏡下にチューブを留置した（d）．

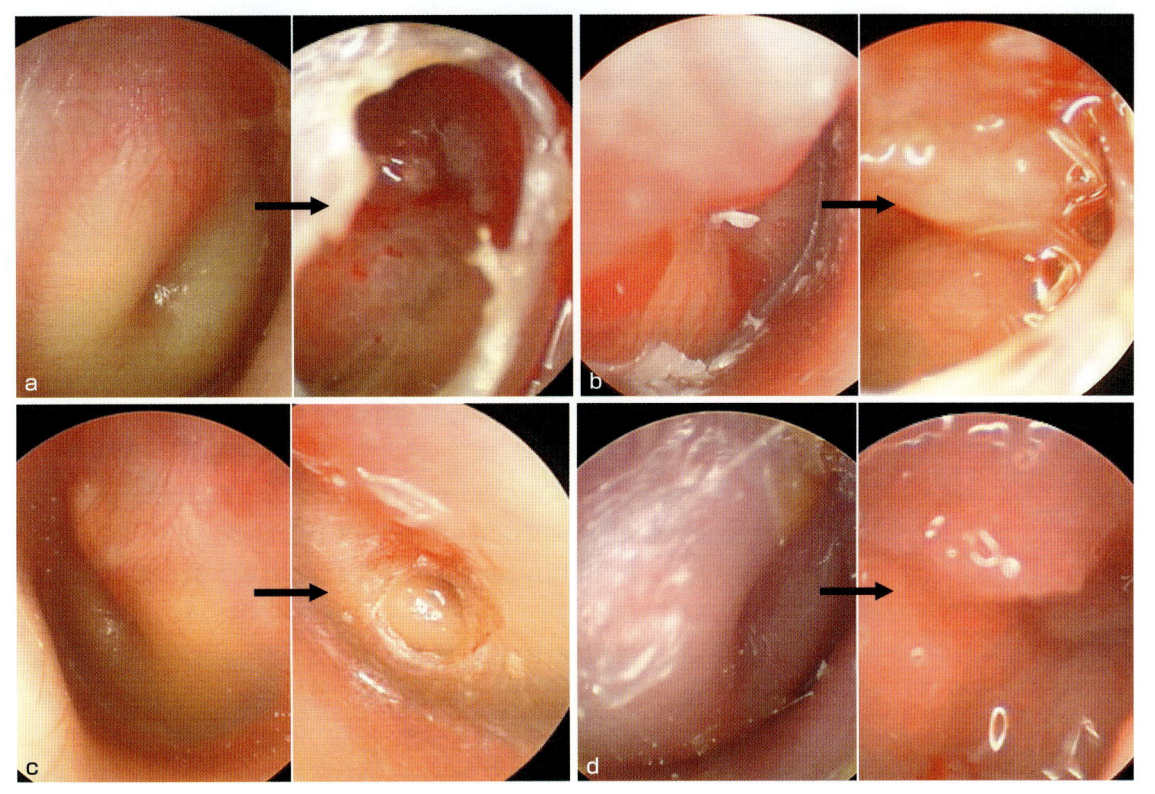

❸ **急性中耳炎所見**
a：単純急性中耳炎初期，b：急性中耳炎（PRSP）の中耳粘膜の浮腫，c：急性中耳炎（PRSP）の中耳粘膜の高度浮腫，
d：遷延性中耳炎の中耳粘膜．
PRSP：ペニシリン耐性肺炎球菌．

ない．
④鼓膜内視鏡を用いて継続的に中耳粘膜の変化を観察できる．
　切開直後から粘膜病態と耳管鼓室口の閉塞状況を内視鏡下に観察できる（❸）．
⑤保護者，患者本人へのインフォームドコンセントとして用いる．
　モニター画像で手術の全貌が確認できる．

切開における注意点

IMと異なり直達外力による危険はなくなる．

①熱エネルギーが岬角に直接届かないよう貯留液があることを確認する．
②卵円窓窩，正円窓窩方向に照射しないこと．
③切開が線維性鼓膜輪にまで及ばないこと．
④きわめて菲薄な鼓膜に対する照射は穿孔が遺残する可能性がある．

　その他の手術の内容については前項の「鼓膜切開術」（p.66）．

（上出洋介）

鼓膜換気チューブ留置術

鼓膜換気チューブ留置術とは

- 鼓膜換気チューブ留置術は，1954年にArmstrongが滲出性中耳炎に対する新しい治療方法として報告して以来，滲出性中耳炎の確実な治療方法として広く行われている手術手技である．その後，最近になって，急性中耳炎のうち，とくに難治性中耳炎（遷延性中耳炎[★1]や反復性中耳炎）に対する有効性が確認され，これらの中耳炎に対して幅広く行われるようになってきている．
- 鼓膜換気チューブ留置術の目的は，滲出性中耳炎の場合と難治性中耳炎の場合ではやや異なり，滲出性中耳炎の場合には，鼓膜換気チューブを通しての中耳腔の換気であり，難治性中耳炎の場合には，中耳腔の換気の前に，中耳腔の貯留液の中耳腔からの十分な排膿がその目的となる．また同時に中耳腔の換気による酸素化によって中耳腔粘膜の正常化もその目的の一つとなる．
- 鼓膜換気チューブ留置術の前段階としての耳鼻咽喉科的な手術療法として，鼓膜切開術があるが，この2つの手術手技にはさまざまな長所と短所がある．❶にこの2つの手術手技の主な長所と短所を示す[2]．

★1
ここでいう遷延性中耳炎とは抗菌薬治療により十分な改善が得られず，中耳貯留液が3週間以上持続する状態をさす．鼓膜所見が改善せず，鼓膜肥厚や粘膿性貯留液が認められることが多く，いわゆるsemi-hot earともよばれる状態である[1]．

❶鼓膜切開術と鼓膜換気チューブ留置術の長所と短所

	鼓膜切開術	鼓膜換気チューブ留置術
長所	急性中耳炎による疼痛，発熱からのすみやかな解放 急性中耳炎の起炎菌の同定および薬剤感受性が可能 薬剤耐性菌による急性中耳炎の場合，感染している細菌の菌量の減少により抗菌薬の効果発現を助長 点耳薬などの局所への抗菌薬の投与が可能 急性中耳炎から滲出性中耳炎への移行率の低下	急性中耳炎による疼痛，発熱からのすみやかな解放 急性中耳炎の起炎菌の同定および薬剤感受性が可能 薬剤耐性菌による急性中耳炎の場合，感染している細菌の菌量の減少による抗菌薬の効果発現を助長 点耳薬などの局所への抗菌薬の投与が可能 急性中耳炎から滲出性中耳炎への移行率の低下 鼓膜切開術の反復の回避 中耳腔からの十分な排膿とそれに続く中耳腔の十分な換気により約70～80％の症例で難治性中耳炎のコントロールが可能
短所	麻酔を行っても軽度の疼痛を伴う 早期に鼓膜切開孔が閉鎖した場合，中耳炎が反復し鼓膜切開術を反復しなければならない症例がある 鼓膜切開術後鼓膜に永久穿孔が残存する場合がある	長期にわたって留置した場合には，抜去後に鼓膜に永久穿孔が残存することがある 留置後感染を生じた場合，耳漏が長期にわたって生じることがある 水泳を行う場合には耳栓を必要とする

（宇野芳史．日耳鼻2005[2]より）

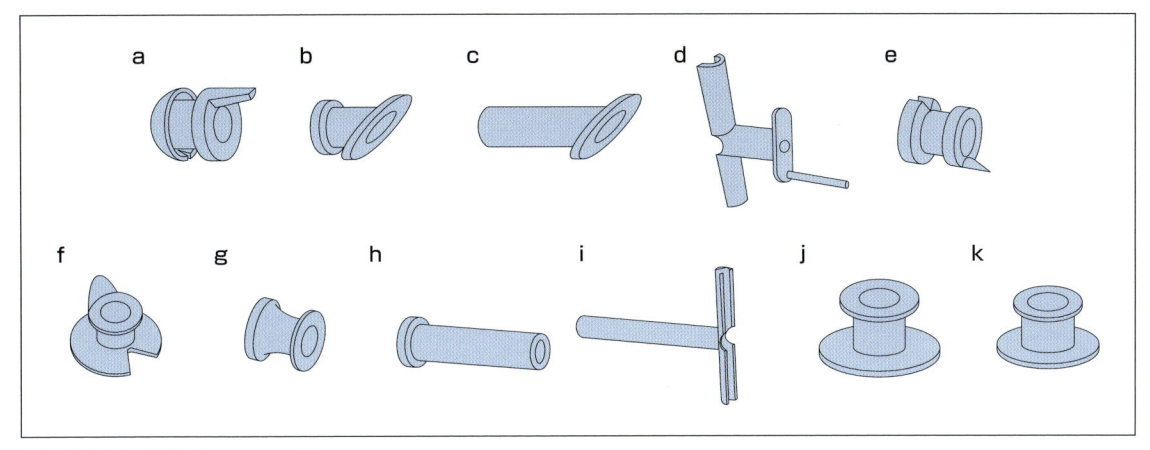

❷代表的な鼓膜換気チューブ
a：アンブレラ型またはスター型（短），b：アームストロング・グロメット型（中），c：アームストロング・ストレート型（中），d：Goode T-グロメット型（長），e：パパレラⅠ型（短），f：パパレラⅡ型（長），g：シェパード・グロメット型（短），h：ストレート型（短），i：Tチューブ（長），j：鼓膜ドレインBタイプ（長），k：鼓膜ドレインDタイプ（短）．
（短）は短期留置型，（長）は長期留置型を示す．

（林　達也．急性中耳炎治療入門．金原出版；2009[3）] より）

鼓膜換気チューブの種類

- 鼓膜換気チューブには，形状，材質などにさまざまなものがあるが，一般的には，その目的とする留置期間により，大きく長期留置型と短期留置型の2種類に分類される．
- 代表的な鼓膜換気チューブを❷に，鼓膜換気チューブの名称と分類を❸に示す[3)]．
- 短期留置型と長期留置型の鼓膜換気チューブの長所および短所を❹に示す．
- 短期留置型および長期留置型の鼓膜換気チューブの各々のなかでどのチューブを使用するかは，鼓膜換気チューブ留置術を施行する術者の好みや慣れにより選択されることが多いが，同じ留置期間の鼓膜換気チューブのなかでも長所，短所があり，そのことも考慮に入れてチューブの選択を行うことが望ましい．

外耳道狭小，彎曲例に対する鼓膜換気チューブ留置術

- 鼓膜換気チューブ留置術の困難例には，留置する患児の協力が得られない症例はもちろんであるが，そのほかに，外耳道の極端に狭い症例や外耳道が彎曲している症例がある．
- 鼓膜を通常どのようにして観察しているかにもよるが，通常の診察時と鼓膜換気チューブ留置術施行時の患児の頭位が異なる場合[★2]には，鼓膜の見え方が変わることがあり注意を要する．
- 診察時には鼓膜がはっきりと観察できていた症例が，鼓膜換気チューブ留置術施行時には思いのほか外耳道が狭小であったり，彎曲していたりしてとま

★2
診察時には診察椅子あるいは親の膝の上に座位で，鼓膜換気チューブ留置術施行時にはベッドに仰臥位で．

❸鼓膜換気チューブの名称と分類

チューブ名称	考案者	形状分類	付加形状	留置期間	鼓室内フランジ径	備考
アームストロング・ストレート型	Armstrong	ストレート型	―	中間	3.5 mm	鼓室内フランジが鼓膜の角度に合わせて斜めにカットされている
アームストロング・グロメット型	Armstrong	グロメット型	―	中間	3.5 mm	
シェパード・グロメット型	Shepard	グロメット型	ワイヤー付き	短期	2.4 mm	鼓室内フランジが小さくその形状と相まって外耳道の狭い低年齢小児にも挿入しやすい
			テール付き			
			なし			
パパレラⅠ型	Paparella	Ⅰ型		短期	2.4 mm	鼓室内フランジの切れ込み部分を切開孔に差し込み回転させて挿入
パパレラⅡ型	Paparella	Ⅱ型		長期	4.4 mm	
鼓膜ドレインBタイプ（高研）	―	B型	糸付き	長期	4.0 mm	フランジは薄く柔らかく変形しやすいため長期留置型であるが挿入が容易
			なし			
鼓膜ドレインDタイプ（高研）	―	D型	糸付き	短期	3.0 mm	

正確な名称で表現しないとある特定のチューブを意味しない．シェパード・グロメット型チューブを慣用的にグロメット型チューブと省略することが多いが，グロメット型の名称はアームストロング・グロメット型，Goode T-グロメット型など複数のチューブで用いられている．各チューブの臨床上の特徴は形状に由来する．

(林 達也．急性中耳炎治療入門．金原出版；2009[3]）より）

❹短期留置型と長期留置型の鼓膜換気チューブの長所および短所

	短期留置型	長期留置型
長所	挿入しやすい 鼓膜に永久穿孔が残りにくい 抜去の必要がない	自然脱落しにくい 長期に安定して留置できる
短所	自然脱落しやすい 長期に安定して留置できない	抜去が必要 挿入しにくく慣れが必要 鼓膜に永久穿孔が残りやすい

どう症例もあり注意を要する．このような症例に対して鼓膜換気チューブ留置術を施行する場合には，慣れないうちは全身麻酔下に施行するのがよい．その場合，座位での鼓膜の見え方と，仰臥位での鼓膜の見え方の違いにも注意し，その後，局所麻酔下に鼓膜換気チューブ留置術を施行するときの参考にするのがよい．

- 局所麻酔下での鼓膜換気チューブ留置術の施行に慣れてくると，外耳道の狭小例や彎曲例に対しても，比較的容易に鼓膜換気チューブ留置術を施行できるようになる．
- 乳幼児の外耳道は成人と比較して，可動性があり，耳介を後方に牽引することで彎曲していた外耳道が直線に近くなり，鼓膜の観察および鼓膜換気チューブ留置術が容易になる症例もある．

乳幼児では耳介を後方に牽引してみるとよい

鼓膜換気チューブ留置術時の麻酔方法について

- 大きく分けると局所麻酔と全身麻酔がある．
- 成人の場合はほぼ全例で局所麻酔下に施行する．小児の場合も，大半の症例においては局所麻酔下に施行するが，症例によっては全身麻酔下に施行しなければならない症例も存在する．
- 患児の協力が得られず，鼓膜換気チューブ留置術を施行する際に危険が伴うような症例が全身麻酔の適応となる．
- 外耳道狭小例や彎曲例では，鼓膜換気チューブの挿入時にやや困難を伴うが，慣れるに従い，局所麻酔下での鼓膜換気チューブ留置術は可能となる．
- 局所麻酔の方法としては，イオン浸透式鼓膜麻酔（イオントフォレーゼ）が可能であれば，イオン浸透式鼓膜麻酔で鼓膜換気チューブ留置術を施行するが，困難な症例では，ツェンテール麻酔★3あるいは8％キシロカイン®スプレーによる鼓膜麻酔により施行する．

★3 ツェンテール麻酔
ツェンテール液30g
- 液状フェノール 10 mL
- テーカイン 5 g
- l-メントール 5 g
- グリセリン 10 mL

難治症例への鼓膜換気チューブ留置術

■ 反復性中耳炎

- 反復性中耳炎とは，小児急性中耳炎診療ガイドラインによれば，「過去6か月以内に3回以上，12か月以内に4回以上の急性中耳炎に罹患した症例である」と定義されている[4]．
- 反復性中耳炎の原因は，罹患児の免疫学的未熟性に原因があるとされており，反復性中耳炎の病態は，大きく2つに分類される．単純性の急性中耳炎を繰り返すタイプと，滲出性中耳炎に罹患している患耳が急性増悪として単純性の急性中耳炎を繰り返すタイプである．
- 反復性中耳炎のリスクファクターとしては，低年齢，起炎菌の耐性化，罹患者の免疫能，生活・環境要因が提唱されている．このような反復性中耳炎の治療としては，耐性菌に対する適切な抗菌薬投与，肺炎球菌ワクチン，漢方補剤（十全大補湯），鼓膜換気チューブ留置術，集団保育の中止と母乳栄養などが有効であるとされている．
- 鼓膜換気チューブ留置術は，反復性中耳炎のうち，とくに滲出性中耳炎に罹患している患耳が急性増悪として単純性の急性中耳炎を繰り返すタイプに有効である．このタイプの反復性中耳炎は，治療のまず第一歩として，滲出性中耳炎を改善することであり，それには，鼓膜換気チューブの留置がいちばん有効であるからである．この場合，留置する鼓膜換気チューブは長期留置型がよく，期間としては1年ぐらい留置しておくのがよい．
- 滲出性中耳炎症例に対する鼓膜換気チューブ留置術の目的は，耳管機能の改善による中耳腔の換気であり，また，滲出性中耳炎が年齢依存性の疾患であることから，短期留置型の鼓膜換気チューブを用いた場合には，耳管機能の改善が不十分であり，鼓膜換気チューブ脱落後に再び滲出性中耳炎を生じる

反復性中耳炎の滲出性中耳炎合併型では長期留置型がよい

- ことが多いためである．
- この場合，鼓膜換気チューブの留置期間が長期にわたるため，就学児童の場合水泳が問題となるが，基本的には，鼓膜換気チューブ留置期間中に水泳をしても水泳を禁止しても耳漏の出現頻度には差がないという報告が多く，鼓膜換気チューブ留置耳に耳栓をして水泳を許可している．
- 鼓膜換気チューブ留置後は，自然脱落するまで放置しておくという報告もあるが，長期留置型の鼓膜換気チューブはつばが広く自然脱落しにくいため，抜去しない場合に自然脱落しない症例も多く，1年以上の長期にわたり鼓膜換気チューブを留置した場合には，永久的な鼓膜穿孔が残存する割合が高くなり，後に鼓膜形成術を施行しなければならなくなるので注意を要する．

■ 遷延性中耳炎

遷延性中耳炎では短期留置型がよい

- 遷延性中耳炎の原因としては，感染している細菌に対する不十分な抗菌薬治療であるといわれている．
- 罹患児が免疫学的に未熟であることは少なく，感染している細菌が耐性菌であることが多く，感受性のある抗菌薬の十分な投与が必要となる．
- 鼓膜の状態はいわゆる semi-hot ear，すなわち鼓膜の発赤や鼓膜の肥厚が認められ，通常の鼓膜切開術では，切開孔がすぐに閉鎖し中耳腔からの排膿が不十分になりやすい．このような症例に対しても，鼓膜換気チューブ留置術は有効である[★4]．

★4
その理由としては，鼓膜換気チューブの留置中は中耳腔からの十分な排膿が得られ，十分な排膿が終了した後には，反対に鼓膜換気チューブを通して中耳腔の換気が得られるためである．

- このような症例に対する鼓膜換気チューブは短期留置型で十分であり，留置期間も1～2か月程度で十分である．
- 遷延性中耳炎に対する鼓膜換気チューブ留置術の目的は，中耳腔からの排膿とそれに引き続く中耳腔の換気だけではない．
- 中耳腔の換気により，中耳腔の酸素化が得られ，それにより中耳腔粘膜の正常化，中耳に感染している細菌，とくに *Streptococcus pneumoniae* の病原性の低下が得られることも鼓膜換気チューブ留置術の目的となる．
- 短期留置型の鼓膜換気チューブは，自然脱落することが多く，人工的に抜去が必要な症例は少ない．また，留置期間が短期のため，脱落あるいは抜去後，鼓膜に永久穿孔が残存することは少ない．
- 脱落あるいは抜去後に中耳炎が再発することもあり，その場合には，再び鼓膜換気チューブ留置術を施行しなければならない症例もある．鼓膜換気チューブの留置中に，どのような症例が，鼓膜換気チューブ抜去後に鼓膜および中耳腔が正常化するのか，あるいは中耳炎が再発し，鼓膜換気チューブを再挿入しなければならないのかを判断するのは難しく，鼓膜換気チューブの脱落あるいは抜去後に経過観察を行い判断しなければならない．

■ 癒着性中耳炎

- 癒着性中耳炎は，一般的には，さまざまな中耳炎の最終段階で多くの症例では，耳漏を認めず，乾燥耳であることが多い．しかし，症例によっては耳漏

- を認めるものもあり，また，経過観察中に真珠腫性中耳炎に移行する症例も認められる．
- 癒着性中耳炎は，その癒着部位および癒着範囲から全面癒着型と部分癒着型に分類される．また，癒着鼓膜は，菲薄化している場合と肥厚している場合がある．癒着性中耳炎は耳管機能不全を伴う場合が多い．
- 癒着性中耳炎の治療方法は大きく分けて2通り考えられる．一つは，さまざまな中耳炎の最終段階で耳漏もなく落ち着いており，伝音難聴の程度も軽度の場合には経過観察を行うことが多い．一方，耳漏があり，中耳炎の炎症が活動性の場合や高度の伝音難聴の場合には手術適応となる．また，内耳障害や真珠腫への移行などの合併症の予防を目的として手術を行う場合もある．
- 他の慢性中耳炎の手術の場合と異なり，通常の鼓室形成術だけ行った場合には鼓膜の再癒着を生じ，術前と同じ鼓膜の状態となることが多い．とくに癒着鼓膜が菲薄化している場合には，癒着している鼓膜を剥離した場合，鼓室の粘膜を残すことが難しく，骨面が露出する場合があり，この場合には再癒着を生じやすくなる．
- このような症例では，鼓室形成術施行時に，中耳腔にシリコーンプレートを挿入したり，軟骨で鼓膜を形成したりして，鼓膜の再癒着を防止すると同時に，中耳腔の形成を図る場合がある．またそのような手術時の工夫の一環として，鼓膜の再陥凹あるいは再癒着の防止を目的として鼓膜換気チューブを留置する場合もある[★5]．

好酸球性中耳炎

- 好酸球性中耳炎の病態としては，好酸球由来の組織障害性蛋白であるECP[★6]などにより中耳粘膜の炎症を惹起し，また，好酸球の遊走や活性化に関与するIL-5などによりさらなる好酸球の集簇を促進し，非常に強い好酸球性炎症が形成されると考えられている[5]．
- 好酸球性中耳炎には，単純穿孔型，滲出性中耳炎型，鼓膜膨隆型，感音難聴進行型に分類される．単純穿孔型を除き，とくに滲出性中耳炎型に対する鼓膜換気チューブ留置術の目的は，鼓膜換気チューブによる単なる中耳腔の換気ではなく，鼓膜換気チューブを通しての中耳腔への薬剤の注入である．
- 使用する薬剤は，ステロイド薬としてベタメタゾンリン酸エステルナトリウムとトリアムシノロンアセトニド，また，ステロイド薬の補助薬としてヘパリン製剤が用いられている．
- 中耳腔への注入方法は，通常は，1mLの注射器に粘膜針あるいはカテラン針を付けて注入するが，鼓膜換気チューブを挿入することにより，注入，洗浄，吸引が容易となる．
- 最近では，レーザーによる鼓膜開窓術により鼓膜換気チューブ留置術の代用とすることもある．
- 症例によっては，中耳腔の貯留液がニカワ状になっており，鼓膜換気チューブやレーザーにより作製した鼓膜の開窓孔が容易に閉塞する場合もあり注意

癒着性中耳炎は全面癒着型と部分癒着型に分類される

★5
この場合の鼓膜換気チューブは長期留置型を用い，できる限り長期間にわたって留置すべきであり，自然脱落するまで人工的に抜去することはしない．しかし，鼓室の粘膜によりブロックを生じたり，耳管との交通が悪くなったりすると，チューブを留置していても，部分的に癒着を生じることがあり注意を要する．

★6 ECP
好酸球カチオン蛋白
(eosinophil cationic protein).

作製した鼓膜の開窓孔の閉塞に注意を要する

❺鼓膜換気チューブのタイプ別選択

短期留置型	・1歳未満の乳幼児 ・初回の鼓膜換気チューブ留置術 ・秋～冬季の留置（自然脱落時期が春～夏になる） ・遷延性中耳炎症例 ・中耳腔の炎症が強く，鼓膜の肥厚が認められる症例
長期留置型	・2回目以降の鼓膜換気チューブ留置術 ・夏季でも鼓膜換気チューブ留置が必要な症例 ・兄あるいは姉が鼓膜換気チューブ留置例 ・乳突蜂巣発育不良例 ・年長児になっても中耳炎が反復する例 ・Down症などの免疫応答不良例 ・口蓋裂などの頭部顔面奇形がある例 ・反復性中耳炎のうち滲出性中耳炎の合併がみられる症例

を要する．

■ その他の症例の鼓膜換気チューブ留置術の適応と鼓膜換気チューブのタイプの選択

● 上に記載した疾患以外にも，鼓膜換気チューブ留置術の適応となる疾患や病態がある．その適応疾患と，どのタイプの鼓膜換気チューブを選択するかを❺に示す．

鼓膜換気チューブ留置による合併症とその対応について

■ 鼓膜換気チューブ留置による合併症

● 鼓膜換気チューブ留置による主な合併症には，留置中の耳漏，鼓室内への脱落，留置孔の拡大がある．またそれ以外に鼓膜，鼓室の石灰化，鼓膜の菲薄化，真珠腫形成などがあるが，その頻度について❻に示す[6]．

鼓膜換気チューブ留置中の耳漏

● 留置中に生じる耳漏の原因には，耳管経由で鼻咽腔から感染する場合と留置しているチューブ経由で外耳道から感染する場合がある．
● 耳管経由で感染を起こした場合には，その起炎菌は通常の急性中耳炎と同様で *S. pneumoniae*，*Haemophilus influenzae* が2大起炎菌であることが多い[★7]．この場合の治療としては，通常の急性中耳炎の治療と同じく抗菌薬の経口投与と抗菌薬の点耳による治療となる．また，鼓膜換気チューブが留置してあることにより，中耳腔の洗浄が可能であるため，外来での局所治療も有効である．
● チューブ経由で感染を起こした場合には，その起炎菌は通常の急性中耳炎と異なり，起炎菌の検索には細菌検査と薬剤感受性が必須となる．治療方法としては，通常の急性中耳炎の治療で用いられる抗菌薬の経口投与と抗菌薬の

★7
しかし，治療開始前に細菌検査と薬剤感受性検査が行われなければならない．

❻鼓膜換気チューブ留置による合併症

	合併症	(%)	チューブを挿入しない耳との比較
耳漏	一過性	16	
	再発性	7.4	
	慢性	3.8	
チューブ挿入中の続発症	チューブ閉塞	7	
	肉芽形成	5	
	早期脱落	3.9	
	チューブのずれ	0.5	
チューブ抜去後の続発症	鼓室硬化症	3.2	3.5倍（2.6〜4.9倍，control rate）
	局所萎縮	25	1.7倍（1.1〜2.7倍，control rate）
	retraction pocketの形成	3.1	
	真珠腫形成	0.7	2.6倍（1.5〜4.4倍）
	穿孔残存		3.5倍（1.5〜7.1倍）
	短期留置型チューブ	2.2	
	長期留置型チューブ	16.6	

(Kay DJ, et al. Otolaryngol Head Neck Surg 2001[6]より)

点耳による治療以外に，積極的な中耳腔の洗浄吸引が必要となることが多い．この場合の洗浄方法としては，抗菌薬や生理食塩水を用いた洗浄以外に過酸化水素水を用いた洗浄も有効である．
- しかしながら，このような外来治療，抗菌薬投与を行っても耳漏の停止を図ることができない症例もある．鼓膜換気チューブはそれ自体が人体に対して異物であるため，チューブの表面に細菌がバイオフィルム形成を行い，抗菌薬治療に対し抵抗を示す．この場合には，いったん留置しているチューブを抜去しなければならない．チューブを抜去した後には，比較的早期に鼓膜穿孔が閉鎖することが多いが，その場合には経過観察を行い，中耳炎が再発する場合には鼓膜換気チューブの再挿入を行う．

鼓室内への脱落
- 鼓膜換気チューブ留置中にまれに中耳腔にチューブが脱落することがある．
- この場合には脱落したチューブの摘出が必要となるが，症例によっては全身麻酔下での摘出を行わなければならない症例がある．
- 鼓膜換気チューブ留置中に適切かつ定期的に経過観察が行われていないと，チューブが中耳腔に脱落したのに気づかず，鼓膜穿孔が閉鎖してしまい，脱落したチューブの発見が遅れたり，そのまま経過観察されたりする場合もあり注意を要する．

留置孔の拡大
- 鼓膜換気チューブを留置しているうちに，留置している孔が徐々に拡大する症例も見受けられる．
- その原因としては，留置した鼓膜が元来菲薄化している場合や，留置したチューブの周囲に痂皮形成を起こし，そのために留置孔が拡大する場合が認め

られる．このような場合には，留置しているチューブを抜去し，その後の状態を経過観察する．
- 鼓膜穿孔がそのままの状態であったり抜去後も拡大したりする場合には鼓膜形成術を行う．また症例により鼓膜の石灰化が強かったり，鼓膜穿孔が非常に大きくなったりしている場合には，鼓室形成術が必要となる場合もある．

鼓膜形成術が必要になる場合がある

■ 鼓膜換気チューブ抜去後の合併症について

- 鼓膜換気チューブ抜去後の合併症の最も頻度が高いものには鼓膜穿孔の残存がある．またそれ以外には挿入していた鼓膜の肉芽形成を生じる場合もある．

鼓膜穿孔の残存

- 鼓膜換気チューブ留置術後の鼓膜穿孔は，ある一定の割合で起こるといわれており，その割合は，使用する鼓膜換気チューブにより異なり，長期留置型の鼓膜換気チューブでは10〜16％，短期留置型の鼓膜換気チューブでは1〜3％であるといわれている[7]．
- 鼓膜穿孔が残存した場合の対応は，鼓膜換気チューブを留置した症例疾患，残存穿孔の大きさなどにより異なる．
- 鼓膜穿孔が残存した場合には，基本的には鼓膜形成術あるいは鼓室形成術を行う．
- 対象症例が滲出性中耳炎であり，残存鼓膜穿孔が小穿孔の場合には，鼓膜形成術を行わずそのまま経過観察を行ったほうがよい症例もある．この場合，とくに耳管機能が改善していない場合には，残存した鼓膜の小穿孔が耳管機能の代役をしており，そのために中耳腔の換気が図られていると考えられ，このような症例で鼓膜形成術を施行した場合には，滲出性中耳炎が再発する場合があるからである．
- 対象症例が滲出性中耳炎であり，残存鼓膜穿孔が大穿孔の場合には，滲出性中耳炎再発のリスクファクター[★8]が消失していると考えられる症例では鼓膜形成術あるいは鼓室形成術を行う．
- 対象症例が難治性中耳炎（反復性中耳炎の滲出性中耳炎非合併型，遷延性中耳炎）の場合には，長期留置型ではなく短期留置型の鼓膜換気チューブを用いることが多く，鼓膜穿孔が残存する確率は少ない．この場合，鼓膜穿孔が残存した場合には，急性中耳炎の罹患が減少する年齢まで経過観察を行い，鼓膜形成術あるいは鼓室形成術を行う．

★8
鼓膜換気チューブの留置期間，中耳含気腔容積の大きさ，耳管機能，鼻すすりの習慣など．

鼓膜の肉芽形成

- 鼓膜換気チューブを挿入していた部位にチューブの抜去後に鼓膜の上皮化が進まず，肉芽形成を生じる場合がある．
- この場合には，外来で肉芽への処置を行う．肉芽への処置としては，肉芽を鉗子で切除したり，薬剤により焼灼したり，その両方を併用したりして治療

し，鼓膜の上皮化を促進する．
- このような処置を行うと，肉芽形成があった部分の鼓膜に小穿孔を生じたり，小穿孔が残存しておりその辺縁に肉芽形成が生じたりしている症例がある．その場合，肉芽の処置を確実に行うことで，鼓膜穿孔が閉鎖することが多く，鼓膜形成術あるいは鼓室形成術を行う必要は少ない．

まとめ

- 鼓膜換気チューブ留置術は，滲出性中耳炎，難治性中耳炎（反復性中耳炎，遷延性中耳炎）などに対して，外来で施行できる非常に有効な手術手技である．
- しかし一方で，鼓膜穿孔などの避けることができない合併症，後遺症があり，その適応症例，挿入期間，合併症が生じたときの対応など，施行前，施行中に計画的治療が必要な手術手技である．

（宇野芳史）

▶鼓膜換気チューブ留置術の患者説明例については，p.249参照．

引用文献

1) 山中　昇．小児急性中耳炎のマネジメント．東京：医薬ジャーナル社；2006．p.121.
2) 宇野芳史．リスクマネージメント―外来の処置と手術とインフォームドコンセント―鼓膜切開，換気チューブ留置術．日耳鼻 2005；108：38-41.
3) 林　達也．鼓膜換気チューブの選択（その1）．山中　昇編．急性中耳炎治療入門．東京：金原出版；2009．p.125-31.
4) 日本耳科学会，日本小児耳鼻咽喉科学会，日本耳鼻咽喉科感染症研究会編．小児急性中耳炎診療ガイドライン 2009年度版．東京：金原出版；2009.
5) 松原　篤．好酸球性中耳炎の最新治療―病型と重症度の観点から．JOHNS 2008；24：71-5.
6) Kay DJ, et al. Meta-analysis of tympanostomy tube sequelae. Otolaryngol Head Neck Surg 2001；124：374-80.
7) 武田純治ほか．長期留置型鼓室チューブの使用経験―小児滲出性中耳炎について．耳鼻臨床 1992；85：1579-84.

第1章 耳編

鼓膜穿孔閉鎖術

1989年に湯浅によって開発された，フィブリン糊を用いた鼓膜形成術（接着法)[1]により，侵襲の少ない術式での鼓膜穿孔閉鎖が可能になった．これを契機として，鼓膜穿孔閉鎖の治癒機転の詳細な観察が行われ，また閉鎖に用いる人工材料も進歩したことにより，中等度以下の大きさの鼓膜穿孔は外来処置用顕微鏡下での閉鎖が可能になった．

手術手技の大部分は接着法の応用であり，通常の鼓膜形成術を行うことができる術者であれば施行は容易である．しかしながら成功のポイントはその手術適応の決め方にある．

> 接着法による侵襲の少ない術式

> 手術適応の決め方が成功のポイント

手術適応と術前検査のポイント

- 適応は，外傷性鼓膜穿孔，慢性穿孔性中耳炎，鼓膜換気チューブ脱落後の鼓膜穿孔残存，形成鼓膜の術後再穿孔などである．
- 手術前に純音聴力検査，中耳内視鏡検査，耳X線検査を行う．耳漏がある場合は細菌培養検査を施行して，起炎菌を同定しておく[★1]．
- さらにパッチテストによる中耳機能検査を行い，聴力の利得を術前に確認しておく．

★1
感染症検査，生化学検査などは一般的には必要ないが，その施設の術前検査の基準に合わせて施行すればよい．

■ 外傷性鼓膜穿孔

- 外傷性鼓膜穿孔では，受診時に出血がみられる場合は止血処置をして局所が落ち着いてから，穿孔閉鎖を試みる．
- 小穿孔では，保存的に経過をみることにより1か月程度で自然閉鎖をすることもあるが，中等度以上の穿孔や穿孔縁の鼓膜上皮が中耳腔側にめくれこんでいる場合は穿孔の治癒が遅れることが多いので，早めの穿孔閉鎖が望ましい．
- 外傷性鼓膜穿孔では，それまでほとんどの例で正常であった聴力が突然に悪くなるので，早めに聴力を改善させたほうが患者の満足度は高くなる．
- 外傷性鼓膜穿孔には直達性損傷と介達性損傷があるが，直達性損傷の場合は異物が中耳腔へ迷入している可能性にも注意する．また外リンパ瘻などの内耳障害合併の有無にも注意する．
- 他者の行為が原因で外傷性鼓膜穿孔を起こした場合は，予後についての説明や診断書作成を求められることがあるので，受傷の状況は詳細に問診してカルテに記録しておくことが必要である．

> 穿孔閉鎖は早めに行うことが望ましい

- 幼児の場合は，保護者に受傷の状況を聞くとともに，体の他の部分に外傷がないかなどをさりげなくチェックし，幼児虐待の可能性を否定しておくことも重要である．
- 中耳炎を繰り返していて鼓膜が菲薄化している症例や，過去の穿孔後に再生した鼓膜の場合は穿孔の閉鎖が遷延したり，再穿孔を起こしやすい．また，このような症例は外傷性鼓膜穿孔を起こしやすいともいえる．
- 年齢は同意が得られれば7歳から可能であるが，小児では手術への理解度，協力度は個人差が多いので，局所麻酔下で行うことと，処置中に動かないでいることを十分に納得させる必要がある．

幼児では虐待の可能性をチェックする

■ 慢性穿孔性中耳炎

- 慢性中耳炎では，耳漏が少なくとも過去3か月はみられないことが必要である．穿孔の大きさは中等度までで，穿孔がツチ骨柄まで及んでいるような症例は望ましくない．
- 聴力検査では気導骨導差が15 dB以内のものが望ましい[★2]．パッチテストで聴力利得が得られない場合は鼓室形成術を考慮する．
- 鼓膜の石灰化が強い症例や穿孔の位置がツチ骨前方にあったり，鼓膜輪にかかっている症例は穿孔閉鎖が難しい．
- また外傷性鼓膜穿孔と同様に鼓膜が菲薄化している症例では穿孔閉鎖処置による人工材料補填の刺激によりかえって穿孔が拡大する症例もあり，また再穿孔が起きやすいので注意が必要である．
- 適応年齢は，側頭骨の乳突蜂巣発育が成人に近くなり，急性炎症を起こしにくくなる10歳以上が望ましい．

穿孔の大きさは中等度まで

[★2] 骨導聴力が50 dB以上低下している症例では，穿孔が閉鎖したとしても聴力利得の実感が得られにくい．

適応は10歳以上が望ましい

■ 鼓膜換気チューブ留置後の鼓膜穿孔残存

- 鼓膜換気チューブ脱落後に穿孔が半年以上残存した場合は，穿孔閉鎖処置を考える．ただし小穿孔で聴力にあまり問題がない場合は，穿孔閉鎖処置により潜在的な中耳・耳管換気能の低下が顕在化し，滲出性中耳炎が再発する可能性も十分に考慮し適応を決める．
- 年齢では，10歳以下は滲出性中耳炎を再燃する可能性があるので，穿孔閉鎖処置をせずに経過観察をしたほうがよい．

■ 形成鼓膜の術後再穿孔

- 鼓室形成術や鼓膜形成術を施行した後に，形成鼓膜の一部が再穿孔を起こすことがある．
- 術後数週間以内であれば，移植材料と残存鼓膜のあいだに人工材料を充填することにより，穿孔を閉鎖することが可能である．
- 術後数か月が経過して穿孔が生じた場合は，慢性中耳炎と同じような基準で手術適応を決めるが，再生鼓膜は菲薄化していることが多いので，穿孔閉鎖処置は慎重に行う必要がある．

術後数週間以内なら人工材料にて閉鎖可能

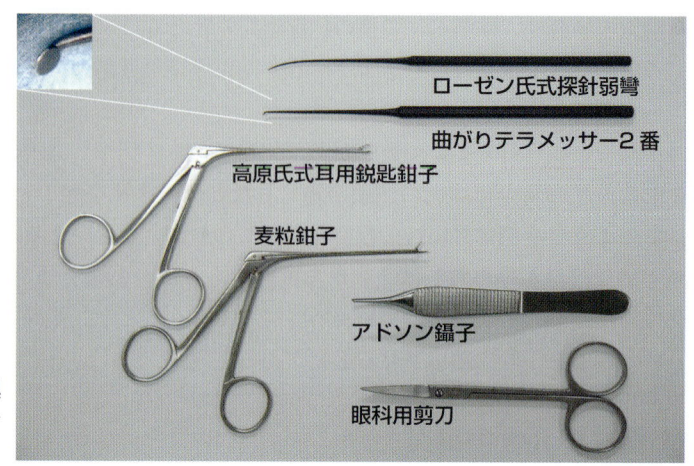

❶ 鼓膜穿孔閉鎖術に使用する器具
アドソン鑷子と眼科用剪刀は人工材料の加工に用いる.

ローゼン氏式探針弱彎
曲がりテラメッサー2番
高原氏式耳用鋭匙鉗子
麦粒鉗子
アドソン鑷子
眼科用剪刀

手術の進め方

■ 術前準備と消毒方法

- 患者の体位は通常の診察時と同じようにユニット治療椅子にて座位で行うが,患側耳が術者の正面にくるように頸部を捻転する.顕微鏡の可動範囲によっては,頭部のみ患側を上に向けた仰臥位でもよい.
- 通常の局所麻酔手術のような酸素分圧,血圧測定と心電図のモニター,輸液ルートの確保などは必要ないが,急変時に対応できるように準備しておいたほうがよい★3.
- 生理食塩水や薄めたポビドンヨード液などに浸した清潔綿棒で外耳道と鼓膜穿孔周囲を清拭,消毒する.消毒液のなかには内耳毒性をもつものがあるので,鼓室に流入しないように注意する.
- 穿孔を通して消毒液が中耳腔に流入した可能性がある場合には,生理食塩水でよく洗浄する.外傷性鼓膜穿孔で出血や凝血塊がついている場合は,取り除いておく.
- 手術器具(❶)と鼓膜閉鎖に用いる人工材料はすべて滅菌処理をしておくが,手術前の滅菌水による手洗い消毒,滅菌グローブの装着までは必要ない.

■ 麻酔方法

- 綿球をほぐして短冊状にしたものにテーカイン®鼓膜麻酔液★4を浸透させ,それを数片,穿孔周囲の鼓膜面に密着させる(❷).鼓室に薬液が入らないように注意する.
- 15分くらいそのまま放置して表面が白濁したら,麻酔が完了である.前述のように局所麻酔薬の注射は行わない.

★3
局所麻酔の注射は打たないので,迷走神経反射の予防のためのアトロピン硫酸塩(硫酸アトロピン®)の皮下注射は必要ない.また術前の鎮静薬投与もとくに必要はない.

★4
グリセリン10mLにテーカイン®(塩酸p-ブチルアミノ安息香酸ジエチルアミノエチル)5g,フェノール10mL,l-メントール(結晶)5gを加え,よく撹拌し溶かして遮光した気密容器に保存する.

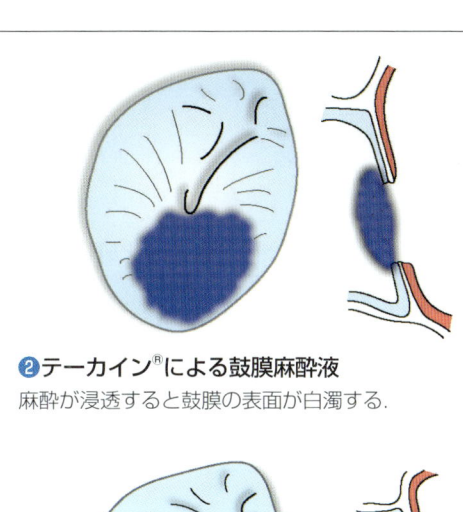

❷ **テーカイン®による鼓膜麻酔液**
麻酔が浸透すると鼓膜の表面が白濁する.

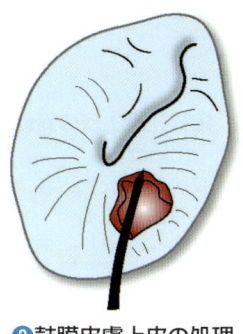

❸ **鼓膜皮膚上皮の処理**
鼓膜皮膚上皮が鼓室側にめくれこんでいる場合は, ローゼン針などで外耳道側に戻しておく.

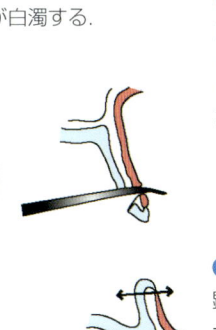

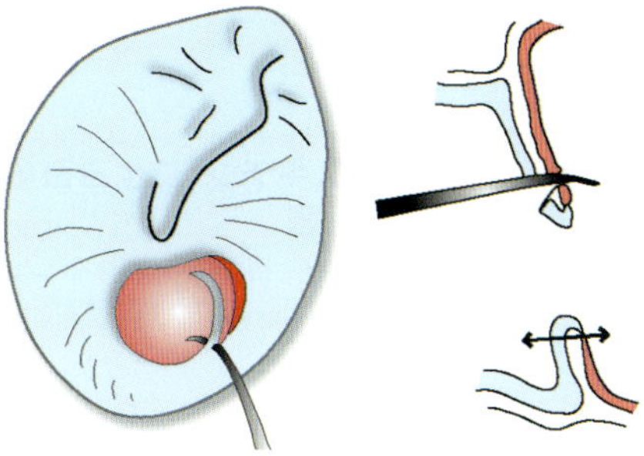

❹ **穿孔辺縁の処理**
顕微鏡下に鼓膜穿孔の辺縁にローゼン針を穿刺し, そのまま半周ずつ回転させる.

★5 **ベスキチン®**
紅ズワイガニの甲羅から抽出された N－アセチル－D－グルコサミンを主成分とする高分子アミノ配糖体から作られた創傷被覆材である. 鼓膜穿孔の閉鎖材料には W-T 型が使いやすい.

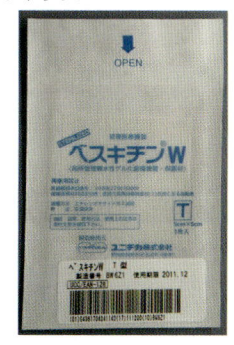

★6 **テルダーミス®**
仔牛真皮のコラーゲンを精製し, 抗原決定基を含むテロペプチドを除去して得られた可溶性アテロコラーゲンを不織布とした膜状物質である. シリコーン膜付きのものもあるが付いていないもののほうが加工しやすい.

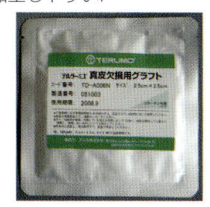

■ 穿孔閉鎖材料を選ぶ

- 鼓膜穿孔閉鎖の人工材料としては, ベスキチン®やテルダーミス®(真皮欠損用グラフト)がある.
- ベスキチン®★5 は抗原性が少なく, 創傷治癒過程において組織球の誘導, 線維形成作用と表皮や肉芽の形成を促進する作用がある.
- テルダーミス®★6 は, 浅い皮膚欠損創, 熱傷, 剥離皮膚, 口腔粘膜欠損部などの修復に使われる.
- 最近では自己血清点耳液を移植材料に併用して治癒の促進を図る方法[2]もある.

■ 穿孔閉鎖手技の実際

- 鼓膜皮膚上皮が鼓室側にめくれこんでいる場合は, ローゼン氏式探針弱彎(ローゼン針)などで外耳道側に戻しておく(❸).
- 顕微鏡下に鼓膜穿孔の辺縁より 0.5～1 mm ほど内側にローゼン針を穿刺し, そのまま半周ずつ回転させる(❹).
- 索状となった辺縁上皮を高原氏式耳用鋭匙鉗子で掴み, 全周性に除去する. この操作により鼓室側に回り込んだ鼓膜皮膚層を確実に除去する. 曲がりテラメッサー2番で鼓膜の粘膜面を全周性に処理し, raw surface にする(❺). この操作を丁寧に行うことが成功のポイントである.
- 時に穿孔縁から少量の出血がみられることがあるが, アドレナリン液に浸し

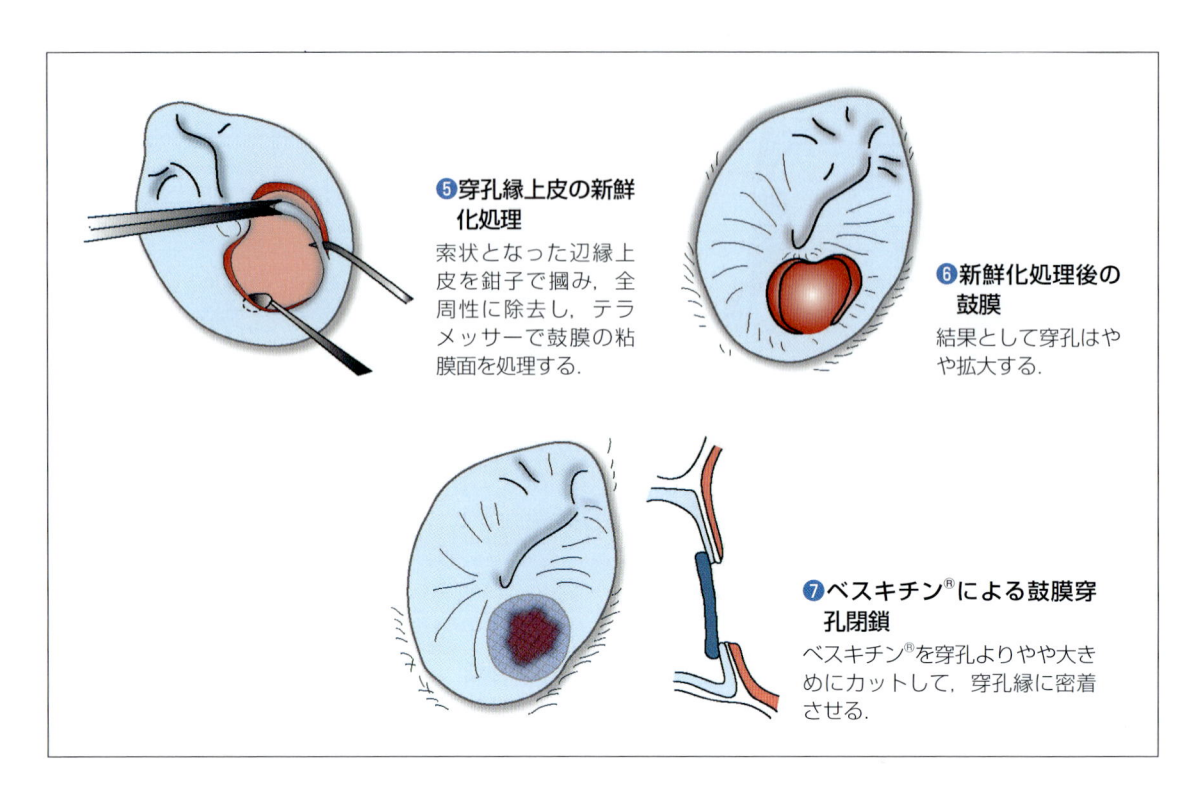

❺ 穿孔縁上皮の新鮮化処理
索状となった辺縁上皮を鉗子で摑み，全周性に除去し，テラメッサーで鼓膜の粘膜面を処理する．

❻ 新鮮化処理後の鼓膜
結果として穿孔はやや拡大する．

❼ ベスキチン®による鼓膜穿孔閉鎖
ベスキチン®を穿孔よりやや大きめにカットして，穿孔縁に密着させる．

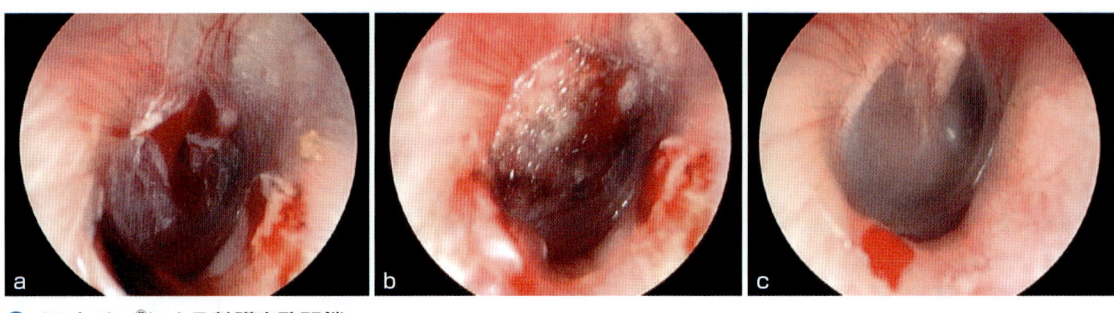

❽ ベスキチン®による鼓膜穿孔閉鎖
外傷性鼓膜穿孔症例に対するベスキチン®使用例．
a：直達性損傷による鼓膜裂傷，b：ベスキチン®で修復した直後，c：術後1か月後には穿孔閉鎖した．

た小綿球で軽く圧迫するとたいていは止血する．結果として穿孔はやや拡大する（❻）．
- ベスキチン®を用いる場合は，穿孔よりやや大きめにカットして，生理食塩水または抗生物質点耳液，抗生物質軟膏などをつけて，湿らせてからローゼン針で穿孔縁に密着させる（❼，❽）．
- テルダーミス®を用いる場合はやはり鼓膜穿孔よりひとまわり大きめにカットして鼓膜の穿孔縁を挟み込むような形で穿孔部位に充塡するとよい．トリミングしたテルダーミス®片を抗生物質点耳液に軽く浸してやわらかくしてから，耳用膝状鑷子でつまんでいったん鼓室内に挿入する．
- 挿入したテルダーミス®片を吸引嘴管や麦粒鉗子などで引き上げ，穿孔縁の

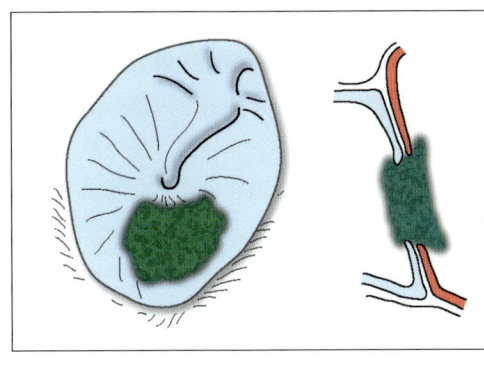

⑨ テルダーミス®による鼓膜穿孔閉鎖
テルダーミス®を穿孔縁を挟み込むような形で充塡する.

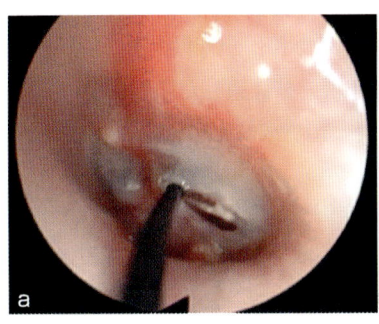

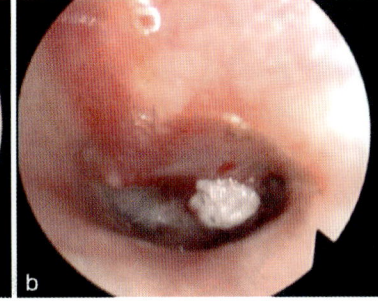

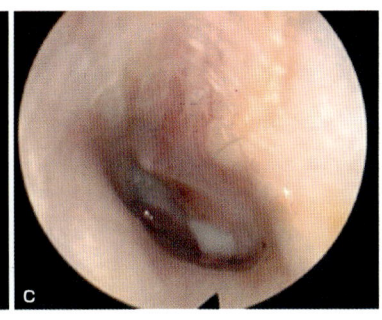

⑩テルダーミス®による穿孔閉鎖
慢性中耳炎症例に対するテルダーミス®使用例.
a：鼓膜穿孔辺縁の新鮮化処置，b：テルダーミス®を充塡，c：術後1週目の所見.

内側に全周性に密着させる．ポイントは移植片が穿孔縁より外耳道側にやや盛り上がった形にすることである（⑨，⑩）．
- 穿孔が大きな場合にはまず，前方を接着固定させ，その後に後方を接着するとよい．この操作は接着法のときに行う移植材料の充塡とほぼ同じである．残存した鼓膜皮膚層を鉗子やローゼン針で中心部に寄せて，なるべくテルダーミス®を被覆しておくとよい．
- 新鮮化した鼓膜辺縁からの少量の出血を血糊として利用し，接着を行う．人工材料の充塡後には余分な血液は綿棒などで丁寧に取り除いておく．多すぎる凝血塊は穿孔閉鎖の治癒過程を阻害する．
- 外耳道が狭窄あるいは彎曲していて，前方の穿孔縁が明視下におけない症例があるが，その場合は中耳内視鏡を併用する★7．
- 内視鏡は左手で保持し，外耳道の1点に固定して画像がブレないようにする．内視鏡の画面は広角で視野は広いが，周辺画像が若干ゆがみ，また立体視ができないので注意が必要である★8．

■ 術後処置

- 術後数日間，感染予防のための抗生物質を経口投与する．術後5～7日目に再診して，鼓膜の状態を確認する．移植材料がずれている場合は修正する．
- 時に微量な出血が続いたり，感染を起こして耳漏が生じる場合があるので，

★7
外径が2mm以下の内視鏡なら，CCDで得られた画像をモニターに映し，術野を観察しながら一連の手術操作ができる．顕微鏡使用の場合でも耳鏡を保持するため片手操作となるので，慣れれば顕微鏡下と同じ操作が可能である．

★8
内視鏡の曇り止めには腹腔鏡下手術用に開発されたウルトラストップ®（シグマファーマシー）がよい．

⓫鼓膜穿孔閉鎖術の手術成績

疾患	分類	手術耳	閉鎖耳	閉鎖率
外傷性鼓膜穿孔	新鮮例	32	28	88
	陳旧例	8	4	50
	小計	40	32	80
慢性中耳炎	初回例	54	42	78
	術後例	14	8	57
	小計	68	50	74
合計		108耳	82耳	76％

（浦野耳鼻咽喉科医院2002年4月〜2010年3月）

その場合は早めに受診するように患者に説明しておく．このような場合は移植材料が生着しないことが多いので，いったん除去して後日，再施行することも考慮する．
- 手術が成功すると1か月以内に上皮化が完了する症例が多い．

術後成績 ⓫

- 外傷性鼓膜穿孔はこの術式により80％以上は3か月以内に閉鎖する．受傷後1か月以内の新鮮例では88％と穿孔閉鎖率は高いが，受傷後6か月以上を経過した陳旧例で耳漏を繰り返し，慢性中耳炎化したものでは50％と治療成績が悪化する．
- 慢性中耳炎では全体で74％の穿孔閉鎖率である．初回手術例は78％と，比較的良好な閉鎖率であるが，術後の再穿孔症例では57％と成績が悪化する．これには鼓膜や中耳粘膜の慢性炎症状態などが関与すると思われ，術後症例は鼓膜再生の自然治癒力が低下しているものと思われる．
- 数回，この処置を行っても3か月以上，穿孔が閉鎖しない場合は，自家組織を用いた接着法か耳後切開による鼓膜形成術を考慮する．

> **ポイント**
> ①外来における鼓膜穿孔閉鎖術は適応を的確に決めることが重要である．
> ②残存鼓膜の状態を正確に把握して，鼓膜穿孔閉鎖の自然治癒機転を利用して閉鎖処置を行う．

（浦野正美）

▶鼓膜穿孔閉鎖術の患者説明例については，p.250参照．

引用文献

1) 湯浅　涼．簡易な鼓膜形成術—フィブリン糊を用いた接着法．耳鼻咽喉科・頭頸部外科 1989；61：1117-22．
2) 欠畑誠治ほか．自己血清点耳液を用いた鼓膜穿孔閉鎖術．耳鼻咽喉科・頭頸部外科 2008；80：832-7．

第 1 章　耳編

鼓膜形成術（接着法）

鼓膜形成術（接着法）とは

- 鼓膜形成術（接着法）は，鼓膜穿孔に対する鼓膜形成術（myringoplasty）の一術式として開発された[1]が，鼓膜への操作そのものは経外耳道的に行う低侵襲な術式であるため，外来手術の良い適応である．
- 鼓膜穿孔を閉鎖することにより難聴の改善や耳漏の抑制が可能であり，補聴器装用が必要な場合でも，耳漏の抑制によりその装用感が改善される可能性もある．これらの効果が本外来手術で期待できるのであるから，非常に有用な手術といえる．
- 本手術のコンセプトは，経外耳道的に鼓膜穿孔へ自家結合組織を挿入し，underlay法で穿孔を閉鎖する（❶）．結合組織は耳後部の小切開（2〜3cmほど）から局所麻酔下に採取する．
- 鼓膜穿孔を認める症例が対象となりうるが，以下に示すような条件から手術の適応を判断する．

> 難聴の改善，耳漏の抑制が期待できる

> 適応の正しい判断が本術式成功の大きなポイントである

手術適応

- 基本は，鼓膜穿孔を認め，鼓膜以外の鼓室・中耳腔に操作を加える必要のない，慢性穿孔性中耳炎・外傷性鼓膜穿孔・鼓膜換気チューブ留置後の穿孔残存症例である．そのなかで，下記条件をおおむね満たすことが望ましい[★1]．

★1
本術式の経験が少ない術者でも成功率を上げるために，ここでは少々厳しい条件にしてある．本術式の経験を積んだ後に，各自の判断で適応を拡大することも可能である．

■ 外耳道・鼓膜の形態

- まず，経外耳道的に鼓膜穿孔全体を観察できることが必要である．そのうえ本術式は経外耳道的に操作することから，外耳道が狭窄していない症例のほうが操作しやすく成功しやすい．
- 穿孔縁が前方・下方の鼓膜輪やツチ骨柄に接していないほうが，また鼓膜上の石灰化が穿孔縁に近くないほうが，「手術の流れ／鼓膜穿孔の操作」（p.98）で後述するような穿孔縁の処置を行いやすい．前方・下方の鼓膜輪に穿孔縁が接していたり，鼓膜上の石灰化が穿孔縁に近いと，それらの部分の処置が不十分になりやすく穿孔が残る

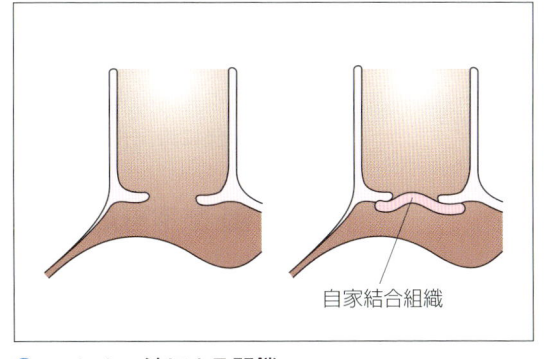

❶ underlay法による閉鎖
自家結合組織を鼓膜穿孔から鼓室内に挿入し，穿孔を閉鎖する．

自家結合組織

鼓膜形成術（接着法） 93

ことがある．

■ 耳漏
- 耳漏を認めないことが基本である．もし耳漏を認めても，手術までに制御できれば支障ない[★2]．鼓室内からの耳漏により，再穿孔が生じたり，感染の影響で結合組織が壊死に陥り生着が悪くなることがある．

■ 側頭骨 CT 所見
- 鼓室・中耳腔に清掃すべき軟部組織陰影を認めないこと．たとえば，鼓室内の陰影（耳漏に関連する可能性）や骨破壊を伴う陰影（真珠腫の可能性）など．
- 耳小骨連鎖の離断，耳小骨周囲の軟部組織陰影や硬化病変など，耳小骨操作を必要とするような所見を認めないこと．

■ 聴力検査
- 気骨導差が大きくないに越したことはないが，少々の気骨導差があっても鼓膜穿孔へのパッチによって気骨導差が小さくなれば支障ない（パッチ利得あり）．

■ その他適応に関する疾患ごとの注意点
慢性穿孔性中耳炎
- 穿孔縁から鼓膜上皮が鼓室内に入り込み真珠腫を形成していないこと，穿孔縁周囲が鼓室岬角に癒着していないこと，および鼓膜穿孔以外に弛緩部などに深い陥凹を認めないことを，顕微鏡などで注意して観察する．

外傷性鼓膜穿孔
- 受傷後しばらくは，鼓膜穿孔へのパッチなどの保存治療を行い，それでも穿孔が閉鎖しない症例が適応となる．耳小骨離断のないこと，聴力やめまい感の変動（外リンパ瘻の可能性）のないことを確認しておく．

鼓膜換気チューブ留置後の穿孔残存
- とくに小児の場合，反対側に滲出性中耳炎を発症していないこと（鼓膜形成後に滲出性中耳炎再発の可能性が高くないかの確認）．

■ 鼓室形成術の考慮
- 上記に示した各適応を満たさないような症例は，本術式でなく鼓室形成術の適応の可能性がある．鼓室形成術などへの術式の変更，あるいは病院などへの紹介を考慮する．

★2 耳漏から耐性菌が検出され，保存治療でも軽快傾向の少ない場合は，手術前後の十分な抗生物質の投与が必要であるため，無理をせず病院などに治療を依頼するほうがよい．

鼓室・中耳腔に軟部組織陰影を認めないこと

真珠腫を形成していないこと

反対側に滲出性中耳炎を発症していないこと

術前準備

■ 手術日までの準備
- 上記に示したような手術適応の有無を判断するための検査などを行い，準備する．

聴覚検査
- 純音聴力検査（気骨導差の確認），中耳機能検査（パッチ利得の確認），耳管機能検査（滲出性中耳炎の傾向の確認）などを，可能な範囲で行う．

耳漏の制御
- 手術前に耳漏を認める場合は，抗生物質投与や洗浄などで手術までに耳漏を制御する必要がある．
- また，細菌検査も行っておくと周術期の耳漏に対する抗生物質選択の一助となる．

細菌検査も行っておく

側頭骨 CT
- 中耳腔の病変，耳小骨離断，耳小骨周囲の硬化病変などの有無について精査する．

術前検査
- 一般採血（血算，凝固系，一般生化学，感染症）により，重度の貧血，易感染性，出血傾向など，手術に支障のないことを確認する．

インフォームドコンセント
- 患者本人に対して，手術の日時，概略，副作用（合併症）や術後経過不良の可能性について簡潔に説明する．また，特定生物由来製品（フィブリン糊）の説明を行う．

▶巻末に患者説明の例を示したので参照されたい (p.251)．

■ 手術関連物品の準備

顕微鏡
- 外来処置用顕微鏡で十分である．必ずしも必要ではないが，内視鏡併用で行う術者は内視鏡も準備する★3．

★3
最近は内視鏡併用の術式も報告されている[2]が，まず本手術の基本手技をしっかり修得したうえで，内視鏡併用を検討すべきである．

手術器具

耳後部結合組織採取用
- メス（No.15 あるいは No.11），鑷子（耳用，外科用小型有鈎），曲剪刀（耳鼻科用小型のもの），持針器，縫合糸（埋没縫合用吸収糸，4.0 程度），圧迫鉗子

鼓膜形成術（接着法） 95

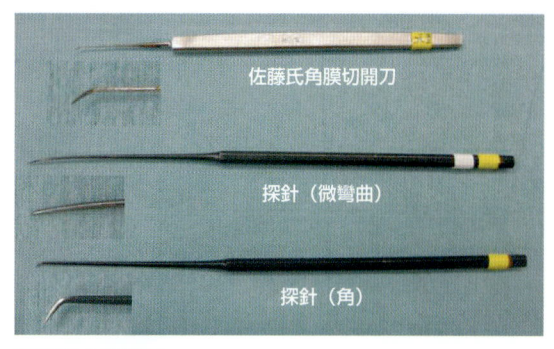

❷ 探針と切開刀
筆者は好んで佐藤氏角膜切開刀を用いている.

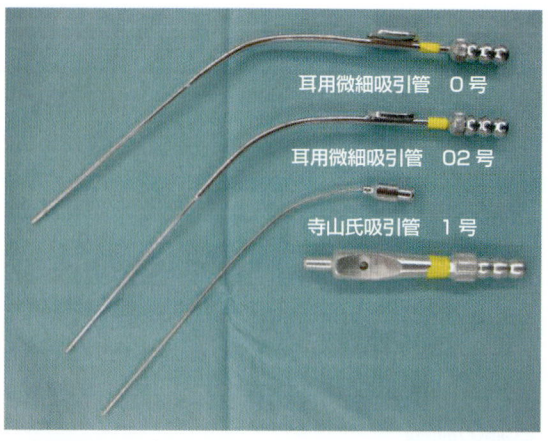

❸ 各種吸引管
筆者は好んで寺山氏吸引管1号を用いている.

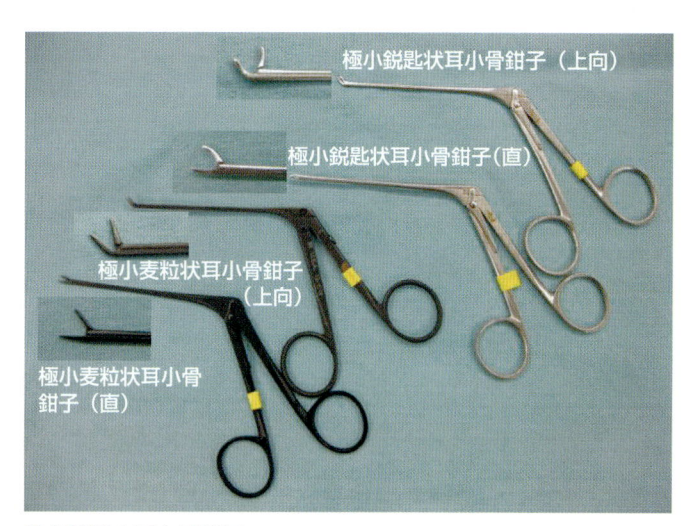

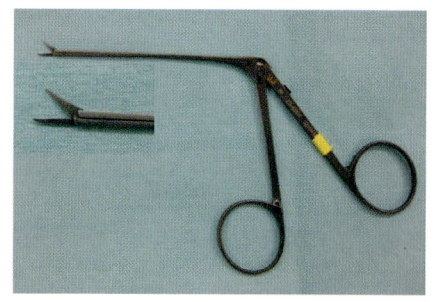

❹ 各種極小耳小骨鉗子

❺ シェー氏剪刀状耳小骨鉗子

★4
筆者は，鼓膜切開刀の代わりに佐藤氏角膜切開刀を，微細吸引管03号の代わりに寺山氏吸引管1号を好んで使用している．

鼓膜穿孔処置用

- 探針あるいはピック（微彎曲と角）（❷），鼓膜切開刀[★4]，吸引管（耳用微細吸引管0・02・03[★4]号）（❸），極小耳小骨鉗子（麦粒状鉗子直・上向，鋭匙状鉗子直・上向）（❹），シェー氏剪刀状耳小骨鉗子（❺），綿棒

使用薬剤

- リドカイン0.5％・アドレナリン注射液（キシロカイン注射液エピレナミン含有® 0.5％）：耳後部浸潤麻酔用
- リドカイン4％液（キシロカイン®液4％）：鼓膜穿孔表面麻酔用（術者によって好みがある[1]）
- アドレナリン0.1％液（ボスミン®外用液0.1％）：鼓膜操作部止血用
- フィブリン糊（ベリプラストP®，ボルヒール®）：結合組織固定用（結合組織の中心部に印をつけるためにピオクタニンを微量使用することもある）

手術の流れ

■ 体位
- ベッド上臥位の状態のほうが，患者の頭部や術者の手も安定する．簡易式ベッドでも可．

■ 静脈確保
- いざというときの薬剤投与経路として，3号あるいは4号維持輸液を手術開始前から終了後まで点滴静注して静脈確保しておく．

■ 消毒
- 耳後部の結合組織採取部をポビドンヨードで消毒する．
- 耳内はとくに必要ないが，念のためポビドンヨードなどの消毒液に浸した小綿球（直径数mm程度）や綿棒などで，外耳道入口部から外耳道皮膚を消毒してもよい[★5]．

■ 鼓膜・外耳道麻酔
- 耳後部からの結合組織採取前に，前述の鼓膜穿孔用局所麻酔薬に浸した小綿球を鼓膜穿孔周囲に置いて表面麻酔をする．小綿球は1個で鼓膜穿孔を覆ってもよいが（⑥-a），鼓膜穿孔が大きい場合には，より小さい小綿球数個を鼓膜穿孔周囲に並べてもよい（⑥-b）．
- 鼓膜穿孔部の小綿球をそのままにして，下記の結合組織採取に移る．患者が疼痛に敏感な場合は，耳後部用局所麻酔薬少量（1～2mL）で外耳道を浸潤麻酔してもよい．

■ 耳後部結合組織の採取
- 耳後部を浸潤麻酔後，メスで2～3cmの皮膚切開を行い，皮下を剥離して結合組織を採取する．
- 鼓膜穿孔に挿入する結合組織の大きさは，鼓膜穿孔の約1.5倍程度（直径）を目安とし，それに術後再穿孔に対する処置用を加えて全体として鼓膜穿孔の2～3倍（直径）の皮下結合組織を採取する．
- 採取した結合組織は，広げて圧迫鉗子で軽く圧迫し延ばしておく．結合組織は乾燥しすぎると硬くなって扱いにくく，ごく軽度湿潤して少し柔らかい状態のほうが扱いやすい[★6]．
- 止血後，切開部の皮下を吸収糸で埋没縫合する．できれば表面縫合なしとしたほうが，術後の抜糸に伴う患者および術者の負担が少なくなる．

❻ 小綿球による鼓膜麻酔
a：鼓膜穿孔を覆うように小綿球を置く．
b：鼓膜穿孔が大きい場合は，小綿球数個を並べて鼓膜穿孔を覆うように置く．

> ベッド上臥位とする

> [★5] ただし消毒液が鼓膜穿孔から鼓室内に決して流れ込まないよう注意する．

> 結合組織採取前に鼓膜を表面麻酔する

> 挿入する結合組織は鼓膜穿孔の約1.5倍程度

> [★6] 結合組織の硬さ，湿り具合は術者によって好みがあるので，自分の好みを把握するようにしておく．

鼓膜形成術（接着法）

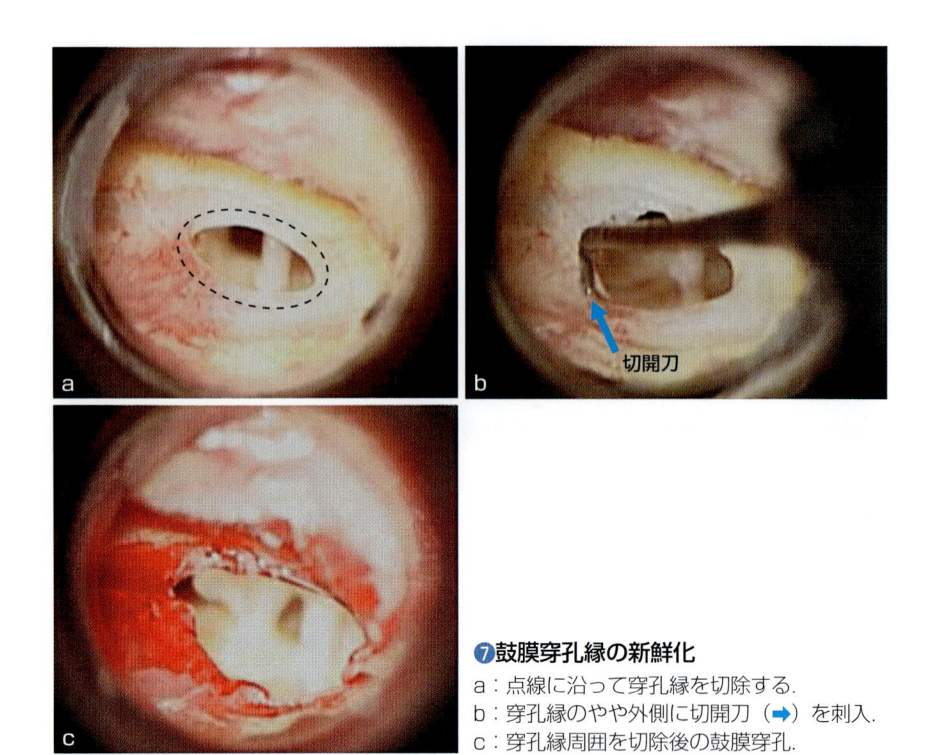

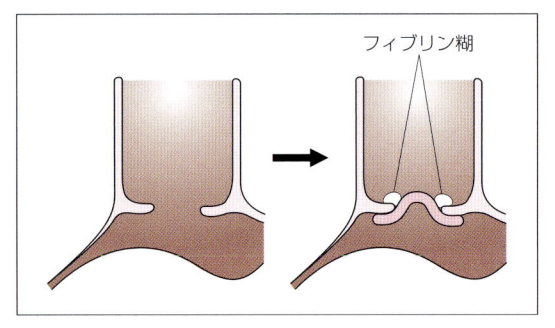

❼鼓膜穿孔縁の新鮮化
a：点線に沿って穿孔縁を切除する．
b：穿孔縁のやや外側に切開刀（➡）を刺入．
c：穿孔縁周囲を切除後の鼓膜穿孔．

❽結合組織による穿孔の閉鎖
鼓室内に挿入した結合組織を持ち上げて underlay 法で穿孔を閉鎖し，フィブリン糊で固定する．

■ 鼓膜穿孔の操作

鼓膜穿孔縁の新鮮化（デブリドマン）

- 鼓膜上皮が穿孔縁にかかっていたり鼓室内にまわり込んでいると，その部分で術後に鼓膜の伸長が滞ることがあるため，まわり込んだ鼓膜上皮を手前の外耳道側に戻し，穿孔縁を切除する．
- 具体的には，穿孔縁から 1 mm ほど鼓膜側に探針（ピック）あるいは鼓膜切開刀を刺入し，穿孔縁の周囲を全周性に切除する（❼）．
- 穿孔縁切除部に出血があれば，アドレナリンに浸した小綿球で止血し，鼓室内に滲出液や血液などの貯留があれば可及的に吸引除去する．

結合組織の挿入・固定

- 圧迫鉗子で広げ，わずかに湿潤している結合組織を鼓膜穿孔の 1.5 倍程度（直径）にトリミングして鼓膜穿孔に挿入し，underlay 法で穿孔を閉鎖する[★7]．
- 具体的には，結合組織を鼓室内にいったん留置し，進展させたうえで結合組織の中心付近を極小耳小骨鉗子などで持ち上げ，underlay 法で閉鎖する（❽）．フィブリン糊を穿孔縁の全周性に滴下して固定する（❽）．
- 鼓膜穿孔が大きいと，この方法では結合組織が鼓膜の内側でうまく安定しな

★7
残った結合組織は冷凍保存しておき，術後の再穿孔の際に用いる．

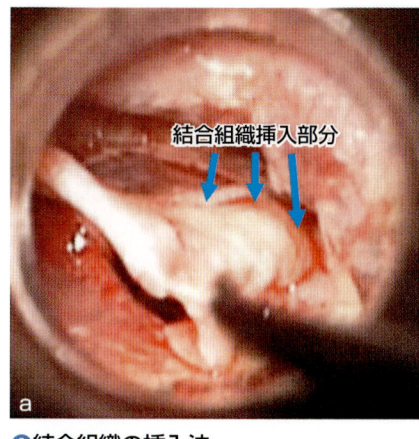

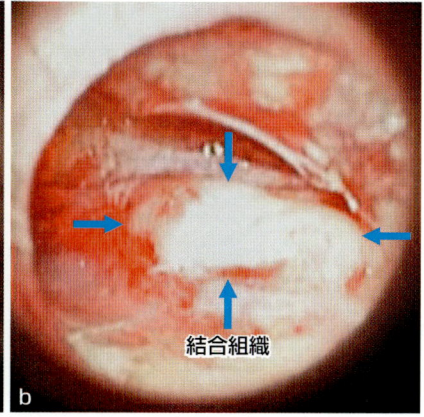

❾ 結合組織の挿入法
a：結合組織の前半分を鼓膜穿孔に挿入し（➡），フィブリン糊で固定する．
b：残りの結合組織後半分を鼓膜穿孔に挿入し，固定する（➡）．

いことがある．その場合には，まず結合組織の半分ほどを鼓膜穿孔に挿入し，鼓室側から結合組織を鼓膜の鼓室面に接着させて underlay 法として閉鎖する（❾-a）．この部分の穿孔縁にフィブリン糊を滴下して固定する．次いで外耳道側に残っている結合組織を鼓膜穿孔に挿入して underlay 法とし，同様にフィブリン糊で固定する（❾-b）．
- 鼓膜上にある余分な血液や滲出液は綿棒などで可及的に除去する．

■ 手術直後
- 1 時間ほど院内で休憩してもらい，出血や気分不良など著変なければ帰宅させる．
- 念のために術後感染予防として，経口で抗生物質を数日投与する．

■ 手術後の処置
- 術後約 1 週目に外来にて，耳後部創部に感染の徴候などがないか，鼓膜形成部の結合組織に異常（変位や脱落）がないか確認する．感染に対しては経口抗生物質の追加・変更や点滴静注投与などを検討する．結合組織の異常があれば修正する．
- 順調に経過すれば，術後 1〜2 か月ほどで鼓膜穿孔が上皮化する（❿）．それまでは 1〜2 週間に 1 回程度外来で診察し，結合組織の異常や再穿孔がないか確認し，必要があれば処置する．
- 鼓膜穿孔に挿入した結合組織が変位して再穿孔をきたしている場合には，その位置を修正することで穿孔を閉鎖できないか試みる．結合組織の位置修正のみでは対処困難であれば，手術時に保存しておいた冷凍結合組織を常温で解凍したうえ，生理食塩水で少し湿潤させ適当な大きさにして穿孔部に再挿入する．
- 何度処置を繰り返しても穿孔が閉鎖しない場合は，その症例は本術式の限界

鼓膜穿孔が大きい場合

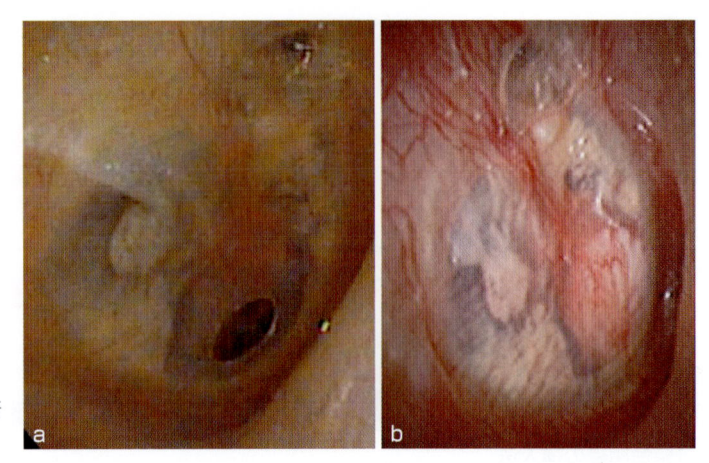

⑩術前と術後約 6 週の鼓膜穿孔
a：術前の鼓膜穿孔．
b：術後約 6 週の状態．結合組織状に血管が新生し，上皮化も完了している．

▶鼓膜形成術の患者説明例については，p.251 参照．

かもしれないので，鼓室形成術などを考慮する．

（田邉牧人）

引用文献

1) 湯浅　涼．簡易な鼓膜形成術—フィブリン糊を用いた接着法．耳鼻咽喉科・頭頸部外科 1989；61：1117-22．
2) 宇佐美真一，佐藤圭司．内視鏡を併用した鼓膜形成術（接着法）．耳鼻臨床 2001；94：964-5．

第1章　耳編

鼓膜中耳肉芽切除術

鼓膜中耳に肉芽を形成する疾患と肉芽切除の意義

- 鼓膜中耳に肉芽が形成される要因には，❶のように炎症性疾患から腫瘍性疾患までさまざまなものがある．最も一般的なものは，持続感染による炎症性肉芽であり，単純穿孔性の慢性中耳炎でも鼓室岬角などから肉芽が増殖する．このような肉芽の存在は，上鼓室，乳突洞への換気や耳管への排泄を障害して，さらに炎症を長期化させる．
- 鼓膜形成術や鼓室形成術を行うにあたっても，術前に可能な限り消炎と耳内の乾燥化を図るべきで，この意味でも肉芽切除は積極的に外来レベルで行うべきである．また，切除に伴う病理組織の情報も貴重なものとなる．

❶鼓膜中耳に肉芽を形成する疾患

外耳道炎，鼓膜炎
単純穿孔性の慢性中耳炎
癒着性中耳炎
外耳，中耳真珠腫
好酸球性中耳炎の肉芽増殖型
術後性乳突腔障害
中耳結核
悪性外耳道炎
Wegener 肉芽腫
中耳癌，外耳癌

肉芽切除は積極的に外来レベルで行うべきである

治療

- 肉芽の多くは持続的感染病巣の存在により発生している．治療としては，まず保存的治療により感染病巣の清掃と消炎を図る．多くの場合，保存的治療により肉芽の縮小，消失をみる．
- 保存的治療に抵抗する場合は，換気や排泄機能の改善に加えて，病理学的検索の目的で肉芽切除を行う．
- 中耳結核や中耳癌などは，長いあいだ難治性の慢性中耳炎として扱われて発見が遅れることがしばしば経験される．

保存的治療に抵抗する場合，病理学的検索を行う

■ 保存的治療

- 中耳には鼓室周辺の蜂巣，窩，洞，粘膜隔壁など閉鎖腔をつくりやすい構造が存在し，これらが慢性感染の原因病巣となる．持続的な炎症により粘膜上皮が欠損すると肉芽が発生し，この肉芽はさらに換気路や排泄路を閉鎖して悪循環となる．保存的治療では，この悪循環を断ち切り，自浄作用をもった換気排泄能を再獲得する必要がある．
- 上記の目的で，生理食塩水による徹底した中耳，外耳の洗浄を行う．筆者は永島医科器械製のジェットイリゲーションシステム[1]を用いて，ベッド上臥位で洗浄を行っている．鼓室内を丹念に吸引すると，肉芽と周囲鼓室粘膜のあいだから膿性の排液を認める場合がある．これは，肉芽により交通性が失われた後鼓室や上鼓室に貯留していた膿であり，洗浄後に後述の薬液をこの部位に逆通気法により注入すると，より効果的である．

生理食塩水による中耳，外耳の徹底した洗浄

★1
とくに，術後耳などでは内視鏡を使用することで，顕微鏡下ではわからなかった大きな外耳道病変に気づかされることもよくある．

局所治療薬剤は抗生物質に加えて，ステロイドを必ず加える

耳漏が持続する場合，2種の抗生物質を同時併用

★2
具体的には ホスミシンS耳科用®＋ロメフロン耳科用液®＋リンデロン点耳®を混合したものを自己点耳している．場合により抗真菌薬も併用する．

内耳麻酔の発生に注意

安全な操作のために適切な麻酔が重要

索引する力をできるだけかけずに，鋭的な切断を心がける

- 鼓膜中耳の排泄機能には耳管だけではなく外耳道の自浄作用も大きく貢献しており，外耳道にも十分注意を払うべきである．外耳道に痂皮や老廃物が付着して外耳道の自浄作用が失われると慢性的鼓膜炎が誘発され，ひいては鼓室の炎症にもつながる[★1]．
- 局所治療の薬剤としては，抗生物質のみでは有効性に乏しく，必ずステロイドを加える．とくに，好酸球性中耳炎の肉芽増殖型などでは，外耳道に充満する肉芽にも遭遇し，このような場合には，局所抗生物質に加えてトリアムシノロンアセトニド（ケナコルト®）の注入や局注も追加する．
- 耐性菌などの理由により耳漏が持続する場合には，筆者は局所点耳の抗生物質を2種類同時併用している．多剤耐性菌に対して単剤では無効であるものの2種類の抗菌薬を併用することで制御可能とする報告[2,3]があり，これらに基づいたものである[★2]．
- このような保存的治療にも抵抗性である場合は，すみやかに外科的手法を選択する．

■ 外科的治療（鼓膜中耳肉芽切除術）

- 肉芽切除の目的は，中耳換気路の回復と病理学的検索にある．

麻酔

- アドレナリン入り2％キシロカイン®による浸潤麻酔を行う．
- 多くの場合，鼓膜穿孔を伴っており，麻酔液の漏れによる内耳麻酔の発生には注意が必要である．鼓膜穿孔部には，濡らしたスポンゼル®を当て，その上に小綿球を置く．こうすることで，麻酔液が漏れても綿球越しに吸引すれば，鼓室内に漏れ出すことはない．また，局所注射を骨部外耳道の薄い皮膚に刺入すると必ず液漏れする．外耳道入口部付近の厚い皮膚から刺入し，なるべくゆっくり時間をかけて行うと鼓膜から鼓室粘膜まで十分に麻酔される（❷）．局所の浸潤麻酔後に外耳道がやや狭くなる場合があるが，鼻鏡で押し広げると元の大きさに戻る．
- テーカイン®などの局所麻酔液による表面麻酔も考えられるが，鼓室内への漏れの可能性や麻酔効果が限定的である．
- いずれにしても，極力痛みを取ることで出血量も減り，より安全な操作が可能となるので，適切な麻酔が重要である．

切除

- 切除は，鋭匙鉗子あるいは截除鉗子を用いる．
- 注意すべきこととして，耳小骨の障害，鼓索・顔面神経の障害，過大吸引による内耳障害，外リンパ瘻の誘発などが考えられる．これらを回避するには，なるべく牽引する力をかけないで，より鋭的な切断を心がける．
- この意味では，截除鉗子にて切断を行うほうがより安全であるが，小さい肉芽などでは把持しにくいことがある．鋭匙鉗子で牽引する場合は，肉芽以外

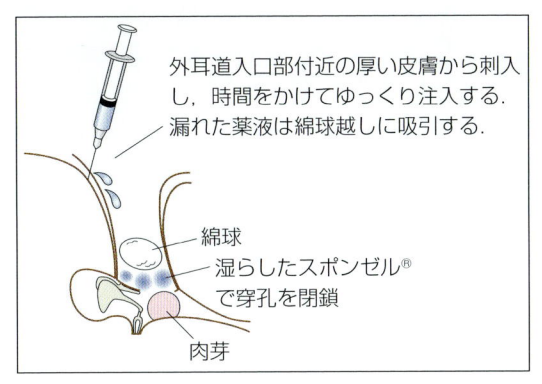

❷浸潤麻酔における内耳麻酔の予防

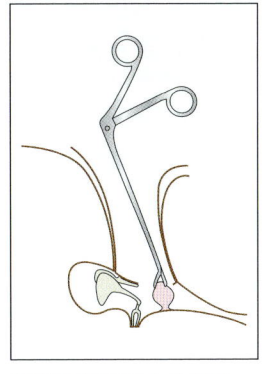

外耳道入口部付近の厚い皮膚から刺入し，時間をかけてゆっくり注入する．漏れた薬液は綿球越しに吸引する．

綿球
湿らしたスポンゼル®で穿孔を閉鎖
肉芽

❸鋭匙鉗子による摘出
肉芽以外の周囲組織が引きつれてこないかを確かめながら摘出する．

の周囲組織が引きつれてこないかを確かめながら慎重に行う（❸）．

止血

- 止血は，通常，自然止血でも十分である．出血部位を直接吸引すると，さらに出血する場合があり，もし吸引する必要があれば小綿球越しに間接吸引する．過大陰圧による直接吸引は思わぬトラブルを誘発することがあり注意すべきである．
- 出血が持続する場合は，出血部位にボスミン®などで湿らせたスポンゼル®を当てた上から小綿球を置く．漏れ出た血液があれば綿球越しの吸引と軽い圧迫を行い，止血後に暫くしてからスポンゼル®を残して綿球のみを抜去する．直接綿球を出血部位に当てて圧迫止血すると，除去時に再度出血する．

（細田泰男）

> 自然止血で十分であり，出血部位の吸引や圧迫止血はトラブルを誘発することがある

引用文献

1) 細田泰男ほか．ジェットイリゲーションの一般外来診療での活用法．日耳鼻 2009；112(4)：332．
2) 山口敏行．MDRP 感染症治療の実際—併用療法．感染と抗菌薬 2008；11(4)：378-82．
3) 石井敬人ほか．抗菌薬多剤併用療法が有効であった難治性ステロイド依存性潰瘍性大腸炎の1例．Progress of Digestive Endoscopy 2010；76(2)：118-9．

第1章 耳編

中耳炎手術後の術後管理

中耳炎手術の目的は明確で，第一にはケアフリーの乾燥耳を得ることであり，第二には聴力改善である．術後管理にも手術成績を左右する多くの要素が含まれており，乾燥耳の獲得と聴力改善という側面から術後管理について述べる．

> 手術の目的である乾燥耳の獲得と聴力改善を促す

乾燥耳の獲得

- 皮膚上皮は外界からの感染を防ぐ最大の防御システムである．安定した乾燥耳を得ることは，耳内がこの防御システムである皮膚で完全に覆われ，自浄作用を維持することにある．
- 逆に上皮化の不良は，血流障害による壊死や感染，肉芽の発生などさまざまなトラブルの原因となる．

> 術後，上皮化不良がトラブルの原因

■ 耳内の上皮化に影響する要因と対策

手術時の要因

- 手術時に外耳道皮膚を切開し tympanomeatal flap を置く術者は多いが，必要以上の切開，flap の強引な牽引，過剰圧による吸引操作などにより，外耳道深部の薄い皮膚は容易に傷つけられる．外耳道皮膚に tympanomeatal flap を設けず，極力切開をおかない外耳道皮膚温存法では，術直後に上皮化していない raw surface は鼓膜穿孔部に当てた移植筋膜片だけとなり，タンポン抜去時にはほぼ上皮化が完了した状態となっている．

> 外耳道皮膚温存法の場合，タンポン抜去時に上皮化はほぼ完了

- これに対して，open 法が行われた耳では，正常外耳道皮膚は外耳道前壁から下壁にのみ存在し，外耳道後壁から上壁の上皮は広く欠損し乳突腔が露出した状態となっている．この術式では，上皮化完了までの期間が長く，より適切な管理が要求される．治癒過程で，上皮化が停止し耳内の自浄作用が失われたものが乳突腔障害（cavity problem）である．

> open 法の場合，上皮化完了までの期間が長い

- 上皮化が停止する原因として，凹凸不整な骨面の残存，軟骨などの再建材と残存骨との段差，高い facial ridge，感染性の病的肉芽や痂皮など，上皮化の進行を障害する堤防の存在があげられる．
- これらの障害物は，顕微鏡では死角で見えないところに存在している場合が多く，内視鏡による観察および処置が重要である[★1]．
- 上皮化の進行を妨げる肉芽や痂皮，辺縁不整な骨，腐骨などは，可能な限り除去する．raw surface はステロイド含有抗生物質軟膏や，場合により抗真

> ★1
> 外耳道入口部から乳突洞にかけての後方への視野は，顕微鏡ではとくに見逃されやすく，内視鏡ではじめて大きな病変の存在に気づかされることがある．

菌薬軟膏（あるいはその混合したもの）を加えたものを塗布したキチン膜（ベスキチン®）で覆い，これを1週間以上留置する．

■ 術後の要因

- 強い圧迫を伴う耳内パッキングやその長期留置により，術後外耳道皮膚の血流障害が起こると，再建鼓膜や外耳道の浮腫，さらには壊死などが生じる．耳内パッキングは，剥離した皮膚への最小限の圧迫にとどめ，血液，滲出液のドレナージの役割にとどめるべきである．
- 術後頻回の耳処置（耳内タンポンの交換）を行うことは，かえって上皮化の妨げとなる．とくにガーゼタンポンが再建鼓膜や露出した骨面などraw surfaceに直接触れると，タンポン交換時に折角の新生上皮や良質な肉芽が剥がされる結果になる[★2]．また，耳漏が非常に多い場合以外，耳処置は1週間以上の間隔をあけて行うべきである．
- 落屑，痂皮，滲出液などは，鼓膜周辺だけではなく外耳道を含めて丁寧に清掃されるべきであるが，耳内の直接的吸引操作は，薄い外耳道皮膚からの新生上皮や再建鼓膜などを傷つける場合が多い．これを避ける目的で，側口のある細い吸引管で吸引圧を極力下げる，流水洗浄で直接吸引管を接触させない，綿球やキチン膜（ベスキチン®）を介して間接的吸引を行う，など新生上皮の保護に留意する．

聴力改善

- 術後管理の段階で聴力に影響する主な要因として，鼓室の含気化と鼓膜の再穿孔があげられる．基礎に耳管機能障害（嚥下による中耳陰圧解除能の障害）が存在する場合も多く，術後の状況により適切な補助的処置を行う必要がある．

■ 鼓室の含気化

- 中耳腔がすべて滲出液で満たされて含気腔をまったく失えば，最大で約30 dBの気骨導差を生じる．気骨導差を10 dB以内にするためには，0.3〜0.5 mLの含気腔が必要である[★3] [1)]．
- 術直後には，鼓室内に滲出液が多量に貯留しており，これを排出する目的で術後約1週間の時点で耳管通気を行う．この操作で鼓室内にわずかに含気腔が形成されると，患者は聴力の改善を自覚することが多い．耳管機能障害の存在が疑われる場合には，鼓膜が安定してくる術後約2週間の時点から，バルサルバ（Valsalva）法による自己通気を日に4〜5回行うよう指導する[★4]．
- 真珠腫性中耳炎や癒着性中耳炎などでは，その形成過程に，耳管閉鎖不全に伴う鼻すすり癖などが存在することがある．難聴が高度の場合は自声強調がないが，術後聴力が大きく改善すると耳管開放症状が再現して鼻すすりを再開する場合などもある．これらに対しては，耳管開放症に対する治療や指導

耳内パッキングは最小限の圧迫，ドレナージの役割にとどめる

術後頻回のタンポン交換は上皮化の妨げになる

★2
ガーゼタンポンを留置する必要がある場合は，まずraw surfaceにキチン膜（ベスキチン®）を当てた上に留置する．

耳内の直接的吸引操作を避ける

★3
正常の平均容積：鼓室 0.6 mL，乳突腔 5.4 mL．

術後約1週間で耳管通気を行う

★4
日本では通院による耳管通気を頻回に行う習慣があるが，通気後の陰圧再形成は数時間で起こる[2)]ので，毎日1回耳管通気しても意味がない．

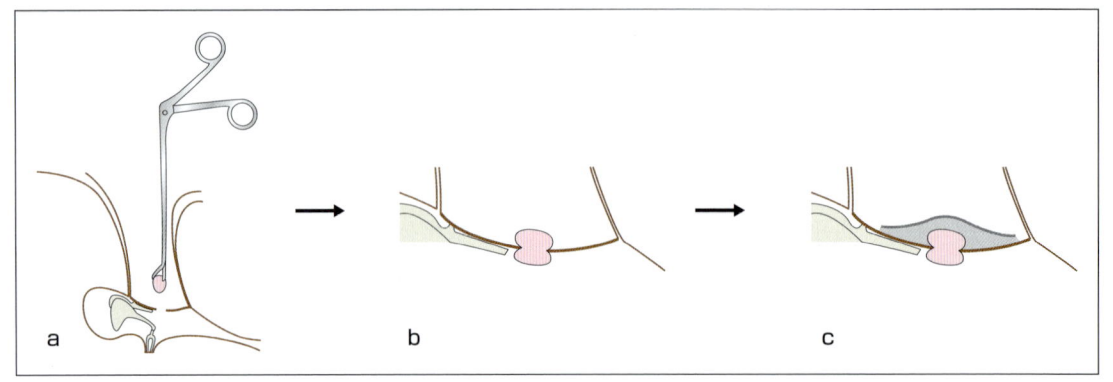

❶ パッチテスト陽性の小穿孔に行う閉鎖法（肉詰め法）
a：穿孔部の新鮮化は，厳密に行う必要はなく傷をつける程度で，採取した皮下結合組織を穿孔部に詰める．
b：ダンベル状に詰め込むことで，移植片が安定化する．
c：移植片の上に，抗生物質軟膏をつけたベスキチン®を置き，1週間以上放置する．

> 鼻すすりを再開しないよう指導する

により鼻すすり癖を回避する必要がある．

■ 鼓膜の再穿孔

- 何らかの原因で，術後に再穿孔を生じる場合がある．きわめて小穿孔でパッチテスト陰性である場合は，あえて閉鎖処置は行わず経過観察とする．患者に不利益のない小穿孔は，耳管機能が正常より劣る可能性を考えれば，穿孔の存在が好都合の場合もある．逆に，ある程度以上の大穿孔の場合は，鼓膜形成術（接着法）などの適応になる．
- これに対して，2〜3 mm 以内の小穿孔で，しかもパッチテスト陽性の場合に行う簡便な方法（肉詰め法）を記載する．

閉鎖法（肉詰め法）（❶）

- 手術時に結合組織や軟骨など余った自家組織を保存したものがあればこれを用いるが，なければ耳介後部の2〜3 mm 程度の切開で皮下結合組織を採取する．切開部位は縫合する必要はなく，ステリストリップ®などで被覆するだけでよい．
- 穿孔部の新鮮化は傷をつける程度で厳密に行う必要はなく，採取した組織を穿孔にダンベル状に詰め込む．最後に抗生物質軟膏などをつけたキチン膜（ベスキチン®）で覆い，1週間以上放置する．この処置により，小穿孔の多くが閉鎖可能である．

（細田泰男）

引用文献

1) Rosowski JJ. Mechanical and acoustic analysis of middle ear reconstruction. Am J Otol 1995；16(4)：486-97.
2) 岩野 正ほか．中耳腔における経粘膜的圧調節機構について．耳鼻臨床 1993；86：1265-72.

第2章 鼻編

第2章 鼻編

鼻処置・副鼻腔自然口開大処置のコツ

鼻処置・副鼻腔自然口開大処置を安全・確実に行うために

- 日常臨床における鼻副鼻腔疾患に対する治療のなかで，最も基本的に行われる耳鼻咽喉科医による専門的処置が，鼻処置ならびに副鼻腔自然口開大処置である．これらの処置を安全かつ確実に行うにあたっては，当然その基礎知識として鼻副鼻腔の臨床解剖（❶）を熟知しておくことが求められることは論をまたない．

> 基礎知識として鼻副鼻腔の臨床解剖を熟知しておく

- さらに，さまざまな疾患の病態を把握したうえで対処することが必要になる．加えて，近年慢性副鼻腔炎を対象として広く行われている内視鏡下鼻内副鼻腔手術（endoscopic endonasal sinus surgery：ESS）の術後処置では，手術による鼻腔側壁の解剖学的な形態変化が生じており，その変化を確認したうえで処置を行うことが重要になってくる．

鼻処置

- 一言で鼻処置といってもその範囲は広く，①外鼻処置，②鼻外（外鼻孔から鼻限まで：とくに鼻前庭）処置，③鼻内（固有鼻腔）処置，④上咽頭処置，と4つの部位に分けられる．

■ 外鼻処置

- 外鼻の皮膚疾患に対する処置である．鼻尖，鼻翼を爪で搔爬し，主に黄色ブドウ球菌の感染により癤を生じたときに抗生物質入り軟膏を塗布する．
- 通常，この処置により短期間で治癒するが，長期化するときには注意が必要である．ごくまれではあるが皮膚癌のことがある（❷）．

> 処置の長期化には要注意

■ 鼻外処置（外鼻孔から鼻限まで：とくに鼻前庭）

- 毛囊や皮脂腺に急性炎症を生じ，発赤や疼痛（鼻尖まで痛がる）が出現する鼻癤（❸）に対し，抗生物質入り軟膏を塗布する[★1]．膿瘍を形成しているときには小切開を加え排膿する．
- 鼻前庭囊胞は無症候に存在する[★2]が，急性炎症の影響を受けると囊胞が膨張し鼻閉や鼻前庭部の圧迫感を訴える．抗生物質の内服で症状が改善すれば問題はない．囊胞が大きく症状が継続し，患者の希望があれば歯齦部粘膜を切開して確実に全摘するのがよい．

> ★1 鼻毛により病変部位の確認や軟膏塗布が難しいときには剃毛するとよい．
>
> ★2 片側のことが多いが両側の例もある．

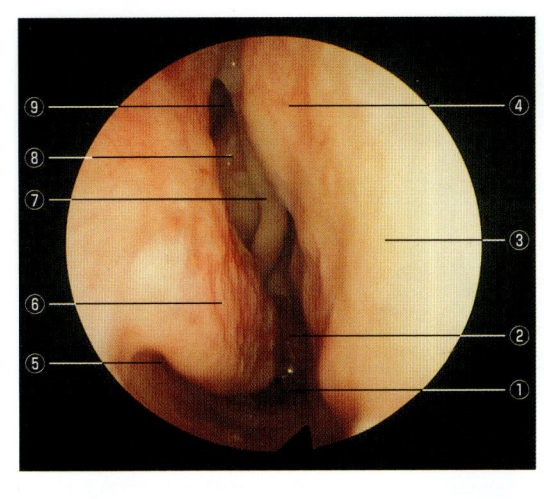

❶ 鼻副鼻腔の臨床解剖
①総鼻道，②上咽頭，
③鼻中隔，④鼻中隔結肥，
⑤下鼻道，⑥下鼻甲介，
⑦中鼻甲介，⑧篩骨胞，
⑨中鼻道．

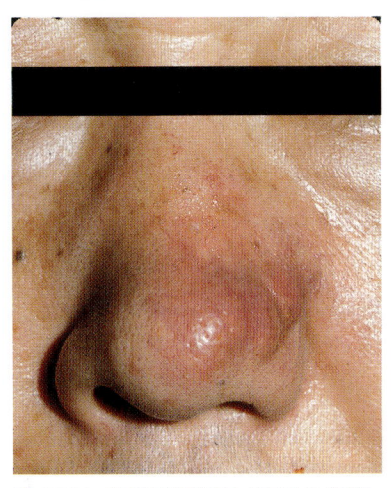

❷ まれな皮膚癌（扁平上皮癌）の症例
鼻翼上部の発赤が隆起性に腫脹し，鼻尖部へも拡大している．

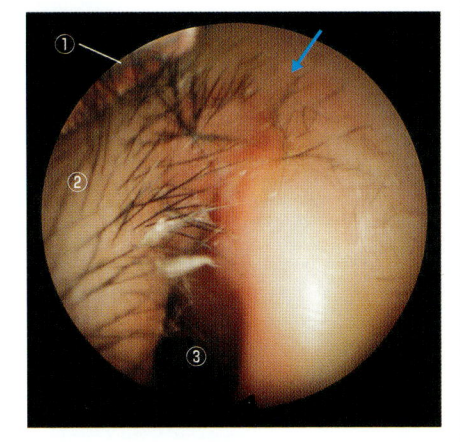

❸ 鼻癤の症例（右側）
鼻毛の毛根部に発赤，腫脹を認め（→），鼻尖部の痛みも訴えていた．剃毛し，所見が確認しやすくなった．
①前鼻鏡，②鼻翼裏面，③鼻腔．

■ 鼻内（固有鼻腔）処置

- 一般にいわれる鼻処置は，鼻内処置のことをさしている．本処置の目的は，鼻腔粘膜を十分に収縮させ，より確実に鼻腔内の鼻汁，鼻漏の吸引清掃を行い，受診時の症状を可能な限り改善し，さらには炎症病態も改善させることにある．

鼻腔粘膜処置

- 通常，使用する薬剤は5,000倍希釈ボスミン®と4％キシロカイン®である．1％コカインを使用することもあるが，麻薬であるため薬剤の管理の点から，日常の外来診療で使用するには利便性は低いと思われる．
- 肥厚した鼻腔粘膜への薬剤の塗布は，スプレーにより噴霧することが多いものの，より確実な処置効果を上げるには綿棒の使用が望ましい．
- 綿棒操作の基本は，鼻入口部から鼻咽腔へと前後方向に鼻腔粘膜を処置し，

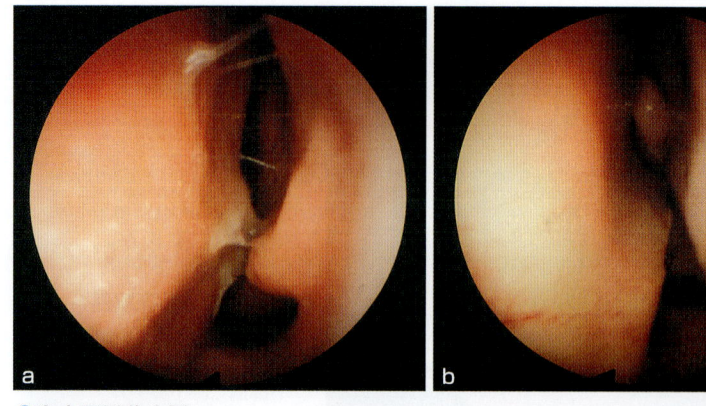

❹鼻中隔彎曲症例
a：鼻内処置前の左鼻腔内所見（鼻中隔凸側）．
b：鼻内処置後の左鼻腔内所見．棘（spina）が著明で，総鼻道，中鼻甲介，中鼻道も確認できる．慎重な処置が必要．

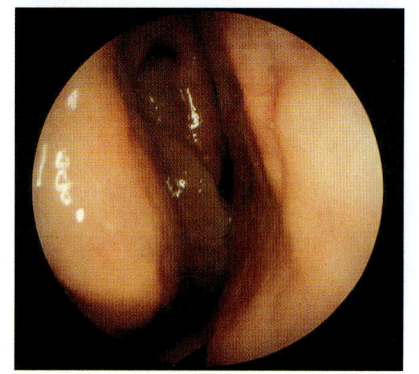

❺中鼻道に限局した鼻茸
鼻茸は中鼻道に限局し，一部総鼻道まで発達しているが，処置に影響はない．

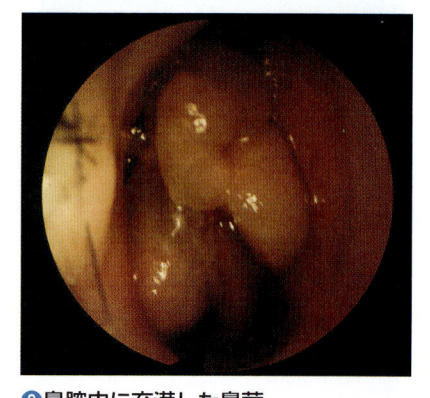

❻鼻腔内に充満した鼻茸
鼻腔内（右側）は多発性の鼻茸で充満している．鼻腔底より上方へ，少しずつ鼻茸を処置する．少なくとも総鼻道を開放し，鼻咽腔の鼻漏を吸引可能にする．

　　総鼻道，下鼻道，嗅裂の順に下方より上方へ，すなわち広い鼻腔底から狭い天蓋へと移動するのが安全である．中鼻道では中鼻甲介外側の粘膜を処置する．

- 綿棒による鼻腔内のスムーズな処置を阻む可能性があるのは，鼻中隔彎曲による形態不良と鼻茸の存在の2つである．

- 鼻中隔彎曲に対し，綿棒は凸側でも凹側でも鼻中隔の彎曲に沿って滑らせるように粘膜の処置を行い，稜（crista）や棘（spina）が存在する部位での処置はとくに慎重さが必要である．慎重な操作を怠ると，患者に不要な疼痛を与えたり，粘膜を損傷して出血を生ずる可能性もある（❹）．

- 鼻茸に関しては，発生の部位や状況，鼻腔内の充満度により，綿棒による処置操作の難易度が大きく左右される（❺，❻）．症例によっては，薬剤を浸したガーゼを留置したほうがさらに有効である．

_{鼻中隔彎曲と鼻茸の存在が綿棒のスムーズな処置を阻む}

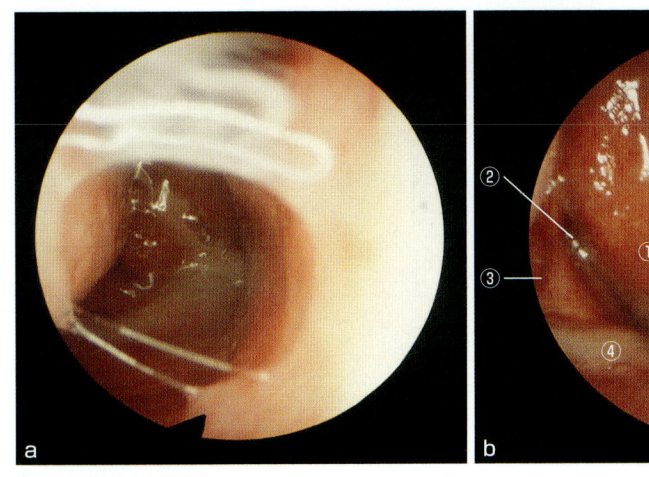

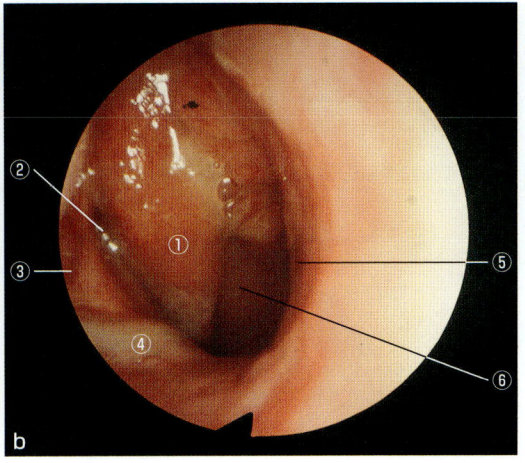

❼ 慢性副鼻腔炎急性増悪症例
a：右側鼻内処置前の所見．鼻腔内は膿性鼻漏が充満し，下鼻甲介後端付近に粘膿性鼻漏が確認できる．
b：右側鼻内処置後の所見．耳管口蓋ひだの前方から軟口蓋上を後方へ流下する膿性鼻漏（後鼻漏）の残存を確認できる．
①耳管咽頭ひだ，②耳管咽頭口，③耳管口蓋ひだ，④後鼻漏，⑤鼻中隔後端，⑥上咽頭．

鼻内吸引処置

- 鼻内吸引処置は，通常の吸引管を使用するが，幼小児では安全性の観点からネラトンカテーテルを使用することも考慮する必要がある．
- 鼻内吸引処置は，鼻腔粘膜処置と同様に総鼻道，下鼻道，嗅裂の順に行い，最後に中鼻道を慎重に吸引する★3．鼻内吸引処置が十分に行われると症状の改善は著明となる（❼）．吸引処置後に鼻漏の残存する可能性が高い部位は，耳管口蓋ひだの前方（❼-b），下鼻道，嗅裂と隠れた狭い部位である．耳管口蓋ひだの前方の鼻漏に対しては，副鼻腔内視鏡手術時に使用する先のカーブした吸引管を使うか，通気管を代用として使用すると吸引処置が容易になる．
- 鼻内吸引処置時にも鼻中隔彎曲による形態不良と鼻茸の存在が障壁となることが多い．しかし，決して無理な操作は行わず，慎重に可能な範囲での吸引処置を行うことに徹するのが事故を防止する唯一の方法である．
- 鼻茸が存在する際には，吸引管が鼻茸に正面から当たらないように，鼻腔底に沿って鼻入口部から鼻咽腔へと吸引した後，後方から前方へ，下方から上方へと鼻茸を発生部位の方向に吸引管で持ち上げるように吸引処置を進めるとよい．

上咽頭の処置

- 上咽頭に鼻漏が付着し，咽頭後壁へ流下して後鼻漏となるのは，後部副鼻腔から排出された鼻漏が耳管咽頭ひだの後方から直接上咽頭へ流下して付着する（❽）場合と，前部副鼻腔から排出された鼻漏が耳管口蓋ひだの前方より軟口蓋を後方へ流れ（❼-b），嚥下などの軟口蓋挙上時に上咽頭に付着する

★3
吸引処置を行う前に一度内視鏡で鼻漏の存在部位を確認しておくと，より確実な吸引処置が可能となる．

無理な操作を行わず，可能な範囲での吸引処置を行う

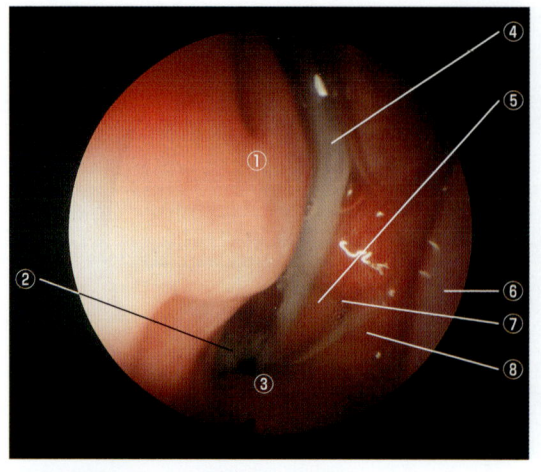

❽ 後部副鼻腔からの後鼻漏（左側）
膿性の後鼻漏が耳管咽頭ひだに沿って上咽頭を下方へ流下し，Passavant隆起上に停留しているのが確認できる．
①鼻中隔結肥，②Passavant隆起，③鼻咽腔，④後鼻漏，⑤耳管咽頭ひだ，⑥下鼻甲介後端，⑦耳管咽頭口，⑧耳管口蓋ひだ．

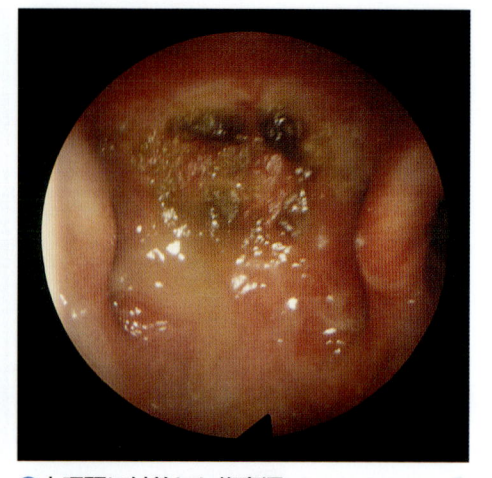

❾ 上咽頭に付着した後鼻漏
上部は一部痂皮化している．

場合がある．
- 上咽頭に後鼻漏が継続して付着し，長期化すると痂皮状態となり（❾），片頭痛や咽喉頭異常感を強く訴える例もある．内視鏡で詳細な所見の観察を行い，確実に吸引処置を行うことが必要である．

副鼻腔自然口開大処置

- 鼻内処置に続いて行うが，処置前に内視鏡で中鼻道，上鼻道および蝶篩陥凹近傍の蝶形骨洞孔の所見を確認しておくことは重要である．
- 中鼻道における自然口開大処置は，前鼻鏡下でも可能であるが，上鼻道および蝶形骨洞孔部の処置は安全性ならびに確実性の面からも内視鏡下に行うべきである．
- 薬剤塗布は綿棒を用いて行い，綿棒の先を少し曲げておくと中鼻道において鼻前頭窩，篩骨胞後方への処置がやりやすく確実となる（❿）．これにより，上顎洞自然口開大処置の効果が上がり，洞内貯留液の吸引処置は十分可能となる．上鼻道，蝶形骨洞孔の処置でも同様に対応するのがよい．
- 綿棒の綿の大きさは，中鼻道や上鼻道それぞれに適した大きさに変更して使用することが重要である．綿棒による処置は，1回の処置に時間をかけ丁寧に，少なくとも2回以上行うことが望ましい．より確実性を期待するときは，薬剤を浸したガーゼを留置し，その後に吸引処置を行うとよい．
- 処置の難易度は，やはり鼻中隔彎曲による鼻腔形態の不良および鼻茸の発生状況に大きく左右されることになる．

> 処置前に内視鏡で，副鼻腔の開口部を確認しておく

> 薬剤の塗布は綿棒の使用が基本となる

副鼻腔炎術後の処置

- 今日，慢性副鼻腔炎や好酸球性副鼻腔炎に対する手術は基本的に内視鏡下鼻内副鼻腔手術（ESS）が行われている．また，術後性上顎嚢胞の手術も内視鏡下に下鼻道側壁より開窓する術式が基本となっている．一方，中高年の患者のなかには，数十年前に副鼻腔根本手術を受け下鼻道側壁に対孔を作成されている症例もある（⓫）．
- 副鼻腔炎の術後症例の処置を行うに際し，自身の手術症例以外は，とくに内視鏡で各副鼻腔の開放状況と下鼻道側壁の術後所見を正確に把握しておくことが最も重要である．
- 術後症例の鼻腔内処置では，中鼻道，上鼻道の形態維持のため中鼻甲介や上鼻甲介の粘膜処置をとくに慎重に行う．鼻前頭窩付近の粘膜処置も内視鏡下に綿棒により行い，前頭洞への交通ルートの維持確保に努める．
- 上顎洞，蝶形骨洞に貯留液があるときは，積極的に副鼻腔洗浄を行う．また，術後性上顎嚢胞症例の下鼻道側壁の開窓口や副鼻腔根本手術症例の下鼻道側壁の対孔より鼻漏の排出が確認されたときには対孔洗浄を行う．
- 術後症例において，小さなポリープが出現したり，中鼻道および上鼻道に癒着が生じた際には，とりあえず鼻腔内処置とネブライザー療法および内服による保存的治療を行う．それでもポリープが徐々に増大するのが確認されれば鉗子，スタンツェで鉗除する．癒着が生じた際も癒着が部分的であれば（⓬），開放された副鼻腔を確認し，処置が困難な症例を除き保存的に対応するのが望ましい．外来での安易な癒着の切離や鉗除は，再癒着を生じたり，悪化する可能性もあるので注意が必要となる．

> **ポイント**
>
> 鼻処置・副鼻腔自然口開大処置は，鼻腔形態の確認および副鼻腔炎による鼻漏，後鼻漏の有無と鼻漏の排出洞を必ず内視鏡で確認した後に行うことが重要である．とくに，急性副鼻腔炎では，単純X線検査で所見を認めないこともあり，鼻内所見が最も重要で，慢性化させないためにも確実かつ十分な処置を含めた治療を行うべきである．

（江崎史朗）

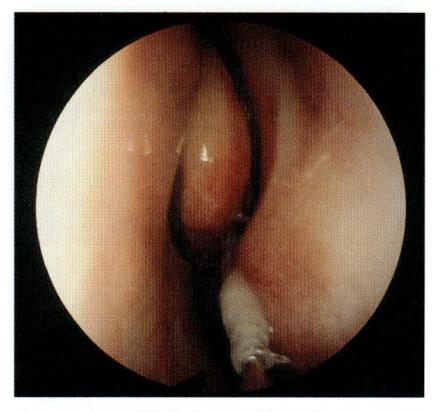

⓾ 副鼻腔（上顎洞）自然口開大処置時の所見
綿棒の先端を少し曲げておくと操作がしやすい．

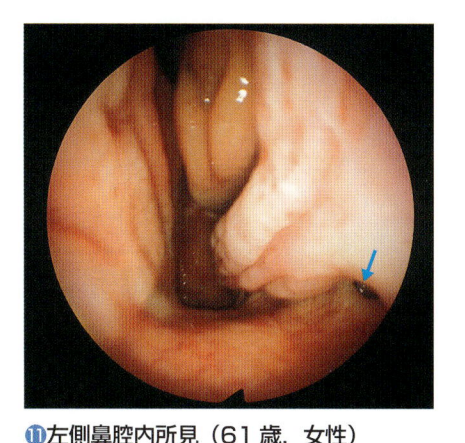

⓫ 左側鼻腔内所見（61歳，女性）
15歳時に，両側副鼻腔根本手術を受けた．47歳時に両側同再手術．下鼻道側壁に対孔（→）を確認できる．下鼻甲介は一部切除されている．

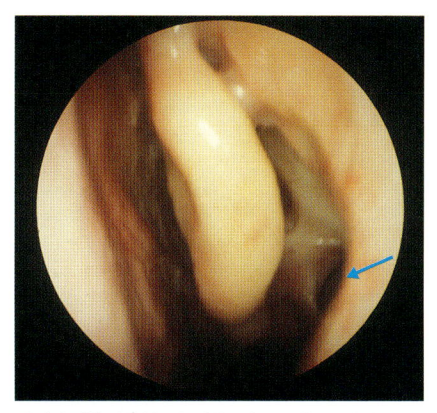

⓬ 内視鏡下副鼻腔手術（ESS）の術後所見（左側）
中鼻甲介外側の粘膜と鈎状突起の粘膜が一部癒着している．上顎洞膜様部（→）は十分開放され，前頭洞の交通も問題なく，保存的治療のみ．

第2章 鼻編

副鼻腔の穿刺・洗浄法

目的

- 副鼻腔疾患では上顎洞内に炎症産物が貯留すると炎症の遷延化を招き，低下した鼻粘膜線毛機能の回復を妨げる．
- 穿刺・洗浄は病態を把握する検査手技でもあり，有効な治療法でもある．以前に比べ実施される頻度は少なくなったが，臨床上必要とされる基本的な耳鼻科専門技術に変わりはない．手技には下鼻道経由と自然口経由があり，術後性頬部嚢腫には犬歯窩経由の穿刺が行われる．

> 穿刺・洗浄は臨床上必要とされる基本的な耳鼻科専門技術

上顎洞穿刺・洗浄（下鼻道経由）

■ 穿刺器具 ❶

上顎洞探膿針
- シュミット式，京大式，葛目式がある．
- シュミット式探膿針が一般的で，針先は屈曲して切り口面を構成する．
- 京大式はシュミット式よりも若干穿刺針部が長い．

サイノジェクト®（ATOS Medical 社製）
- 本体内部のスプリング力で穿刺針が1cmだけ飛び出して骨壁を穿破する．
- 穿刺針にセットしたステイチューブは洞内に留置され反復洗浄が可能となる．

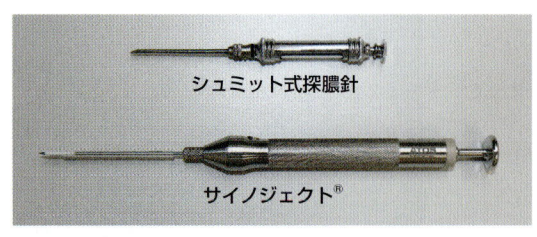

> 穿刺前に，合併疾患，抗凝固薬服用の有無を確認する

■ 穿刺前準備

- 単純X線撮影やCT撮影で上顎洞の大きさ，洞底の高さ，骨壁の厚さや骨破壊の有無を確認しておく．
- 患者には内服治療より高い治療効果を期待できること，病態の把握と手術を含めた今後の治療判断基準となることを説明する．
- 起こりうる偶発症を説明する．患者の過度な不安を避けるために，「まれに他施設での報告がある」，「当施設では発生件数がほとんど皆無」，「細心の注意を払って施行する」などの言葉を交えて説明するとよい．
- 合併疾患や抗凝固薬服用の有無を確認する．

❶上顎洞穿刺器具
（シュミット式探膿針／サイノジェクト®）

上顎洞探膿針にはシュミット式，京大式，葛目式があり，それぞれ穿刺針の長さ，外径（太さ）が異なる．京大式はやや細くて長い．穿刺針の長さ（mm）と外径（mmφ）は，シュミット式が73mm，2.4mmφ，京大式が87mm，2.2mmφ，葛目式が73mm，2.3mmφ．サイノジェクト®（ATOS Medical 社製：販売代理店 名優社）は，穿刺針にディスポーザブルのステイチューブをセットして穿刺する．穿刺針を抜去するとチューブは洞内に留置され反復洗浄が可能となる．

麻酔

- 鼻腔内を処置用スプレー（キシロカイン®液と血管収縮薬液）で処置し，鼻腔内分泌物を十分吸引しておく．
- 下鼻道に4％キシロカイン®液と1,000倍ボスミン®液に浸した綿棒（または8裂短冊ガーゼ）を1～2本(枚)挿入，留置する．綿棒では下鼻道の上部から中央外側辺りを意識して表面麻酔する．
- 同時に中鼻道から上顎洞自然口付近にも麻酔ガーゼを置く．10分ほど留置して麻酔効果を高める．自然口の開大処置により洞内貯留液の排出効果を期待でき，洗浄液や送気による洞内圧上昇による痛みも防止できる．

穿刺法（❷）と穿刺部位（❸）

- 穿刺直前にもう一度綿棒で穿刺部位を擦り，麻酔効果を再確認する．
- 本体は右手（利き手）で保持し，下鼻道中央部に針先を当てる[★1]．その際，穿刺針付け根の針先方向印で針の切り口面が眼窩方向に向いていないことを意識しつつ，下鼻道粘膜から骨壁に確実に当てる．ここまでの操作で痛みを訴えるようであれば再度麻酔を行う．
- 患者の頭位をやや下方に向け，左手で患者頭部を固定し，外眼角よりやや下方（1～2 cm下方）に向け骨を穿破する（❷-a）．助手がいれば木槌を使うと患者は顔面への大きな力と衝撃を感じず，恐怖感が少ない．筆者はよく用いている（❷-b）．
- 適切に穿刺されると抵抗がなくなり，針先が洞腔内に達したことになる．骨が厚かったり，針先の位置を誤ると抵抗が強い．あえて過剰な力で施行せず，いったん針を抜き，鼻鏡などで針先の位置を再確認してから再度試みる．無理をすると副損傷の危険があり断念することも必要である[★2]．一般に下鼻道前方と後方（口蓋骨移行部），および下方は骨が厚く硬い．
- 確実に洞腔内に入ったことを確認するため内筒を引いて内容物または空気を吸引，確認する．内筒が陰圧で引けなかったり，洗浄水の注入に抵抗を示すときは針先が洞腔内に達していないので洗浄は中止する．穿刺針を回転させたり，針先の深さを変えて再度試みるが，無理なときは断念する．

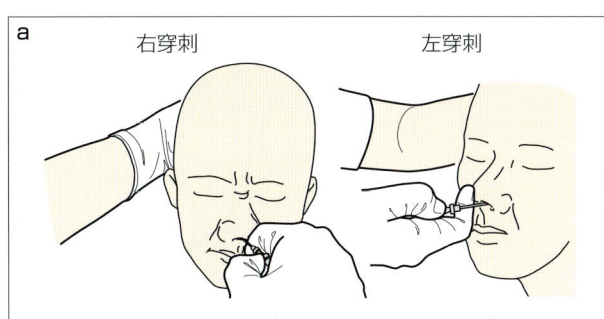

a 右穿刺　左穿刺

① 人さし指は針の過剰侵入を防ぐストッパーとして機能させる．
② 針先で骨壁を感じつつ，わずかにひねりを加えながら穿刺する．力加減から骨の厚さを感じとる．
③ 両側とも利き手を使って繊細な力加減と骨からの感触を感じとる．

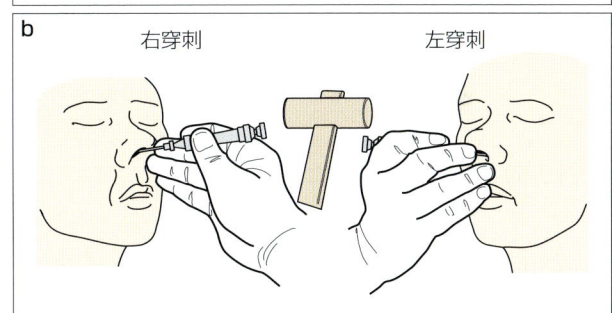

b 右穿刺　左穿刺

① 利き手で保持して右手の指はストッパーとして機能させる．左手は頭部を支える．
② 助手に木槌を最初は軽く，少しずつ強く打たせ，針の進み具合を見ながら調整する．
③ 軽く進むようになった後は手で適正位置まで針先を進める．

❷ 上顎洞穿刺の実際
a：手（利き手）による穿刺．
b：木槌による穿刺．

[★1]
骨壁が薄い下鼻道中央部を穿指．

適切に穿刺すると，抵抗がなくなる

[★2]
抵抗の強い穿刺，洗浄は副損傷の危険がある．

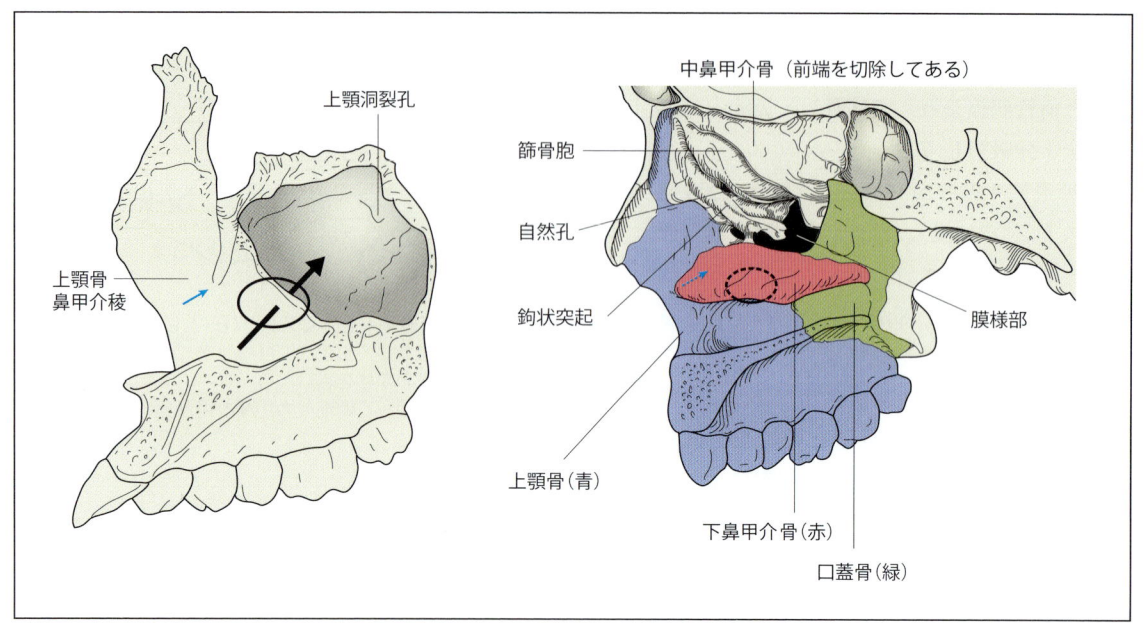

❸穿刺部位（下鼻道の構成骨と穿刺部位）
①骨壁の薄い穿刺部位（楕円枠内），穿刺針（太矢印）．
②上顎骨（青），下鼻甲介骨（赤），口蓋骨（緑：鼻腔面）．
③上顎洞裂孔（A），鼻涙管開口部（青矢印）．
④上顎洞裂孔の下縁に下鼻甲介骨，口蓋骨，篩骨が付着し上顎洞自然口を狭める．
⑤下鼻甲介骨の前端は上顎骨鼻甲介稜，後端は口蓋骨の鼻甲介稜に付着．

■ 洗浄と洗浄液

蒸留水よりも生理食塩水を

- 線毛機能の回復を図るためにも蒸留水より生理食塩水のほうがよい．体温に温め，ゴム球に連結して150〜200 mLを使用する．終了後は空気を送り，洗浄液を排泄しておく．
- ステロイド，抗生物質の添加を行う報告もあるが，有意な効果があったとの報告はない．

■ 副損傷

頰部腫脹・蜂窩織炎

- 針先が肥厚した粘膜内にとどまり，強引な洗浄が行われると，上顎洞骨と粘膜間への洗浄液の注入が想定される[1]．骨壁の微細な小孔を通して炎症は時間とともに皮下に及び，顔面の痛みと腫れを引き起こす．
- 犬歯窩方向に直接針先が進むとの報告もあるが，粘膜下洞内穿刺による頰部腫脹が多いと考える．

眼窩内穿刺

- 強い眼窩内の痛みを引き起こし，眼球運動障害が出現する．

> **Column　上顎洞自然口と副口**
>
> 自然口は骨で形成された上顎洞の主開口部である．中鼻甲介，鉤状突起，篩骨胞に囲まれた中鼻道内の区域を前から見て篩骨漏斗とよぶ．この篩骨漏斗を内側から外側方向に見た前後に細長い溝（鉤状突起と篩骨胞のあいだ）を半月裂孔とよび，上顎洞自然口が開口している．よって上顎洞自然口は内視鏡では確認できない．
> 一方，副口は自然口下方の膜様部上の孔で，自然口より後下方に位置し複数存在することがある．

治療
- 抗生物質，ステロイドの投与で通常は改善する．
- 重篤な病状を予見させるようであれば画像診断で副損傷範囲と病態把握に努める．必要であれば他科専門医へのコンサルトを躊躇しない．

上顎洞自然口・カテーテル法（自然口経由）

- 上顎洞自然口もしくは副口に洗浄管を挿入して上顎洞を洗浄する処置法であり，洞内内容物の吸引検査には適さない．挿入は下鼻道経由法に比べ煩雑で手間がかかる．
- 「古典的治療法」とか「現在ではあまり行われていない手技」として紹介している成書が多く，記載内容も乏しい．しかし，時に挿入が容易な人では，穿刺法に比べて侵襲が少なく，繰り返しての治療が可能となる．成人に比べ小児は挿入が容易との報告がある[2]．

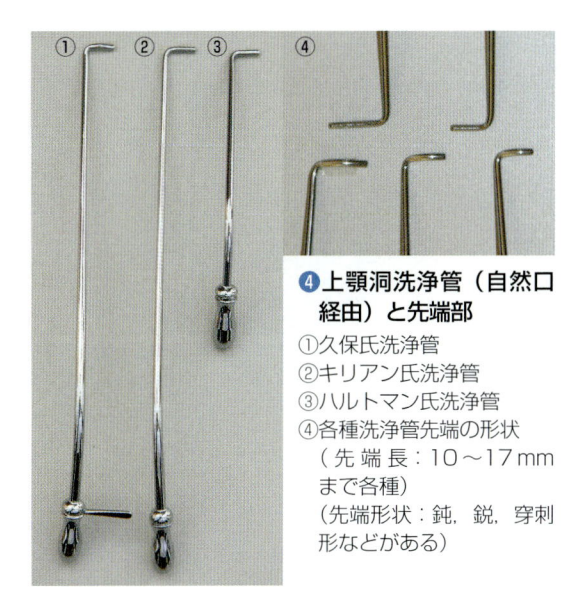

❹ 上顎洞洗浄管（自然口経由）と先端部
① 久保氏洗浄管
② キリアン氏洗浄管
③ ハルトマン氏洗浄管
④ 各種洗浄管先端の形状
（先端長：10〜17mmまで各種）
（先端形状：鈍，鋭，穿刺形などがある）

■ 麻酔
- 下鼻道穿刺法と同じだが，とくに中鼻道，中鼻甲介，鉤状突起後面から下鼻甲介後方まで広く丹念に表面麻酔を行う．中鼻道が開き鉤状突起を観察できるようにする．
- さらに鉤状突起後面から膜様部にかけてキシロカイン®ガーゼを挿入して10分間留置し，麻酔効果を待つ．
- 綿棒を10％コカイン液に浸しての麻酔を推奨する報告もある[2]．

> 中鼻道が開き鉤状突起が観察できるように

■ 器具 ❹
- 洗浄管はさまざまな形状のものがつくられている．長・短あり，自然口または副口に挿入する先端は直角に屈曲し，先端の長さ，形状も違う．（鈍，鋭，針状のものなど）いずれも左右別々で使用することから一対で構成されている．

■ 手技 ❺
- 患者の顔をやや上向き加減にして中鼻道が観察しやすい頭位にする．
- 洗浄管の先端を上に向けたまま中鼻道に挿入する．
- 上顎洞自然口付近（鉤状突起と篩骨胞の隙間）まで先端を上に立てて挿入し，ゆっくりと先端を外側に回転させ自然口に入れる．スルリと先端の抵抗が軽くなり入った感触を感じとれる（❺-a, c）．洗浄管を前後に軽く揺らすと自然口の前後に当たる抵抗を感じ，入ったことが確認できる[★3]．
- 副口は膜様部に存在するため自然口よりやや下後方となる（❺-b, d）．

> ゆっくりと先端を外側に回転させ自然口に入れる

> ★3
> 内視鏡で上顎洞自然口は確認できない．副口は可能．

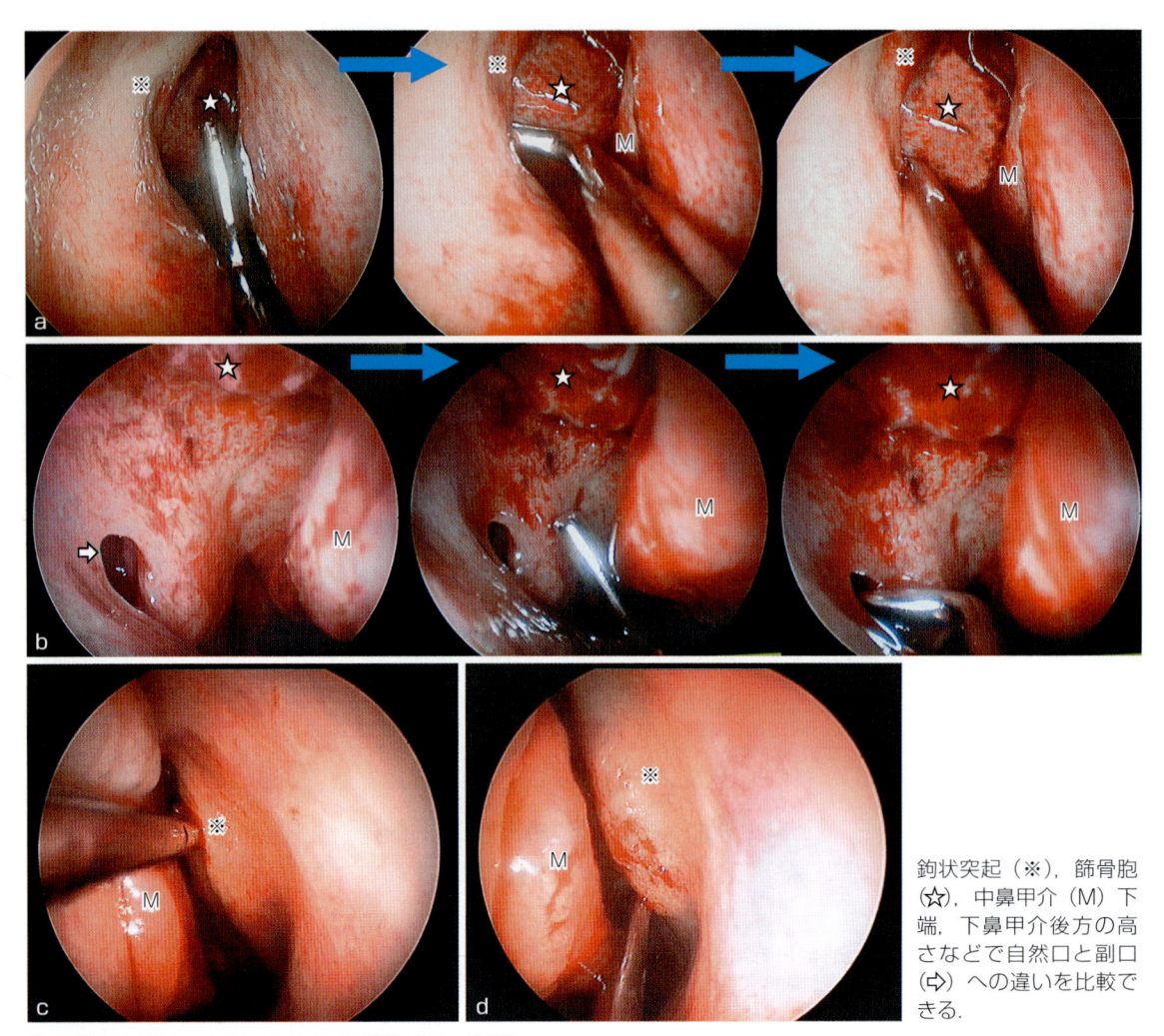

❺ **上顎洞自然口・カテーテル法の実際（同一症例）**
a：右上顎洞自然口への連続操作．
b：右副口への連続操作．
c：左自然口への挿入．
d：左副口への挿入．

鉤状突起（※），篩骨胞（☆），中鼻甲介（M）下端，下鼻甲介後方の高さなどで自然口と副口（⇨）への違いを比較できる．

- 鼻中隔彎曲が強く洗浄管の先を上に向けたまま中鼻道に入れることができないときは，逆に洗浄管の先を下に向けた状態で彎曲部を避けて中鼻道のかなり上から洗浄管をすべりこませ，膜様部自然口付近で外側に回転させて入れることで成功することもある．
- 患者の顔をゆっくりうつむき加減にして洗浄管を保持固定し，静かに洗浄を始める．ここでも抵抗感があれば先端がどこかの壁または粘膜内に当たっている可能性があり，副損傷の危険があるためいったん中止する．
- 抵抗なく洗浄できることを確認しつつ内容物の観察を行う．洗浄管を入れた逆の順序で抜き，処置を終了する．

顔をうつむき加減にして静かに洗浄する

■ 副損傷

- 恐怖や痛みで患者が動き，洗浄管先端の位置がずれることがある．抵抗ある洗浄を行ったために頬部皮下腫脹をきたした経験談を聞いている．
- たとえ自然口経由の洗浄であっても過大な力で洞内粘膜下に洗浄液が及ぶと頬部皮下浮腫と炎症が起こる．

> 過大な力で洗浄を行わない

副鼻腔囊胞への穿刺（犬歯窩経由）

- ほとんどが術後性上顎洞囊胞への穿刺である．
- 犬歯窩粘膜を触診し，粘膜腫脹，粘膜波動，圧痛から上顎洞前壁のおおよその骨欠損部位をイメージする．
- 口腔前庭粘膜を麻酔後18G針付き注射器（5mL）で骨欠損部位を探り当て，囊胞を穿刺する．
- 吸引排膿の際，別の18G針を囊胞内にエア針として刺入させるのも効果的である．
- 下鼻道が膨隆している場合は下鼻道側壁からの穿刺が容易である．

（佐野真一）

引用文献

1) 金子　豊．上顎洞穿刺洗浄法（下鼻道法）に伴う合併症，偶発症とその対策．JOHNS 1988；4：1435-7.
2) 調　賢哉．上顎洞洗浄による乳小児副鼻腔炎の治療—特に方法・手技・麻酔法について．耳鼻と臨床 2000；46：52-6.

Column

Balloon sinuplasty

Balloon sinuplasty とは

　慢性副鼻腔炎に対する内視鏡下鼻内副鼻腔手術（endoscopic endonasal sinus surgery：ESS）は，副鼻腔自然口を開大することで換気と排泄を改善し，洞内の粘膜病変を治癒に導く術式である．
　一方，近年欧米では，副鼻腔自然口の周辺組織を除去することなく，より低侵襲に換気・排泄路を拡大する手技 Balloon sinuplasty® technology（アメリカ Acclarent 社製．以下，Balloon sinuplasty）が開発され，臨床に用いられている[1]．現在，日本では薬事法未承認であり，当科（東京慈恵会医科大学耳鼻咽喉科）では学内倫理委員会の審査を経て個人輸入という形で機器を購入し，本手技を施行している．

Balloon sinuplasty の手技のイメージ

①目標とする副鼻腔にガイドワイヤーを挿入（❶-a）．
②ガイドワイヤーに沿ってバルーンカテーテルを自然口周囲に進め，バルーンを拡張して自然口を拡大する（❶-b）．
③拡大後，バルーンやガイドワイヤーは抜去する（❶-c）．

　以上の手技により，自然口周辺の蜂巣や隔壁などを切除することなく，副鼻腔の換気・排泄ルートが拡大できる．

Balloon sinuplasty に用いられる機器と使用方法

①ハンドルの付いたガイドカテーテル内にガイドワイヤーとバルーンカテーテルを留置し手術を行う（❷-a）．
②ガイドカテーテル先端の角度は5種類あり，各副鼻腔自然口にガイドワイヤーを誘導する（❷-b）．またバルーンカテーテルは，バルーンの拡張径が5 mm，6 mm，7 mm の3種類あり，副鼻腔の発育程度などにより使い分けるが，通常5 mm と6 mm が用いられる（❷-c）．
③ガイドワイヤーは先端が若干曲がっており，バルーンカテーテル内を通りガイドカテーテルから先端を回転させながら副鼻腔に挿入する（❷-d）．また先端は，副鼻腔粘膜を損傷しにくいソフトチップである．
④ガイドワイヤー先端が目標とする副鼻腔に挿入されたかどうかは，透視下に確認するか，あるいは Luna system（先端から光を出すタイプのガイドワイヤー）を用いて経皮的に確認する．
⑤ガイドワイヤーの副鼻腔内への挿入を確認後，バルーンカテーテルをガイドワイヤーに沿って拡大したい部位まで挿入し留置する．次いで，血管内治療で使用する inflation device を用いて徐々に圧力をかけてバルーンを膨らませる（❸-a）．

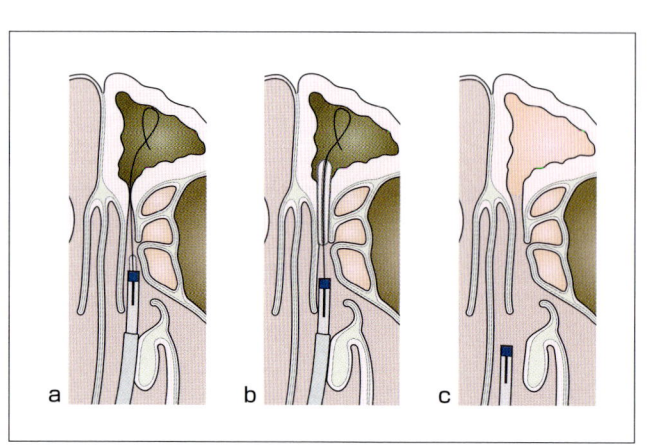

❶ Balloon sinuplasty の手技
a：目標とする副鼻腔にガイドワイヤーを挿入する．
b：ガイドワイヤーに沿ってバルーンカテーテルを挿入し，バルーンを膨らませ自然口を拡大する．
c：拡大後，バルーンやガイドワイヤーを抜去する．

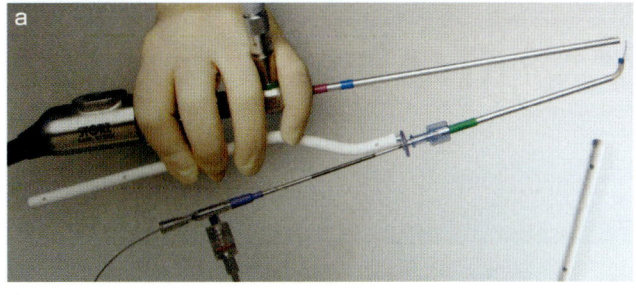

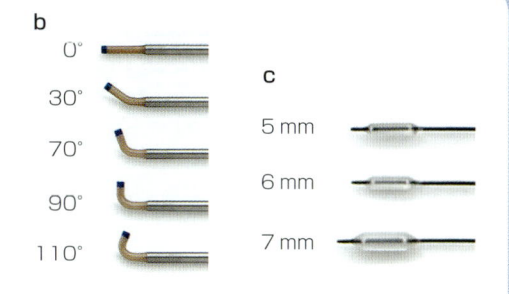

❷ Balloon sinuplasty に用いられる機器
a：各パーツを組み合わせた状態．
b：ガイドカテーテル．先端部分は，0°，30°（蝶形骨洞用），70°（前頭洞用），90°，110°（上顎洞用）のバリエーションがある．
c：バルーンカテーテル．膨らませたときの口径は，5 mm，6 mm，7 mm の 3 種類である．
d：ガイドワイヤー．

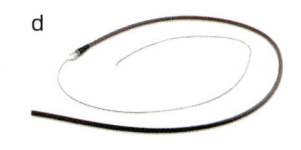

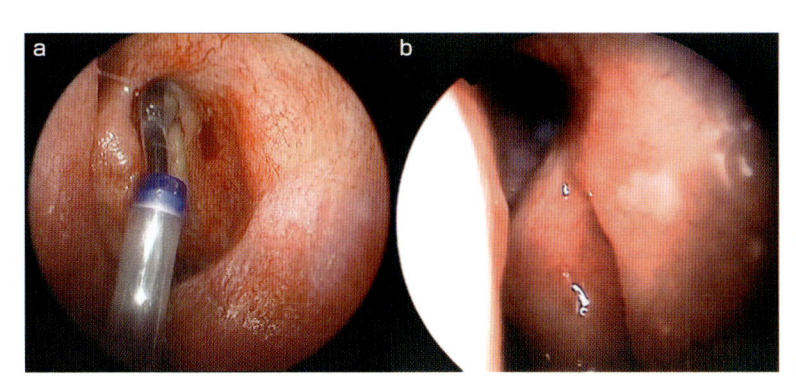

❸ Balloon sinuplasty 前後の内視鏡所見
a：左前頭洞自然口にバルーンを挿入し膨らませている．
b：術後，自然口が拡大されている．

以上の操作を数回繰り返し，自然口の拡大を確実にする（❸-b）．拡大後，必要に応じて専用のカテーテルで副鼻腔内洗浄も可能である．

なお，海外では本手技は全身麻酔下に行われており，当院でも当初全身麻酔下で Balloon sinuplasty を行っていたが，その侵襲の少なさから疼痛も少ないため，現在は局所麻酔下に施行している．

Balloon sinuplasty の臨床効果

Bolger ら[2] は Balloon sinuplasty を 115 例に対して施行し，80.5％で症状・所見の改善を認めたとしている．また Levine ら[3] は 1,036 例に Balloon sinuplasty を ESS と併用し（hybrid surgery），症状の改善度は 95.2％で，再手術例は 3.1％と報告した．

当院では，前頭洞 10 側，上顎洞 6 側で Balloon sinuplasty を施行した．全例で自然口の拡大を副損傷なく行い，術後経過も良好である．

Balloon sinuplasty の適応・非適応

上顎洞や前頭洞の単独性病変や，ESS 後に副鼻腔自然口が膜性狭窄を示した症例に有用と考える．

ただし自然口が 7 mm までしか拡大しないため，真菌塊など摘出を要求する症例は適応となりにくい．

本手技は自然口拡大手術であり，たとえば篩骨洞病変自体には対応できない．すなわち，ポリープ病変や骨増殖が著明な症例は適応外である．

（鴻　信義，大櫛哲史）

引用文献

1) 大櫛哲史ほか．内視鏡下鼻内手術における新しい手術手技－Balloon sinuplasty．耳鼻咽頭科展望 2009；52：368-73．
2) Bolger WE, et al. Safety and outcomes of balloon catheter sinusotomy: A multicenter 24-week analysis in 115 patients. Otolaryngol Head Neck Surg 2007；137：10-20．
3) Levine HL, et al. Multicenter registry of balloon catheter sinusotomy outcomes for 1,036 patients. Ann Otol Rhinol Laryngol 2008；117：263-70．

鼻腔異物除去術のコツ

鼻腔異物は小児の場合は，「臭い鼻」を主訴に受診し，異物を発見することが多い．感染が生じることなく腐敗することのない素材の異物は耳鼻咽喉科診療時に偶然に発見することすらある．成人の場合，訴えは比較的明確であるが，耳鼻咽喉科手術後のタンポン遺残など偶然に発見されたり，術後の鼻の不快感を訴えて受診し発見されることもある．

> 異物は咽頭に落下させないように除去する

異物除去は咽頭に落下させないように，注意深く行う．基本的には，鼻腔に入った異物は鼻孔から摘出できるのが普通である．電池など粘膜下に迷入したものは粘膜切開を行い摘出する．

鼻内異物時の問診

■ 小児の場合

- いつから鼻が臭うのか，臭い鼻漏が出ているのかを問う．小児は異物挿入の事実を訴えず，時期は確定できないことが多い．鼻が臭うようになって気がつくか，外来診療時にたまたま発見することが多い．

> 臭い鼻，（一側の）鼻閉，いびきなどが生じる

- 最近，いびきをかいたり，鼻づまり，鼻をいじるなどの症状がみられるようになったかを問う．異物で鼻腔狭窄が生じている場合に，鼻呼吸が障害されていびきや鼻づまりのような症状をきたしたり，鼻をいじる，こするなど鼻を気にするような症状が生じる．
- 身近にあるものを鼻に入れたり詰めたりした可能性はあるかを問う．
- 過去に異物を鼻や耳に入れたことがあるかを問う[★1]．

> ★1
> 何度も異物を入れる小児には心理発達障害の小児が含まれる．

■ 成人の場合

> 鼻科手術の既往，外傷，鼻漏など

- 鼻科手術の既往：タンポンガーゼや綿球などの医原性異物の可能性がある．
- 顔面や鼻の外傷の有無：外傷で異物刺入などの可能性がある．
- 鼻漏の有無と，ある場合にはその性状．異物刺入による髄液漏に注意する．

異物摘出まで

■ 鼻腔異物摘出術までの準備

> 鼻腔の視野を良くする

- 鼻汁を吸引し，鼻腔の視野を良くする．鼻汁吸引は異物の手前までとし，決して異物を奥に押しやらない．
- 鼻腔を内視鏡で観察する．観察のポイントは異物の介在位置，粘膜への侵襲

状態，異物の形状（とがっているか，球状か，把持できるか，など），異物の表面の性状（滑りやすいか，把持により破砕されないか，など）．
- リドカイン外用薬（キシロカイン®外用薬），アドレナリン製剤（ボスミン®）を鼻腔に噴霧し，鼻腔粘膜を収縮させる．鼻腔拡大による視野の確保と鼻出血防止のためである．
- 噴霧した薬液は吸引する．
- 症例によってはリドカイン液（キシロカイン®外用薬）とアドレナリン製剤（ボスミン®）に浸した小ガーゼ（1×5cm 程度のガーゼが二重になったコメガーゼ）を鼻腔に挿入し，5〜10分程度置いた後にガーゼを取り出す．中鼻道などに介在する異物を摘出するために，鼻腔を十分拡大させることと，処置や摘出時の疼痛対策である．

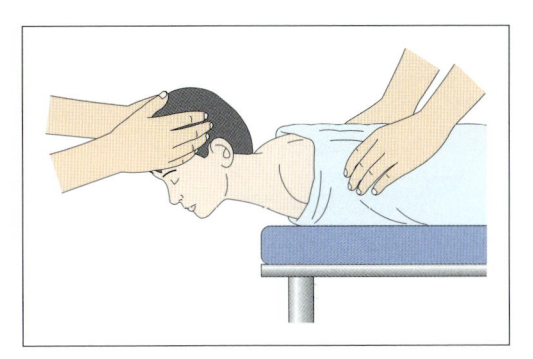

❶ 鼻腔異物除去時の患児の体位
腹臥位にして，頭部を固定する．術者は下からのぞきこむような体位で摘出する．

■ 鼻腔異物摘出時の姿勢
- 球状異物や滑りやすい異物は咽頭落下の危険があるので，❶のように外鼻孔を下方に向け，術者が下からのぞき込むような姿勢をとる．
- 確実に把持でき，摘出できる異物は，通常の座位でよい．

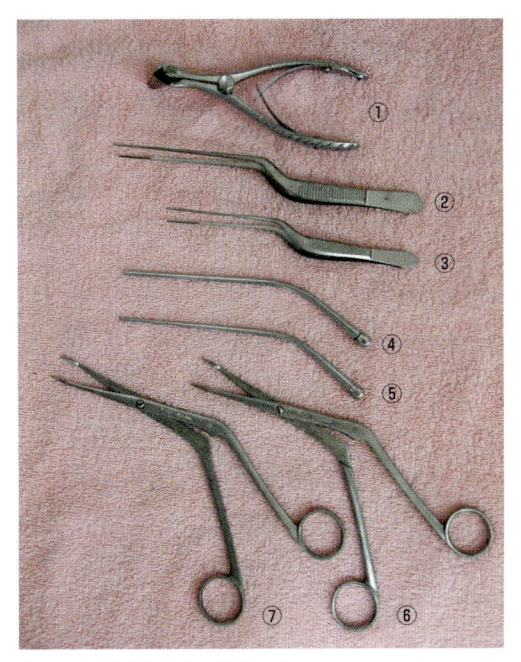

異物摘出術

■ 一般的な鼻腔異物摘出術の進め方
- 鼻鏡で外鼻孔を広げ，異物を確実に視野に入れる．
- 異物を鉗子類で把持する．
- 把持した異物を，鉗子類の方向にまっすぐ，なるべく鼻粘膜に触れないように外鼻孔にもってくる．

■ 異物の把持の仕方・鉗子類の選択（❷）
- 異物をしっかり把持する．「しっかり」とは異物を外鼻孔にもってくる際に，鉗子類から異物が滑り落ちたり異物が破砕されることなく，1回の摘出操作で異物摘出ができるようにしたいからである．
- 鉗子類は麦粒鉗子と鋭匙鉗子がある．鉗子先端の形状をよく見て選択する．
- 麦粒鉗子はガーゼや紙など扁平なもの，壊れやすいものをソフトに把持するのに適している．鉗子の先端で異物を破砕してしまうことは鋭匙鉗子に比べるとはるかに少ない．ただし，力を入れて牽引する場合に，異物が鉗子の匙部分から滑ってしまうことがある．

❷ 鼻内異物摘出術に準備するもの
①鼻鏡，②鼻用膝状鑷子，③耳用膝状鑷子，④吸引管（中・小），⑤吸引管（細），⑥鋭匙鉗子，⑦麦粒鉗子．そろえておくと便利な器具．異物によっては耳内異物用の器具が応用可能である．このほかに，フォガティーカテーテルなど先端にバルーンが付いているカテーテルも使用できる．異物の種類は介在場所によっては鉗子チャンネル付き内視鏡が有用である．

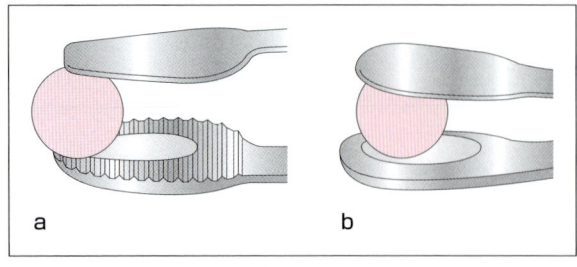

❸ 麦粒鉗子と鋭匙鉗子の違い
a：麦粒鉗子．球状異物を把持使用とすると滑ってしまい，奥に追いやってしまう．
b：鋭匙鉗子．匙部分で球形異物をしっかりと把持できる．

異物の性状によって鋭匙鉗子と麦粒鉗子を使い分ける

鉗子を把持した手は可動性を保っておく

- 鋭匙鉗子は力を入れて牽引する場合にも，異物が鉗子先端から滑り落ちることなく把持できる．逆に，紙や腐敗したガーゼなど扁平な異物を把持すると，破砕されてしまい，異物がちぎれてしまう．したがって，扁平で壊れやすいものは麦粒鉗子で把持し，しっかりした異物で牽引の力を加えて摘出が必要な異物は鋭匙鉗子が適している．
- 球状の異物は麦粒鉗子では滑り，球状異物が逃げてしまう（❸）．球状の異物は鋭匙鉗子の匙部分に挟み込むようにする．先端で異物をつかもうとすると異物が逃げてしまうので，異物を匙部分にはまり込むように，大きめに鉗子の先端を広げ，匙部分の中央に球状異物がくるように，深く包み込むようにする．そのようにすると，球状異物が鉗子から滑り落ちにくくなる．
- 鑷子の形状は鉗子類の選択と同様，有鉤と無鉤を使い分ける．

■ 異物の摘出

- 把持した異物を，なるべく鼻腔粘膜に触れないように，外鼻孔に移動させる．
- 異物はしっかり把持するが，鉗子を把持した手首は柔らかく可動性を保てるようにする．これは，摘出時に患者が急に動いた場合，鉗子と鉗子を把持した手が，患者と同時に動かず，粘膜損傷などをきたす危険があるからである．耳垢除去や耳内異物など，すべての耳鼻咽喉科的処置も同様である．
- フォガティーカテーテルや先端にバルーンの付いたカテーテルなどを用い，異物の尾側でバルーンを膨らませ，外鼻孔に引き抜く方法もある．
- 鉗子チャンネルの付いた内視鏡を用い，内視鏡下で観察しながら異物を把持し摘出する方法もある．鉗子で把持できる異物の種類は限られるが，鼻腔に押しやった異物を観察下に摘出するのに優れている．

> 💬 **Advice　小児の鼻内異物摘出のコツ**
> ①異物除去には，異物の介在状況を把握すること，患児をしっかり固定すること．
> ②異物は片側だけではない．必ず他側も観察する．とくに鼻は，両側に詰めていることがある．気を抜かないで最初から両側鼻内をよくみる．
> ③鼻内の球形異物をフックで引っ掛けようとすると，球形異物はクルクルと容易に動く．鼻腔は広く，自由度が高いからである．患児が泣けば，気道に誤嚥の危険がある．
> ④異物は1個とは限らない．摘出後も鼻腔をよく観察する．

> 💬 **Advice　小児の鼻内異物に対するアドバイス**
> ①簡単に取れそうだ，とは決して言わない．摘出時に子どもが動いたりして，思わぬアクシデントが生じることがある．
> ②異物を入れたことに対し，決して子どもを叱らないように保護者に話す．叱られると，異物を入れたことを余計に隠すようになる．
> ③外来診療で簡単に取れそうでないものや鋭利なものは，全身麻酔下での摘出が可能な施設を紹介することを告げる．

異物摘出後

- 異物はすぐに破棄しないで，ガーゼの上に取って数や性状を確かめる．破損，破砕した異物は，形が元の状態かどうか，確かめる．
- 鼻腔を観察する．異物の遺残がないかどうか，出血や粘膜損傷の有無を確認する．　　異物の遺残の確認
- 出血があったときは，キシロカイン®・アドレナリンを浸したガーゼを当てて止血する．
- 異物の入っていた側の対側の鼻腔も丁寧にみる．異物が入っていたり，異物の種類によっては鼻中隔穿孔をきたしていることがある．　　対側の鼻腔も丁寧にみる

鼻内異物の留意点

危険な異物

- 電池や磁石の類：電流や磁場が生じ，粘膜損傷，鼻中隔穿孔が生じる．
- 鋭角のある異物や鋭利な物：摘出時に粘膜損傷，鼻出血をきたす．患者は痛がるので，粘膜麻酔を十分に行う．
- 破損や破砕されやすい異物：紙，ガーゼ，豆類などは破砕され，遺残が生じやすい．
- 球状の異物：鼻内でころがり，咽頭への落下の危険がある．

電池・磁石の異物は粘膜下に迷入していることがある
球状異物の場合，フックではころがりやすいので要注意

摘出前後の患者への説明

摘出前

- 異物介在の可能性，粘膜損傷や鼻中隔穿孔の可能性：異物により生じている損傷が視野の点で観察できず，不明なことがある．
- 摘出方法と摘出できる可能性とできない可能性：痛がったりして摘出困難なこともある．とくに幼小児では，「とれる」と期待した分の保護者の反動が大きい．
- 危険な異物の場合，全身麻酔の必要性：幼児で摘出術に対し協力が得られない場合，全身麻酔による摘出もありうる．
- 術後処置の必要性．

摘出後

- 異物の完全摘出ができたか：遺残の可能性など．
- 粘膜や鼻中隔などの状態：とくに損傷がみられなかった，など．
- 鼻出血や感染に対する処置：鼻出血や膿性鼻汁がみられるが，多くは摘出後にすみやかに消失する．
- 隣接臓器への影響：鼻中隔や篩板などへの影響，とくに髄液漏の可能性があったときなど．

> **Column** インシデント（医療事故）発生直後の情報公開についての一般原則
>
> ①インシデント発生についての事実だけを伝えましょう―すなわち，何が起きたかということを伝え，どのようにして，なぜその結果が起きたのか，あなたが信じていることは伝えないようにしましょう．
> ②信頼できる情報が手に入ったときには，適切なタイミングで情報提供しましょう．
> ③さらなる診断や治療について，あなたが推奨することを説明しましょう．
> ④今後の予想される経過の見通しについて説明しましょう．
> など，エッセンス版では 12 項目にわたり箇条書きにされている．

遺残タンポンについて

- 鼻科手術後数日してから，鼻内不快感や臭い鼻汁が生じる場合，タンポン遺残の可能性がある．溶解する素材であればこのような心配はない．この場合，問題のタンポンはガーゼや綿球である．
- 日数の経過に伴いタンポンを詰めた位置からタンポンが移動し，ずれていることがある[★2]．
- 患者への説明は，まず，異物が無事に摘出できたこと，鼻腔への影響がないこと（ない場合に限る）を告げる．事実だけを伝える．ガーゼが出てきたのに，ガーゼではないなどとうそをつかない，前医の批判はしない．
- 患者への説明は，（ハーバード大学病院使用）医療事故：真実説明・謝罪マニュアル『When Things Go Wrong Responding To Adverse Event A Consensus Statement of the Harvard Hospital（本当のことを話して，謝りましょう）』が翻訳されており，エッセンス版が公開されているのでそれを参考にする．エッセンス版はインターネットで公開されている（Column 参照）．

(工藤典代)

★2
筆者の経験では鼻骨の頬部側に膿瘍腔を形成しており，外切開でガーゼを摘出したことがある．

参考文献

1. 工藤典代．耳鼻咽喉科領域の異物の特徴―的確な診断．EB ENT 2008；96：23-9.
2. 松谷幸子．外耳道・鼻腔異物．JOHNS 2006；22(3)：438-42.

第2章 鼻編

鼻出血への対応

　鼻出血は耳鼻咽喉科医にとってよく扱う救急疾患の一つである．外来の簡単な処置で止血できる場合やなかなか止血できず入院が必要になる場合など，千差万別である．耳鼻咽喉科としてすべきことは，確実な止血と，原因となる疾患があれば的確な診断をすることである．そのためにも出血をきたす鼻腔内の血管の解剖や原因となる疾患を熟知していなければならず，病態に合ったいろいろな止血技術を身につけることが必要と思われる．

解剖 ❶

- 鼻腔内の血管の解剖は出血部位を確認するうえでぜひとも知っていなければならない．
- 鼻腔は外頸動脈と内頸動脈から支配を受けており，前者が主とされている．外頸動脈は顔面動脈の枝の上口唇動脈と顎動脈の枝の大口蓋動脈が鼻中隔前方に分布している．また顎動脈の枝の蝶口蓋動脈は蝶口蓋孔を通過した後に外側後鼻動脈と中隔後鼻動脈に分かれ，それぞれ鼻腔側壁と鼻中隔後方に分布している．内頸動脈は眼動脈の枝である前・後篩骨動脈が鼻中隔および鼻腔側壁上方に分布している．
- これらのなかの中隔後鼻動脈，前篩骨動脈，上口唇動脈，大口蓋動脈が鼻中隔前下方に吻合を形成し，Kiesselbach部位とよばれている[1]．ここからの出血が鼻出血全体の7〜9割を占める．

鼻出血の7〜9割はKiesselbach部位

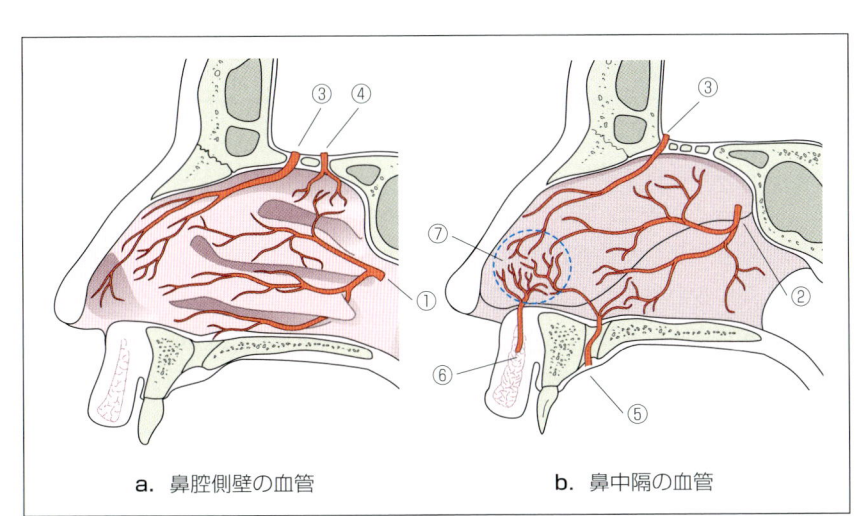

a. 鼻腔側壁の血管　　b. 鼻中隔の血管

❶鼻腔の血管
①蝶口蓋動脈外側後鼻枝，②蝶口蓋動脈中隔後鼻枝，③前篩骨動脈，④後篩骨動脈，⑤大口蓋動脈，⑥上口唇動脈，⑦Kiesselbach部位．
(Jackson KR, et al. Arch Otolaryngol Head Neck Surg 1988[1]を参考に作成)

❷鼻出血の原因

局所的原因	鼻	外傷	鼻粘膜損傷，顔面外傷，指性
		異物	
		炎症	急性鼻炎，副鼻腔炎，アレルギー性鼻炎
		特殊感染症	結核，梅毒
		良性腫瘍	出血性鼻茸，血管腫，乳頭腫
		悪性腫瘍	副鼻腔癌，悪性リンパ腫，肉腫，悪性黒色腫
		その他	鼻中隔彎曲症，手術操作，Wegener 肉芽腫症
	上咽頭	炎症	急性上咽頭炎
		腫瘍	鼻咽頭血管線維腫，上咽頭癌
全身的原因		先天異常	Osler 病
		血液疾患	ビタミン C 欠乏症，血小板減少症，再生不良性貧血，白血病，血友病，DIC
		循環器疾患	高血圧　動脈硬化症
		代謝性疾患	肝硬変　腎不全
		薬物性	抗凝固薬，血小板凝集抑制薬，非ステロイド系抗炎症薬
その他			月経，妊娠，思春期前期

鼻出血の原因疾患（❷）

> 出血の原因を究明し原因疾患に対処する

- 鼻かみやくしゃみなど一過性の脈圧上昇や鼻こすりなどの機械的刺激など，特発性による出血が多いが，症候性によるものもあり，局所的なものか全身的なものか出血の原因を究明しなければならず，その原因疾患に対処しなければならない．
- 局所的には外傷，異物，慢性副鼻腔炎やアレルギー性鼻炎などの炎症性のもの，血管腫や副鼻腔癌などの腫瘍性疾患などがある．
- 全身的には先天異常である Osler 病，高血圧などの循環器疾患，肝硬変や腎不全，また，血友病，白血病や DIC などの出血性をきたす血液疾患，アスピリンなどの抗血栓薬，非ステロイド系抗炎症薬を服用している場合などがある．

鼻出血止血法

止血処置前

- 鼻出血の患者も付き添いの家族も慌てており，患者は興奮状態で血圧が上昇していることが多く，問診をしながらも落ち着かせることが大事である．とくに高齢者の場合や高血圧の既往のある患者は血圧が上昇しやすい傾向にある．病院の救急外来など耳鼻咽喉科の処置が十分にできない場合には耳鼻咽喉科の診察室まで運び，その時間を利用して患者の安静を図り，問診を行うとよい．問診が出血点を確認するうえで重要である．

> 出血点を確認するうえで問診が重要である

- 問診は患者の状態をみながら，
  ①どちらの側から出血が始まったか，
  ②最初は鼻から出たか，口に回ったか，

- ③どのくらい続いたか，
- ④出血量はどのくらいか，
- ⑤過去に出血歴があるか，そのときはどんな治療を行ったか，
- ⑥基礎疾患があるか，
- ⑦アスピリン，抗血栓薬，非ステロイド系抗炎症薬を服用中か，

を聞き出す[2]．本人から聞けなければ付き添い人から聞く．
- その間に血圧，脈拍などバイタルサインを測り意識状態をチェックする．出血が続いている場合は血管確保をする[★1]．出血が大量で，下眼瞼結膜をみて貧血があるようなら血液検査を行い，輸血の用意も必要となる．耳鼻咽喉科の診察室の処置椅子に座らせたら膿盆を持たせ，座位で鼻を押さえたまま下に向くような頭位をとらせて，咽頭へ血液が流れるのをできるだけ減らすように努める．座位が不可能な場合には，側臥位にさせて血液の誤嚥や嚥下を防ぐ．
- 来院時に出血がない場合，出血が止まっていると余裕があるので問診を十分に行うことができ，小児であったら鼻ほじりや鼻こすりなどの誘因があるか聞き出す．
- ティッシュペーパーなどを鼻に詰めて止血する家庭が多いので，この操作でなかなか止まらないときは，出血傾向や後方からの出血の可能性を疑う．また出血の量や頻度を尋ね，貧血を起こしている可能性の有無を探る[★2]．
- 詰めてあるティッシュペーパーを抜去しても出血がない場合，Kiesselbach部位に血管が怒張していることが多く（❸），凝血塊を吸引する際に損傷しないように気をつけなければならない．またアドレナリンを含んだガーゼをむやみに入れて傷つけ出血することもあり，細心の注意をしなければならない．Kiesselbach部位からの出血が否定され，出血点が鼻鏡ではわからない場合は，内視鏡を用いて鼻腔後方や上咽頭を観察し，出血点を確認する．止血していても下鼻甲介後方から上咽頭にかけて凝血塊があれば，後方からの出血を考え，ガーゼタンポンを入れることを考えなくてはならない．
- 鼻かみの際に少量の血液が混じる血性鼻漏や後鼻漏に血液が混じっていたと訴える場合，さらにそれらが繰り返される場合は出血性の鼻茸や血管腫などの良性腫瘍または上顎癌などの副鼻腔の悪性腫瘍や上咽頭の腫瘍を考えなくてはならない．
- 副鼻腔の悪性腫瘍を疑った場合は鼻腔の所見以外に歯肉部や頬部の腫脹の有無を確認する．上咽頭の悪性腫瘍を疑った場合は中耳，咽頭の所見をとることや脳神経麻痺の有無を確認する必要がある．また腫瘍を疑った場合は生検を行い，すみやかに病理診断が得られれば，その原因疾患の治療成績にもつながる．

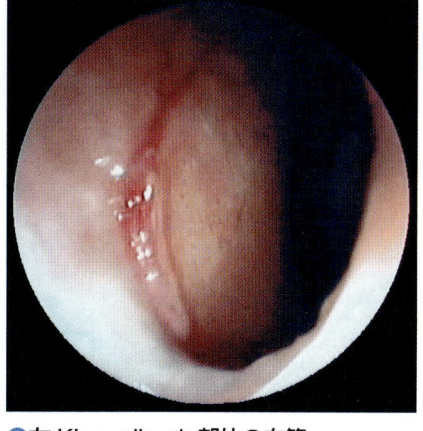

❸左Kiesselbach部位の血管
バイポーラによって焼灼止血術を行った．

★1
止血処置にかかわる者は感染予防のため手袋，ガウン，ゴーグル，マスクまたはフェイスカバー付きのマスクを用意しておく．止血処置を行う際の防護装備は感染予防のため重要である

★2
ポタポタ垂れる程度でも日に何度もあるような場合や，タオルやシーツが真っ赤になるほどの出血が週に数回あれば鼻出血による貧血を起こしている可能性がある．

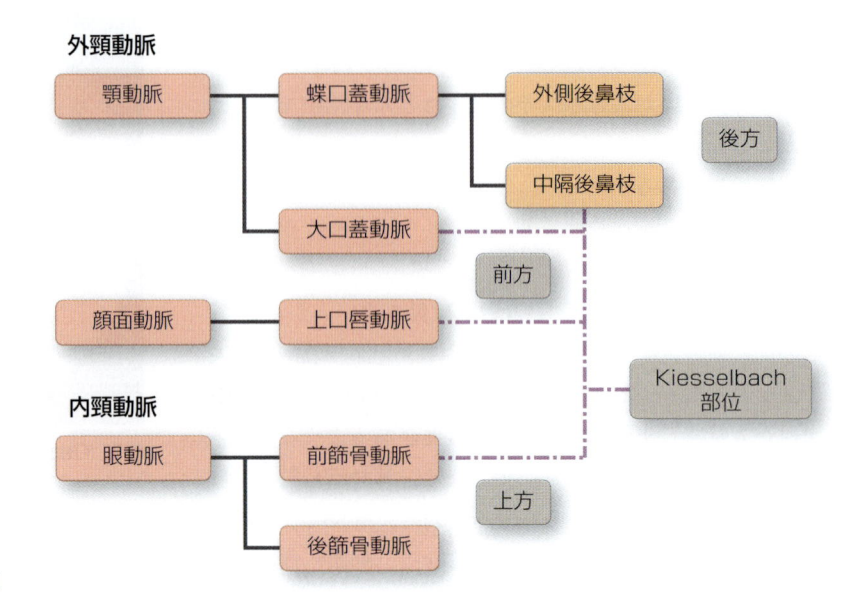

```
外頸動脈
  顎動脈 ─ 蝶口蓋動脈 ─┬─ 外側後鼻枝
              └─ 中隔後鼻枝          後方
         └ 大口蓋動脈
  顔面動脈 ─ 上口唇動脈                前方

内頸動脈
  眼動脈 ─┬─ 前篩骨動脈              Kiesselbach部位
      └─ 後篩骨動脈              上方
```

❹鼻腔内血管と出血部位

■ 止血処置開始

- 患者が落ち着いてきたら，止血の処置を開始することを告げ，上を向かせ，咽頭に流れる血液はできれば飲み込まず口腔に溜めるように指示する．まず鼻腔内に貯留している凝血塊を両側とも吸引除去して口腔に溜めきれなくなったら膿盆に吐き出させるようにする．吐き出す際も舌で押し出すように説明して血液を遠くに飛ばさないようにする．
- 4％キシロカイン®と5,000倍希釈のアドレナリンのスプレーと吸引を繰り返し，またそれらに浸した短冊形のガーゼを挿入して，5～10分間経過をみて出血部位を確認する．短冊形のガーゼは遺残を防ぐためX線非透過性の糸付きガーゼを使用するのがよい[★3]．
- 出血部位は前方のものであればKiesselbach部位からの出血，後方であれば鼻腔後方の下鼻道後部上壁や中鼻甲介後端からの出血，上方のものは前篩骨動脈，後篩骨動脈からの出血を考える（❹）[★4]．また鼻鏡で確認できないときは内視鏡を用いる．しかし，ある程度止血できないと観察が難しく，出血量が多い場合や後鼻孔から咽頭へ血液が流出するときは，患者も苦しい状態なので内視鏡での観察が無理なときもある．
- 鼻腔粘膜全体から滲み出て出血点がわからず反復したりする場合は，全身的要因によることを考える．とくに抗血栓薬内服例や，白血病や血友病などの血液疾患のある患者や肝硬変の患者に多い．出血点が不明で止血しにくい場合は入院を必要とする．また逆に出血が多く入院を要するものは出血点が不明のことが多い．不明の場合，おそらく蝶口蓋動脈からの後方の出血が多いと思われるが，出血量が多く後方の出血部位を外来処置では確認できないためであろう．

★3 24×120 mmのX線非透過性の糸付きガーゼ
鼻腔内への遺残を防ぐ．長径が篩骨用長ピンセットの把持部分の100 mmより長いものがよい．

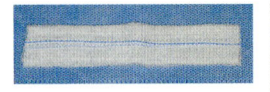

★4
最初の問診のときに出血はまず鼻から出たのか，口に回ってきたのかで前方からの出血か後方からの出血かがだいたいわかる．

出血点が不明で止血しにくい場合は入院を要する

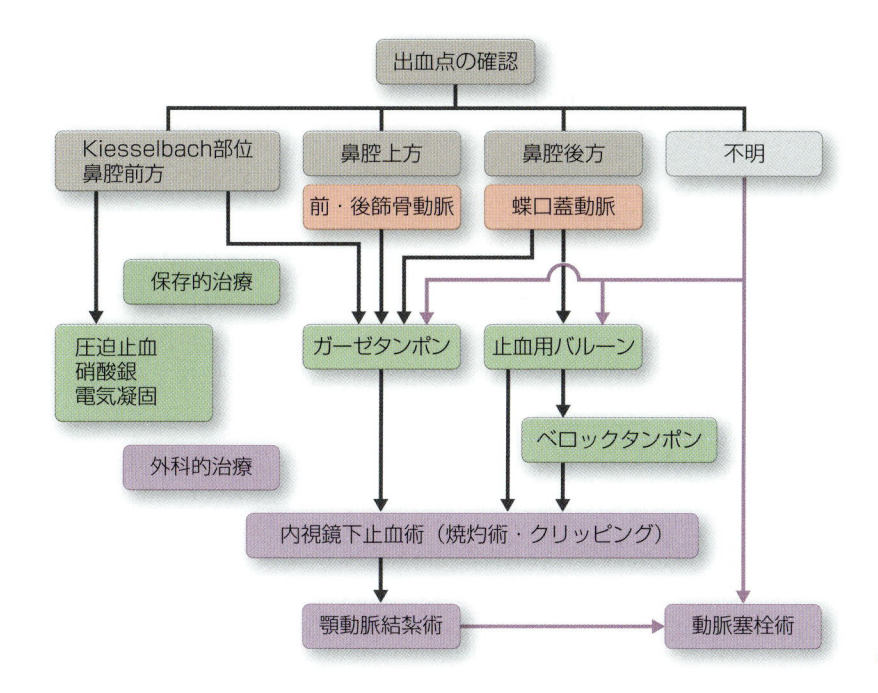

❺出血部位別の治療法

■ 圧迫法

- 出血部位を確認できたら，部位に合わせて止血操作を行う．出血部位別に行う止血方法をフローチャート（❺）にまとめて示した[3]．Kiesselbach部位からの出血は，少量であれば応急処置としてもできる圧迫法を行う．座位として頭を下げ，口呼吸をさせながら，鼻翼を母指と示指でつまむ．また咽頭に流下した血液を嚥下しないように指示する．5,000倍希釈のアドレナリンに浸した綿球を挿入して圧迫すると効果的である．繰り返す出血に対しても家庭でもできるために，本人や，また小児なら家族に止血法を指導することができ，必要ならアドレナリンなどの薬剤を処方してもよい．

■ 焼灼術

- 同じく出血が少量で，ボスミン®ガーゼで止血ができた後に，化学的腐食剤である硝酸銀で焼灼する．止血能力は低いために処置後に軟膏ガーゼによる圧迫が必要になることもある．また出血部位がピンポイントでなく，広い範囲に滲み出てくるような出血の場合にも有効である．
- 血管が結節状に突出している場合には，動脈性に出血していても，血管をバイポーラで挟むようにして止血できる[★5]．バイポーラでは出血部位を直接つままず，出血部位の周囲を挟んでその中に出血部位を入れて凝固するようにする[4]．直上→前方→後方→下方→出血点といった順序で周囲粘膜から焼灼するとうまく止血できることが多い．
- 血管を直接凝固すると再出血する場合があるが，この場合は無理をせずにキシロカイン®とアドレナリンを含んだ短冊ガーゼで止血後再凝固する．無理

バイポーラの効果的な焼灼法

[★5]
バイポーラでの電気凝固による焼灼が多く行われているが，他の焼灼止血装置としてレーザー（CO_2, KTP, YAG），高周波電気メス，超音波凝固切開装置であるハーモニックスカルペル®，アルゴンプラズマ凝固装置などがある．

鼻出血への対応 ● 131

をすると鼻中隔軟骨を傷つけ，副損傷である鼻中隔穿孔をきたす．焼灼部位には抗菌薬の軟膏を塗布する．
- 止血後はガーゼによる圧迫の必要はないが，不安なら挿入しておくのが無難である．硝酸銀で止血できない場合や繰り返す出血に有効である．

■ ガーゼタンポン法

- 硝酸銀や電気凝固などによる焼灼止血を行い，それで止血できない場合はタンポンによる機械的な圧迫止血を行う．抗菌薬軟膏を塗布した短冊形のX線非透過性の糸付きガーゼを挿入していくのだが，出血点がわかっていれば，まずそこに1枚目を当て，あとは順に重ねて圧迫していく．後方の出血の場合は内視鏡下に行えれば確実さが増す．ガーゼは鑷子で長径に平行に把持し，鼻腔後方まで先端を挿入して上下に板状に積み重ねる．出血点がわからなければ総鼻道底部より順に上にガーゼを重ねて挿入していく．篩骨用鑷子の先にガーゼの先端を2～3cm折り返して入れると，後方に広がる鼻腔に隙間なく詰めることができる．

> 抗菌薬軟膏を塗布したガーゼは滅菌して常備しておく

- 軟膏ガーゼの挿入期間は約3日間くらいである[★6]．必ず留置したガーゼの枚数を記録しておき，抜去時に枚数を確認する．枚数が合わない場合は内視鏡下に探索するかX線を撮って確認する．自然脱落もあるため，患者に脱落ガーゼを数えておいてもらうか捨てずに持ってくるように説明しておく．
- ガーゼタンポン後は抗生物質，抗ヒスタミン薬，止血薬，消炎鎮痛薬などを処方する．
- 軟膏ガーゼ以外にはゼラチン製剤（スポンゼル®），酸化セルロース（サージセル®，メロセル®，オキシセル®）などの止血用製剤がある．創傷被覆材であるアルギン酸塩被覆材（ソーブサン®）[★7]も止血効果がある．スポンゼル®，サージセル®，オキシセル®は自然吸収されるため抜去の必要がない．これらは特徴に合わせて使い分ける．

> ★6 ガーゼは長期間挿入しすぎるとエンドトキシンショックを起こすことがある．
>
> 留置したガーゼは確実にすべてを抜去する
>
> ★7 ソーブサン®は保険適用になっているところもある．

■ 鼻咽腔止血法

- 以上の外鼻孔からのガーゼなどによる圧迫止血が行えても，出血部位が明らかでなく，確実に出血のコントロールができたという自信がない場合は，入院のうえ安静と厳重な監視を行うべきである．とくに鼻腔後方からの出血に対して外鼻孔からのガーゼタンポンを行っても止血効果があがらない場合は，後鼻孔からのタンポンを行った後に外鼻孔からガーゼタンポンを行う[★8]．後鼻孔へのタンポンは，止血用バルーンまたはバルーンカテーテルやベロックタンポンを挿入する．

> ★8 この手技については熟知しておく必要があり，不適切な部位でのタンポンでは止血が不十分になるだけでなく，患者にたいへんな苦痛を与えることを忘れてはならない．

バルーンタンポン

- 止血用バルーン（高研製）はベロックタンポンに代わるものとして開発されたシリコーン製バルーンで，患者に与える苦痛も少なく留置も容易である．バルーンの形状は，ドーナツ状に膨らむAタイプと，球状に膨らむBタイ

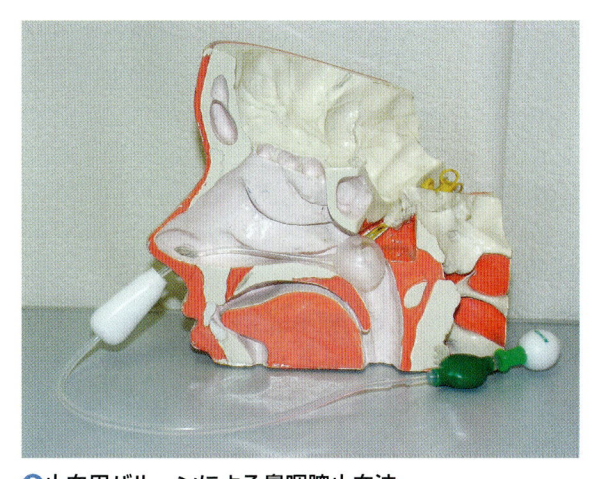

❻ 止血用バルーンによる鼻咽腔止血法
高研製止血用バルーンBタイプを用いている．バルーンが膨らんでいるか内視鏡で確認するとよい．

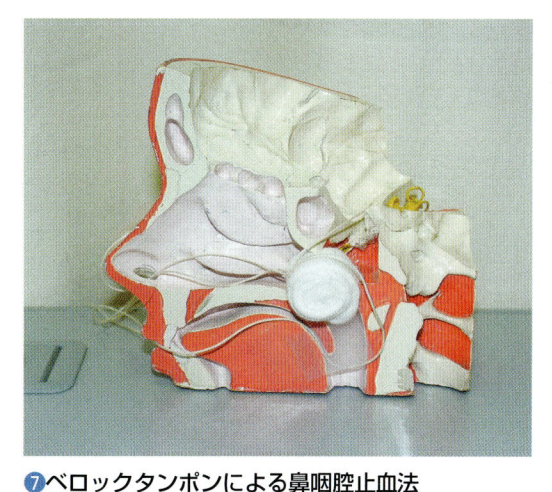

❼ ベロックタンポンによる鼻咽腔止血法
口腔側の糸は切断してもよいが，中・下咽頭に脱落しないように気をつける．

プの2種類がある．それらは症例によって選択する．
- 高研製の止血用バルーンは空気を抜いた状態で後鼻孔まで挿入し，空気を注入してバルーンを膨らませて前方へ引いて固定する（❻）．その後，前方にガーゼタンポンを挿入する．ベロックタンポンに比べ患者にとって苦痛ではないため，外来で処置して帰宅させるのも可能かもしれない[★9]．しかし，空気が漏れたり後鼻孔のバルーンがずれたりして出血をきたすことがあるため，入院による経過観察が必要と思われる．

ベロックタンポン

- バルーンタンポンで出血をコントロールできなければ，ベロックタンポンを用いる．上咽頭の大きさに合うようにガーゼを硬く巻いて，絹糸で縛り，糸を2本長く伸ばした状態にしておく[★10]．
- 出血側の外鼻孔からネラトンカテーテルを挿入して口から出し，ベロックタンポンの絹糸の一端と結びつける．カテーテルを引っ張りながらタンポンを経口的に上咽頭に挿入し，外鼻孔から出た絹糸を固定して前方にガーゼタンポンを挿入する（❼）．口から出ているもう一方の絹糸も口角に固定して抜去時にはその絹糸を引っ張ってタンポンを取り出す．口角側の絹糸は違和感が強い場合は軟口蓋より下で切断する．
- タンポンが入っている間はかなり患者には負担を強いることとなり苦痛を与える．しかし，鎮静薬を与えると誤嚥を起こし肺炎に至る場合があるので注意を要する．固定している絹糸が鼻翼や口角の損傷や壊死をきたすことがあることにも留意しなくてはならない．
- また，以上述べたタンポンによる合併症として，鼻汁過多，流涙の出現，耳管閉鎖の症状，咽頭痛，嚥下時痛，発熱などがあり，ガーゼタンポン法同様に止血薬のほかに抗生物質や抗ヒスタミン薬などを投与する．ベロックタン

空気の漏れがないかをチェック

★9
そのほかに14〜16Fr.ほどの導尿用バルーンを用いてもよい．

★10 ベロックタンポン
ベロックタンポンは大，中，小の3種類ぐらいを滅菌して用意しておくと，急に必要になったときに慌ててつくらずにすむ．

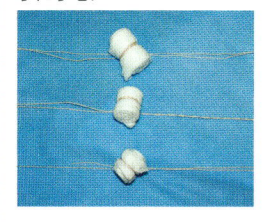

脱落と誤嚥性肺炎に注意

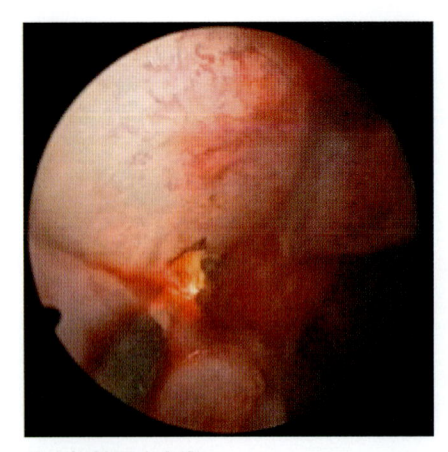

❽内視鏡下止血術
30°斜視鏡を用いて右蝶口蓋動脈外側後鼻枝をKTPレーザーで焼灼止血.

ポンは入院での加療が必要となる．止血用バルーンもベロックタンポンも軟膏ガーゼと同様に挿入期間はできるだけ短期間の3日以内ぐらいにとどめる．

■ 内視鏡下止血術

- タンポンによる止血処置を行っても出血が制御できず，出血部位がある程度予想がついている場合は手術治療に切り替える．外切開による動脈結紮術や経上顎洞的顎動脈結紮術，あるいは動脈塞栓術などの手術療法に比べて侵襲や合併症が少なく安全かつ確実な止血法として，内視鏡を用い，出血点を確認すると同時に止血処置を行う内視鏡下止血術が外科的治療の第一選択になる傾向にある．
- 鼻腔後方の蝶口蓋動脈や篩骨動脈からの出血に対し，内視鏡下に電気凝固やレーザーを用いる焼灼術が行われる（❽）．合併症としては大口蓋動脈神経の熱傷によると思われる一過性の口蓋のしびれがみられるぐらいできわめて軽微である．
- また内視鏡下に蝶口蓋動脈をクリッピングする方法もある．

ショック状態への対応

- これらタンポン挿入処置では，とくに後鼻タンポンにおいては迷走神経反射による急激な血圧低下，ショックなど不測の事態をもたらすことがあるので注意を要する．高血圧患者が鼻出血で来院することが多いが，正常の血圧の患者でも鼻出血来院時は興奮をしていて血圧が高いことが多い．しかし安易に降圧薬を投与するのでなく，処置前には患者を落ち着かせて安心させることが大切で，バイタルサインのチェックも必要だが，処置中も声掛けすることが重要である[★11]．

処置中も声掛けする
★11
軽く患者の体をたたきながら名前を呼び，応答があればよい．

- 耳鼻科治療椅子に座っているときに顔色が白くなり血圧が低くなると思われたら，背もたれを倒して頭位を低くしてバイタルサインを測る．血圧，脈拍，呼吸状態，パルスオキシメーター装着での血中酸素濃度を測定しながら血圧が戻るのを待つ．その間は血圧低下により意外に出血も少なくなる．点滴ラインを確保していたなら補液滴下速度を速める．
- 鼻出血の患者で大量出血によるショックはほとんどないといっていいだろう．しかしショックに陥ることはないとはいえないので，それに対する迅速な対応は必要である．不測の事態に備えて，出血が持続している患者は，上述したようにバイタルサインを測り，血管を確保する．冷汗，冷感，頻脈が生じるので出血性ショックの手がかりになる．ショック患者にはリザーバーマスクで10～15Lの高濃度酸素を投与し，頭部への血流を確保するためTrendelenburg体位（下肢挙上）とする．また輸液も細胞外液に組成の似た乳酸リンゲル液あるいは生理食塩水を急速に投与する．

冷汗，冷感，頻脈が出血性ショックの手がかりとなる

- 吐血が多い場合は，垂れ込んだ血液を飲み込んだ凝血塊を嘔吐する以外に，新鮮な血液の嘔吐と，ショック状態になったときはむしろ鼻出血でなく胃潰瘍などの胃・食道疾患からの出血を考えなければならない．ショックは適切な処置がなければ生命に危険の及ぶこともあり十分な注意が必要である．日頃から救急処置について学びトレーニングをしておくことが重要である．

副鼻腔炎術後出血への対応

- 医原性の出血に副鼻腔炎術後の出血がある．内視鏡下副鼻腔手術で損傷に気をつけなければならない重要な血管として，前・後篩骨動脈，蝶口蓋動脈，内頸動脈がある．内頸動脈以外の術中の損傷による出血は，通常はボスミン®ガーゼでの圧迫で止血できるが，術後の再出血を考えるとしっかりとバイポーラなどで凝固止血をしたほうがよい．
- 副鼻腔炎術後のガーゼパッキングは一般的に行われており，出血が多くガーゼが緩いと口側に垂れ込むか外鼻孔から漏れて流れ出る．緊密にガーゼパッキングされていると眼窩内出血を起こし[5]，眼が腫れて触ると眼球が硬くなっている．いずれの場合にもすぐにガーゼを抜去する．ガーゼと鼻腔内の凝血塊を除去して，前述したように4％キシロカイン®と5,000倍希釈のアドレナリンのスプレーと吸引を繰り返し，またそれらに浸したガーゼを挿入して，5～10分間経過をみて再度ガーゼパッキングをする．
- 再度のガーゼパッキングで止血しないときや抜去後に止血困難のときは，上記の動脈性出血の可能性を考えるべきである．それらは内視鏡下に出血部位を確認して焼灼止血する．

（川浦光弘）

引用文献

1) Jackson KR, Jackson RT. Factors associated with active, refractory epistaxis. Arch Otolaryngol Head Neck Surg 1988；114：862-5.
2) 市村恵一．鼻出血．野村恭也ほか編．CLIENT 21. 1 症候．東京：中山書店；1999. p.316-23.
3) 川浦光弘．救急疾患への対応　鼻出血—止血治療までの流れ．日耳鼻　2005；108：1129-34.
4) 竹野幸夫, 中下陽介．鼻出血止血（処置）．耳喉頭頸　2009；81：837-44.
5) 春名眞一．鼻副鼻腔手術後の出血の処置．MB ENT 2009；98：35-8.

第2章 鼻編

アレルギー性鼻炎の手術治療

アレルギー性鼻炎の現状

- ダニ抗原による通年性アレルギーは住居内の生活環境疾患であり，スギ・ヒノキ花粉症はわが国の国土面積の18％以上を占めるスギ・ヒノキ森林の産生する膨大な花粉（スギ1本で20億個の花粉を産生する）による自然災害であり，国民の25％がすでに発症している．
- 最近のわれわれの検討[1])では，町域の60％がスギ・ヒノキ人工森林である岐阜県白川町の中学3年生の82％がすでにスギ特異的IgE抗体陽性であり，陽性者の54％が，抗原量の最も多いclass 6であった．抗体価から判断する限り，重症者ほど多いという特異な患者構成になっており，15歳の時点で陽性者の45％が発症していた．
- また，室内のダニ抗原は個人住宅へのアルミサッシの普及に比例して増加し，気管支喘息，通年性アレルギー性鼻炎，アトピー性皮膚炎の原因になる．白川町での調査でも抗体陽性率は中学3年生で46％であり，うち80％以上が通年性アレルギー性鼻炎を発症していた．
- このように，国内のアレルギー性鼻炎の患者および潜在患者数は膨大であるが，この疾患で命にかかわることはなく後遺症も残さない．厄介だが怖くない疾患である．そのために花粉症患者の医療機関受診率は37％にすぎない．
- アレルギー性鼻炎診療の最大の問題はこの高い有症率と低い受診率であり，若年者に顕著である．首都圏の中高生ではクラスの80％に何らかの鼻症状があるが，医療機関を受診するのは有症時でも15％程度といわれている．彼らに毎日の服薬や部屋の掃除，免疫療法のための定期的な通院など，日常のコンプライアンスを求めることは困難である．

治療法の選択

- 根治療法の確立されていない現状でどのような治療を選択するかは，患者個人の負担対効果が重要になってくるが，術後相当の期間ケアフリーでいられるレーザーなどの手術治療は，忙しく時間的負担へのウエートが大きいビジネスマン，医療へのコンプライアンス意識の低い若年患者や開発途上国でより期待される治療と思われる．もちろん，アレルギー性鼻炎は即時型アレルギーが一次的病態であり，免疫療法やマスクなどの抗原除去が原因療法である．薬物療法や手術療法は対症療法にすぎないが，致死的でない慢性上気道

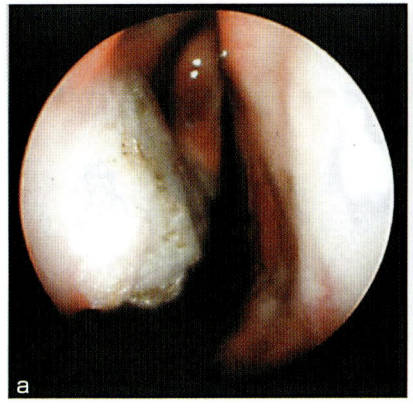

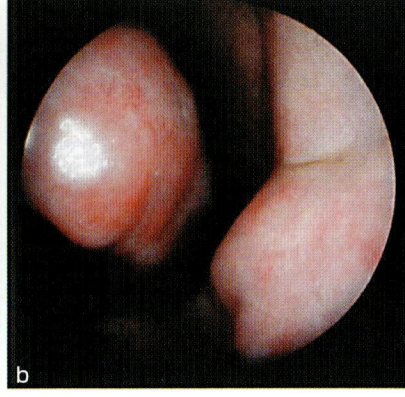

❶ レーザー下鼻甲介粘膜蒸散術
a：術直後．
b：術後3か月．

炎症においては，時間的・肉体的・経済的な負担が少なく，安全かつ効果的に長期間症状を制御できることが社会から期待される治療である．粘膜下甲介切除や後鼻神経切断術などの通年性アレルギーに対する手術療法はこのような費用対効果の点で優れた治療といえる[2,3]．

- 一方，花粉症に対する手術療法は，炭酸ガスレーザーやアルゴンプラズマ凝固装置などnon contact hot knifeによる下鼻甲介粘膜の季節前surface vaporizationを除けば，有効性や費用対効果の検討は不十分である．

- 後述のように，鼻過敏症状の治療には求心性神経あるいは遠心性神経レベルでの神経遮断が必要であり，後鼻神経切断，Vidian神経切断の神経切断手術がある[★1]．Vidian神経切断は鼻腔と涙腺への遠心性神経のすべて，後鼻神経切断では鼻腔後1/3からの求心性神経と鼻腔への遠心性神経のすべてが切断される．

★1
またchemosurgeryとして，求心性神経切断目的のカプサイシンによるchemical denervationと遠心性神経切断目的のボトックスの局所投与がある（p.139のTopics参照）．

炭酸ガスレーザー下鼻甲介粘膜蒸散術

- 筆者が所属していた関西医科大学耳鼻咽喉科では，1983年，それまで肥厚性鼻炎に対しては報告のあったCO_2レーザーによる下鼻甲介粘膜蒸散術を，通年性アレルギー性鼻炎にも適応拡大し，これまでに約3,500例の通年性アレルギー性鼻炎症例とスギ花粉症症例に本法を行っている[4]．

- 筆者らのプロトコールは，週1回，連続3～5週間照射を行い，下鼻甲介粘膜表面を後端まで広範囲に浅く蒸散（vaporization）する方法である（❶）．10W以下defocus modeでの炭酸ガスレーザーの深達度は浅く，1回の照射で蒸散される粘膜深度は0.5mm以下で，毎週5回繰り返しても1mmまでの深度である．この範囲は上皮層と粘膜固有層浅層で，鼻腺と抵抗血管の一部が含まれるが，容積血管は含まれない．そのため，出血のおそれはないが，粘膜切除のような粘膜容積の減量効果はみられない．

- レーザーによる蒸散後，数週間で上皮層は再生し線毛運動機能も回復するが，上皮下層には創傷治癒機転から瘢痕組織層が形成される．この瘢痕組織が炎症細胞の粘膜表層への浸潤を抑制することが本法の作用機序とわれわれ

アレルギー性鼻炎の手術治療 **137**

- は考えている．さらにこの層に含まれる膠原線維には粘膜表面を伸展しにくくし，容積血管の膨張を締めつける作用も期待できる．
- 他の鼻アレルギーに対する鼻粘膜表面処理法である電気凝固やトリクロル酢酸塗布法は，蛋白変性・炭化・壊死組織を伴うため，貪食のためのマクロファージの浸潤が強く，瘢痕組織形成も不十分で，かつ早期に吸収されるのに対し，CO_2レーザーは粘膜表面を気化蒸散させるため，マクロファージなどの炎症細胞浸潤が少なく，形成される瘢痕組織も吸収されにくい[★2]．
- 炭酸ガスレーザー装置は比較的安価で扱いやすく，表面麻酔で1回数分程度で出血もなく小児にも容易に行える．再発時の再照射も容易である．
- 花粉症には初年度は季節前（12月から1月）に3回照射し，翌年からは飛散期の前に単回の再照射を行う．
- 通年性アレルギーでの鼻閉への効果は5年成績で56％であった．
- 一般的に重症例への効果は免疫療法に劣るが，中等症例では点鼻ステロイドと同等である．花粉症症例への効果も花粉飛散数が2,000個以下の季節では抗ヒスタミン薬と同等であるが，大量飛散年での効果は下回る．これまでの検討では，季節前照射の効果が秋ころには減少し，越年効果は不十分であった．

[★2] われわれの検討では，術後5年経過した症例でも瘢痕組織は維持されており，このことが本法の優れた長期成績の原因と思われる．

Vidian神経切断術

- 経上顎洞的なVidian神経切断術は1960年代に確立されていた手術法であ

Column 鼻過敏症状の機序[5]

アレルギー性鼻炎に伴うくしゃみ，鼻汁，鼻閉の鼻過敏症状は，鼻粘膜上皮下に浸潤した炎症細胞由来のヒスタミン，ロイコトリエン，プロスタグランジンD_2などが主に下鼻甲介粘膜の鼻腺や血管への直接作用と，ヒスタミンや物理的刺激がサブスタンスP作動性の三叉神経第1枝，第2枝の神経終末に存在するヒスタミンH_1受容体や，TRPV受容体などのポリモーダルな温度・知覚受容体を刺激し，三叉神経―三叉神経核―両側上唾液核―中間神経―膝神経節―大錐体神経―Vidian神経―翼口蓋神経節―後鼻神経―鼻腺（コリン作動性）・血管（NO作動性）という神経反射を介する遠心作用（間接作用）によって発症する．

さらに，無髄知覚神経（C fiber）終末では過剰な知覚刺激による軸索反射（鼻腺や血管に分布する深部知覚枝への神経伝達物質であるサブスタンスPの逆行伝導による腺分泌や血管拡張）や翼口蓋神経節内での求心性神経と遠心性神経間でのクロストークが発症に関与する．

アレルギー性鼻炎に伴う鼻症状のうち，くしゃみはすべて直接作用による症状であり，鼻汁は間接作用が80％，直接作用が20％関与する．一方，鼻閉は花粉症では間接作用30％，直接作用70％であり，通年性アレルギーでは間接作用10％に対し，直接作用90％である．したがって，くしゃみの治療には抗ヒスタミン薬投与やカプサイシンによるchemical denervationなどの知覚神経への治療が有効であり，鼻汁のコントロールには抗ヒスタミン薬やイプラトロピウムなどの抗コリン薬，ボトックス®（A型ボツリヌス毒素）の局所投与，Vidian神経切断術，後鼻神経切断術が有効である．一方，鼻閉にはロイコトリエン受容体阻害薬であるプランルカストやモンテルカスト，PGD_2拮抗薬，下鼻甲介切除術による容積血管の減量手術が有効になる

り，Column（p.138）に示すようにアレルギー性鼻炎に伴う鼻汁の80％を抑制できるが，涙腺枝も切断されるためdry eyeをきたす．また，翼口蓋神経節を障害すると，そこを通過する三叉神経第二枝の分枝が障害され，頬部のしびれや三叉神経痛を惹起する．そのため，クロモグリク酸ナトリウム（インタール®）が臨床供与されて以降は次第に行われなくなった[6]．

- 涙腺枝分岐部より末梢の後鼻神経レベルでの遠心性神経切断が行われれば，dry eyeが避けられるわけだが，裸眼下での鼻内からの蝶口蓋孔の同定，蝶口蓋動脈損傷による術中および術後出血が問題であった．
- しかし，内視鏡下に蝶口蓋孔の下方のカウンターホールを開けるか，ナビゲーション下に蝶形洞側壁から翼突管を開放し，翼口蓋神経節より中枢でVidian神経を切断できれば，知覚神経への侵襲がない点で，後述の後鼻神経切断よりも優れた手術法である．涙腺枝をある程度温存できる低温加熱などによる機能的神経変性術は今後注目されるだろう．

下鼻甲介手術のバリエーション（❷）

- アレルギー反応に伴う鼻閉と鼻汁産生の場である下鼻甲介粘膜に対するさまざまな手術が行われてきた[7]．

①筆者らが確立した炭酸ガスレーザーやアルゴンプラズマ凝固装置による粘

Topics　カプサイシンによる化学的知覚減過敏性療法

鼻過敏症の症状のうち，くしゃみの100％は求心性知覚神経症状であり，鼻汁の80％は知覚神経から中枢を介し，遠心性副交感神経を経て鼻腺に至る神経反射症状である．鼻閉に関しては花粉症では30％，通年性アレルギーでは10％がこの神経反射を介してNO作動性に血管拡張させる間接効果である．

この神経反射を制御するファーストステップは抗ヒスタミン薬による知覚神経終末のヒスタミンH_1受容体をブロックする治療であるが，無髄知覚神経終末（C fiber）はSP（サブスタンスP）作動性であり，H_1受容体以外にTRPV1などのTRP受容体が存在する．TRPV1は43℃の熱，カプサイシン，酸，アナンダマイドなどで開く陽イオンチャンネルである．したがって，鼻粘膜にカプサイシンを塗布，あるいは噴霧すると強い疼痛と熱感を感じるが，繰り返し行うと知覚神経からSPが枯渇し機能的変性をする．このchemical desensitizationはスウェーデンやドイツ，イタリアなどでは以前から行われている．

筆者は10^{-3}Mのカプサイシンをtween80と流動パラフィンを加えた水溶液に混合させ，下鼻甲介に表面麻酔後に浸潤麻酔も行い，1日3回，毎週1日，3週間連続で塗布している．最初は痛いが，だんだん痛みを感じなくなる．この方法では喘息誘発など重篤な合併症は経験していない．

従来，両側性血管運動性鼻炎のうち，鼻汁だけでなく，くしゃみや瘙痒感などの知覚過敏症状の強い症例を対象にしていたが，2000年から花粉症症例にも適応を拡大している．また2004年末に行った6例では，2005年の大量飛散年にも発症しなかった症例が3例あり，投薬が必要であった症例は1例のみであった．2006年には全例が無投薬であった．血管運動性鼻炎の経験では，処置後1年半～2年で突然再発する症例が多いが，大半の患者は再度のカプサイシン治療を希望した．

欧米の文献では投与濃度を上げると有効性も高まるらしいが，今より痛い治療はちょっと無理がある．2年間有効であった症例に対し，疼痛の少ないカプサイシン誘導体で，高濃度投与を行ったこともある．痛みは少なかったが，一過性に著しい頭痛と異味症が出現した．

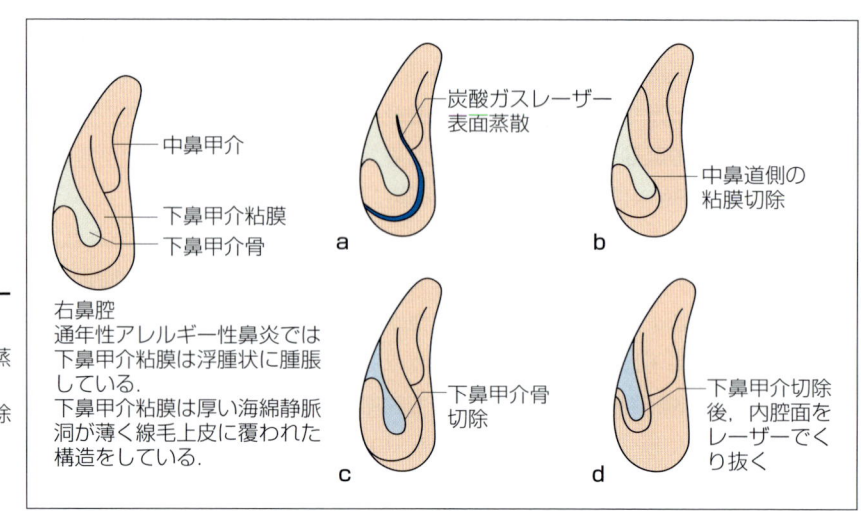

❷下鼻甲介手術のバリエーション
a：レーザー下鼻甲介粘膜蒸散術.
b：広範囲下鼻甲介粘膜切除術.
c：粘膜下下鼻甲介切除術.
d：上皮下下鼻甲介切除術.

右鼻腔
通年性アレルギー性鼻炎では下鼻甲介粘膜は浮腫状に腫脹している．下鼻甲介粘膜は厚い海綿静脈洞が薄く線毛上皮に覆われた構造をしている．

（図中ラベル）中鼻甲介／下鼻甲介粘膜／下鼻甲介骨／炭酸ガスレーザー表面蒸散 a／中鼻道側の粘膜切除 b／下鼻甲介骨切除 c／下鼻甲介切除後，内腔面をレーザーでくり抜く d

膜表面蒸散術，
②下鼻甲介粘膜や下鼻甲介骨を広範囲に切除する下鼻甲介切除術，
③下鼻甲介を外方に骨折させる外方骨折，
④下鼻甲介粘膜を温存し下鼻甲介骨だけを除去する粘膜下下鼻甲介切除術，
⑤われわれが今日行っている粘膜下下鼻甲介切除術を行い，KTP レーザーやモノポーラー電気メス，マイクロデブリッターなどで内側から容積血管を除去する上皮下下鼻甲介切除術（inside turbinectomy），
などがある．このうち，④と⑤は内視鏡下で行われ，後鼻神経切除術のアプローチにもなる．

Topics　botulinum toxin type A（ボトックス®）

　botulinum toxin type A はコリン作動性神経終末に作用し，アセチルコリンの放出を抑制するきわめて毒性の強い神経毒であり，現在国内では痙攣性斜頸，顔面痙攣，眼瞼下垂の3疾患にのみ保険適用があり，施用する医師には講習が義務づけられている．しかし，海外では喉頭痙攣から終末期患者の流涎停止までさまざまな治療に用いられ，適応疾患は各国で異なる．

　鼻粘膜に局所注射すれば，翼口蓋神経節と遠心性副交感神経終末に作用して神経遮断する．副交感神経終末は鼻腺，血管平滑筋に分布する交感神経終末などに分布する．通常，両側下鼻甲介粘膜前方と後方の計4か所に3～5U ずつ局注する．文献ではトータル10U と20U では効果に差がなかったとされているが，筆者は20U 投与している．カプサイシンのような投与時の痛みはなく，この程度の投与量では全身作用はみられなかった．自験例8例の評価では症状別有効性は鼻汁に著効，鼻閉に有効，くしゃみに有効，痒みに無効であった．12例の通年性アレルギー性鼻炎症例に，片側投与し，反対側との誘発鼻汁量を比較した場合，45％の鼻汁量減少がみられた．

　現在，点鼻用抗コリン薬（イプラトロピウム）が発売中止されており，後述の遠心性神経切断手術以外に合理的な治療のない高齢者の血管運動性鼻炎の鼻汁停止には最適の治療であるが，最大の問題点は効果持続期間である．文献上では1～2か月とされる．自験例では投与4週目から徐々に効果が低下し，3か月で治療前と同等の鼻汁量となった．繰り返し投与した場合は自己抗体ができ，効果が低下する可能性がある．

粘膜下下鼻甲介切除術と上皮下下鼻甲介切除術

- 下鼻甲介粘膜を残し，下鼻甲介骨を除去する粘膜下下鼻甲介切除術は，内視鏡の導入と筆者らの吸引剥離子の改良によって，比較的容易に骨膜下での粘膜剥離が行えるようになった[8]．
- 従来指摘されてきた萎縮性鼻炎や甲介の萎縮も今日の栄養状態では実際には起こらず，鼻閉への治療効果に関しても後述の上皮下下鼻甲介切除術のアレルギー性鼻炎に対する長期成績では粘膜切除よりも優れている．また，粘膜固有層に切り込まず，粘膜上皮面を温存するため，線毛運動の維持が可能で術後痂皮が付かない点，術後出血がみられずトラブルなく日帰り手術ができる点など利点も多い．
- アレルギー性鼻炎に伴う鼻閉は，下鼻甲介粘膜容積血管の腫脹であり，骨を摘出する粘膜下下鼻甲介切除術は，骨は再生しないため鼻閉への効果は持続するが，重症例への効果は不十分である．粘膜下下鼻甲介切除を行った後に内腔側から容積血管をくりぬく上皮下下鼻甲介切除術（inside turbinectomy）は理論的にも最も合理的な下鼻甲介手術といえ，他の治療に抵抗するアレルギー性鼻炎に伴う鼻閉に対する合理的かつ効果的な治療と考えている．
- 鼻閉に対する術後3年の有効率は95％である．
- 粘膜下下鼻甲介切除術を行った後，通常の電気メスを20W以下の低出力にし，ちょうどアイロンを当てるように袋状になった甲介粘膜内腔を後方から前

Topics　光線療法

新たな局所療法として光線療法が報告されている．皮膚科領域ではPUVA療法などの光線療法は広く行われている．とくに308〜311 nmのUVBとよばれる紫外線波長を用いた光線療法（ナローバンドUVB治療）には，315点の保険点数も設定されている．

アレルギー性鼻炎に対しては可視光線と紫外線（UVAおよびUVB）を含むブロードバンドのハロゲン光源による治療装置（rhinolight）がヨーロッパで発売されている．この装置は皮膚疾患治療にも用いられ保険医療の対象（45点）になっているが，鼻疾患治療機器として未承認である．自験例での花粉症への有効性は56％であった．

また，近赤外線（660 nm）のLED光源による光線治療機器も家庭用治療器具として市販されている．近赤外線に関しては温熱効果による効果が期待されるが，紫外線波長がどのような機序でアレルギー炎症に抑制的に働くのか，まだ検討は少ない．

網膜での光受容は，ヒトや旧世界ザルなど3原色動物では，ロドプシン（最高吸収波長495 nm），青色感受性色素（同420 nm），緑色感受性色素（同530 nm），赤色感受性色素（同560 nm）をもつ4種類の光受容細胞がある．鳥類や有袋類は4原色であり紫外線波長に反応する細胞もある．鳥の先祖の恐竜は5原色ともいわれている．夜行性であった哺乳類は霊長類以外は2原色である．

網膜以外では皮膚や松果体が非視覚オプシンという機序で光を受容し，体色変化や概日時計の光同調を行う．上述のTRP受容体は元々シュウジョウバエの網膜の光受容体として同定されており，昆虫やウニ（目がない）ではTRPA1と味覚受容体のGr28bが皮膚などに発現し，紫外線波長に感受性をもつ．TRPA1は前述のTRPV1と知覚神経で共存し，12℃とワサビに反応する．近年，TRPA1が酸素濃度センサーであることが報告された．紫外線は鼻腔内のNOxをNOとO_2に分解するため，O_2濃度の上昇がTRPA1を介して知覚を抑制すると考えている．

方に向かい骨膜面を動かしながら，深部の容積血管を内側から凝固させる[★3]．容積血管の減量にはレーザーの代わりにマイクロデブリッターを使ってもよい．出血は意外に少ない．

[★3] KTP laserを非接触にして骨膜面に照射する方法もある．KTP laserの532 nm波長は赤い色に特異的に吸収されるため，骨膜面は反射されるか通過し，容積血管にのみエネルギーが吸収され熱凝固する．

後鼻神経切断術

- 通年性アレルギー性鼻炎に伴う鼻汁の80％は，鼻腺分泌液であり，容積血管への手術だけでは十分な効果が期待できない．上述のVidian神経切断術として行われていた遠心性副交感神経切断術は鼻汁分泌を20％に減少させるが，涙腺分泌も障害される．翼口蓋神経節より末梢での遠心性神経切断は涙腺分泌が障害されず，かつ下鼻甲介手術として行える．また，下鼻甲介後方1/3の知覚は低下するため，くしゃみにもある程度の効果を示す[9]．
- われわれの術式は内視鏡下に粘膜下下鼻甲介切除を行った後，上顎洞自然口の後方に粘膜剥離を進め，口蓋骨垂直板の上方で蝶口蓋孔を確認する．周囲の骨膜を切開し，通常2本ある神経を確認し切断する．
- 神経が確認できなければ，骨膜ごと凝固させたり，ハーモニック・スカルペルで骨膜ごと切断する．骨膜ごと切除すれば，蝶口蓋動脈が切断されることになり，0.5％の確率で術後出血がみられるが，切断部位からの出血はまれで，下鼻道や中鼻道からの代償出血が多い．
- 粘膜下下鼻甲介切除の際，注意すれば骨内に骨孔を形成して蝶口蓋神経後鼻枝が走行しているのがわかる．この神経も切断しておくだけでも鼻汁の減量効果はみられる[★4]．
- 内視鏡下選択的後鼻神経切断術の術後成績は術後9か月の時点で，鼻汁への著明改善92％であり，経上顎洞法の85％を上回っていた．全体の20％の症例で術直後にはdry noseを訴えたが，術後3か月までに全例で訴えがなくなった．

[★4] 蝶口蓋孔内の神経組織に対し，粘膜を介して冷凍凝固装置で組織変性させる方法やエタノールを局所注入して脱水変性させることも行われている．

（久保伸夫）

引用文献

1) 久保伸夫ほか．アレルギー性鼻炎—病態生理と治療 ヒノキ森林地域での小中学校耳鼻咽喉科検診．アレルギー 2009；58；1222．
2) 久保伸夫．花粉症の外科的療法．医学のあゆみ 2010；235；925-8．
3) 久保伸夫．花粉症の治療—外科的療法．日医誌 2008；136；1990-4
4) Fukutake T, et al. Laser surgery for allergic rhinitis. Arch Otolaryngol Head Neck Surg 1986；112；1280-2．
5) 久保伸夫．手術療法．石川　哮編．CLIENT 21．18 免疫・アレルギー疾患．東京：中山書店；2001．p.179-88．
6) Konno A, Togawa K. Role of the vidian nerve in nasal allergy. Ann Otol Rhinol Laryngol 1979；88：258-66．
7) 久保伸夫．鼻過敏症の手術治療．耳鼻咽喉科・頭頸部外科 1997；69：689-96．
8) 久保伸夫．粘膜上皮下下鼻甲介切除術．池田勝久編．鼻科手術支援機器の up to date．耳鼻咽喉科診療プラクティス1．東京：文光堂；2000．p.22-5．
9) 川村繁樹，久保伸夫．鼻内後鼻神経切断術．池田勝久編．鼻科手術支援機器の up to date．耳鼻咽喉科診療プラクティス1．東京：文光堂；2000．p.44-9．

第2章 鼻編

下鼻甲介粘膜レーザー焼灼術の手術手技

術前検査

- 術前検査としては鼻副鼻腔X線検査，IgE RIST/IgE RAST，血液中好酸球検査を施行する．
- X線では副鼻腔炎合併の有無を調べ，抗原の同定を行っておくのは，レーザー効果の予後の推定にある程度，役立つからである．

手術適応

- レーザー手術の適応は，通年性アレルギー，花粉症，肥厚性鼻炎，血管運動性鼻炎などで，いずれも内服・点鼻薬などの薬物療法で軽快しない，中等症以上の症例である．
- 実際には妊娠を予定している女性，受験を控えている学生などが希望する場合も多い．
- アレルギー素因のない慢性鼻炎や慢性副鼻腔炎，神経性鼻閉症，後鼻漏を主訴とする症例ではレーザー治療に対する期待度が高いことが多いため，必ずしも術後に満足する結果が得られないことをよく説明し，適応は慎重に決めることが必要である．
- 花粉症では花粉飛散開始前に行うのが望ましい．
- 局所麻酔で行うため，年齢は原則的に10歳以上であるが，聞き分けのよい児童であれば7歳くらいから可能である．

適応は慎重に決める

麻酔方法

- 局所麻酔方法は，まず両側の鼻腔に下鼻甲介を中心にナファゾリン硝酸塩と4％キシロカイン®液（リドカイン塩酸塩）を交互に数回スプレーする．麻酔直後にはキシロカンショックなどに注意する．スプレー液が後鼻孔から咽頭に流出することがあるが，飲み込まないで口から喀出させる．
- このスプレー操作を5分間隔で2回に分けて行う．
- 次いで，4％キシロカイン®液と1,000倍アドレナリン液を等量に混合した麻酔液を浸透させた8裂短冊ガーゼもしくは綿花片を2本ずつ鼻腔内に下鼻甲介を覆うように挿入し10分間留置する．麻酔ガーゼや綿栓挿入中には鼻呼吸ができないので，口呼吸をさせる．

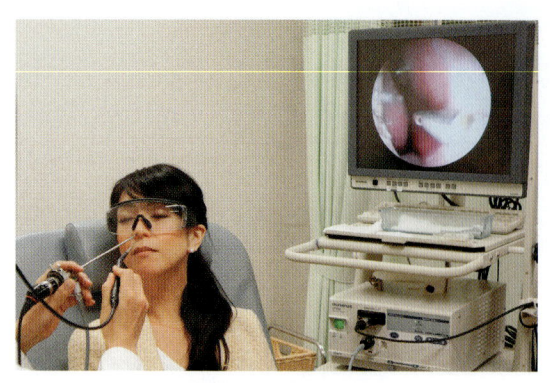

❶レーザー焼灼は硬性直達鏡下に行う

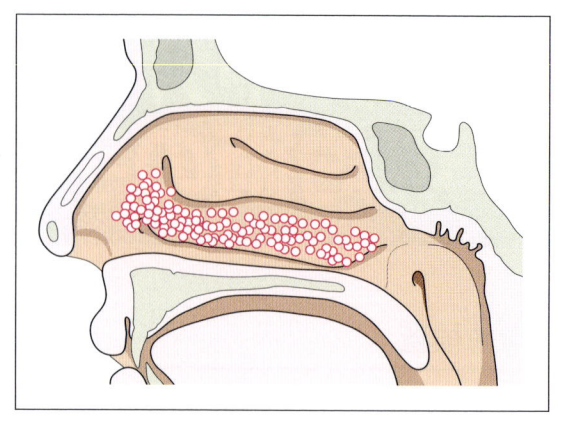

❷レーザーの焼灼範囲

- ガーゼや綿は手術直前に抜去し，鼻腔内の粘液は吸引しておく．
- 下鼻甲介粘膜は浮腫で腫脹していることが多いので，術前に血管収縮薬で十分に腫脹を取っておくことが円滑な手術操作には必要である．

手術操作（❶）

- 患者をユニット治療椅子または半座位にセットした手術台に座らせる．背面は70°くらいに倒したほうが手術操作をしやすい．レーザー光線から目を保護するために専用のゴーグルを装着させる．
- 術者は患者の左右どちらかに座るか立ち，反対側に内視鏡の画像モニターをセットする．患者の頭位を術者側に捻転させ，術者と患者の顔が向かい合うようにする．
- 外径4mm，0°の鼻咽腔硬性鏡を左手に持ち，右手でレーザー装置のプローベを持つ．レーザー焼灼プローベは0°と45°があるが，手首を使いながら45°で側面焼灼をすることにより，ほぼ下鼻甲介全体の焼灼が可能である．

■ 焼灼範囲（❷）

深層まで焼灼しないように注意

- 出力は1Wとし，右側の下鼻甲介前端から始め，側面，上面，下面を焼灼し，表面が薄白くなる程度にとどめ，深層まで焼灼して茶色く焦がさないように注意する．
- 焼灼は下鼻甲介前端を中心に，ほぼ粘膜表面全面を焼灼する．
- 内視鏡で観察すると，分泌細胞から粘液が滲み出てくるのを確認できる場合があるので，そのような部位はとくに念入りに蒸散する．
- 下鼻甲介後端まで焼灼したら鼻腔全体を観察して，焼灼範囲を確認し，左側にも同様な操作を行う．
- 鼻中隔彎曲症やクリスタが強く張り出している症例では，レーザープローベの挿入方向や焼灼角度を工夫して，狭い部位に向けて周囲から焼灼する．
- 上顎洞自然口付近，鼻腔後方では時に痛みが生じることがあるので，注意し

て焼灼する.

■ レーザー焼灼術直後

- 術後,5分くらい様子をみてから,再び鼻咽腔硬性鏡で鼻腔内を観察し,出血がないことを確認してから帰宅させる.
- 時にレーザープローベ挿入の刺激により,焼灼部位ではない鼻中隔前方から出血していることがあるので注意する.
- 術後に出血がなければ止血のためのタンポンは挿入しない.❸にレーザー焼灼前後の鼻腔所見を示す.

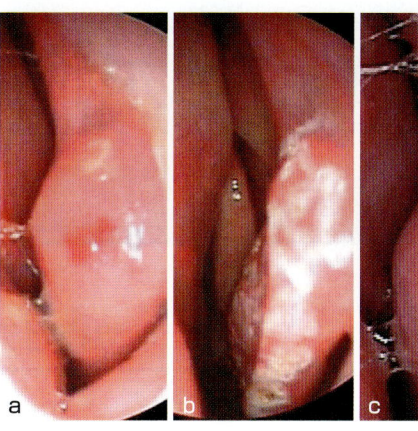

❸ レーザー焼灼前後の鼻腔所見
a:術前,b:焼灼直後,c:術後1週間.

術後の注意点

- 術後,数時間は鼻腔と口腔内の麻酔による感覚低下があるので,飲食はむせないことを確かめてからにさせる.
- 術後,数日間は,レーザー火傷により浮腫が一時的に悪化し,創部からフィブリンが漏出して痂皮を形成し,鼻閉が悪化することがあるので,予防のためにセレスタミン®(d-クロルフェニラミンマレイン酸塩・ベタメタゾン配合)などを内服させる.
- 術後の感染予防のため,抗生物質を数日間,内服させる.
- 術後に疼痛を訴えることはほとんどないが,念のため,消炎鎮痛薬を頓服で処方しておくとよい.
- 通常の業務であれば,そのまま仕事に出てもらって差し支えないが,激しい運動や飲酒は数日間,控えさせる.
- 術後,約1週間後に再診し,創部の状態を確認する.術後の経過観察は定期的に行い,必要に応じて追加焼灼を行う.

▶ 鼻閉悪化の予防のためセレスタミン®などを処方

術後経過

- 鼻閉に対する効果は約90%で,鼻漏・くしゃみは60～70%くらいが改善する.
- 鼻中隔彎曲が強いものでは焼灼困難なことがあるので,鼻中隔矯正術,下鼻甲介切除術などが必要となる.
- レーザー効果の持続期間は個人差が大きいが1～4年くらいである.
- 低年齢,術前の粘膜浮腫が強いものは再発が多い.

(浦野正美)

▶ 下鼻甲介粘膜レーザー焼灼術の患者説明例については,p.252参照.

第2章 鼻編

鼻茸切除術

鼻茸切除術とデイサージャリー

- 日帰りあるいはショートステイによる手術は，医療費抑制，早期の社会復帰や医療費負担の軽減などの患者ニーズ，麻酔・手術器具の進歩などの点から普及が期待されている[1]．耳鼻咽喉科診療において，鼻茸切除術は代表的な術式である．とくに，都会での患者のニーズは大きく，短期入院の手術に特化したサージセンターもみられる．

- 日本においても昭和40年代までは，局所麻酔下に一般の診療所で鼻茸切除が盛んに行われた．しかし，術後出血の対応や疼痛に対しての不満から，診療所から病院での1週間程度の入院手術に移行していった．現在，日本においては，多くの医療保険で十分な入院期間をカバーしている[★1]．

- デイサージャリーは入院期間がなく，多くの手術例数を行え，不要な入院費用を払う必要がない．しかし，安易な手術選択で，術後出血などを生じれば，入院および入院期間を延ばさなければならず，患者の不満も増すことになる．

- 医師サイドでは患者および病態の術前後の経過を考え，出血などのトラブルがないよう適応を厳選し，手術内容を決定しなければいけない．市村は，日帰り手術決定には手術そのものの内容，患者の理解度，設備および帰宅・滞在先の状況を重要な要件としている[2]．しかし，単なる鼻茸切除術といえども，安易な選択は，術後出血などで帰宅できず入院の必要を生じ，また鼻閉に対する効果不良などの患者の不満を生じさせる．

- 以下，本項では鼻科手術に照らしたデイサージャリーのポイントについて述べる．

★1 一方，アメリカにおいては医療保険制度の破綻から，手術内容にこだわらず短期間の滞在に移行する傾向となり，デイサージャリーが盛んに行われている．

鼻茸切除術の適応

- 鼻茸による鼻閉や呼吸性嗅覚障害を起こしており，鼻茸切除することで，鼻閉や嗅覚障害が改善すると考えられる場合が鼻茸切除術の適応である（❶）．鼻茸は鼻腔内である程度の大きさにならないと症状を発現せず，逆に症状のないような小さい鼻茸は手術の対象にはなりにくい．しかし，嗅裂の鼻茸で嗅覚障害を呈するものは鼻内観察で認めにくい場合もあり，内視鏡で観察すると確認できる（❶-a）．また小児例では鼻腔が狭く観察しにくく，鼻閉の原因を鼻炎とし，鼻茸を見過ごしている場合も少なくない．

小児例では鼻腔が狭いため，鼻茸を見過ごすことも

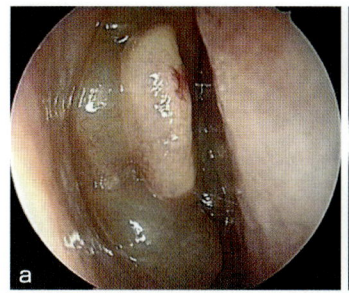

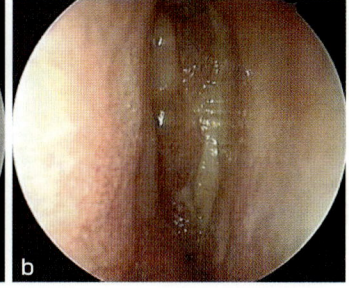

❶中鼻道および嗅裂の鼻茸
a：右側，b：左側．

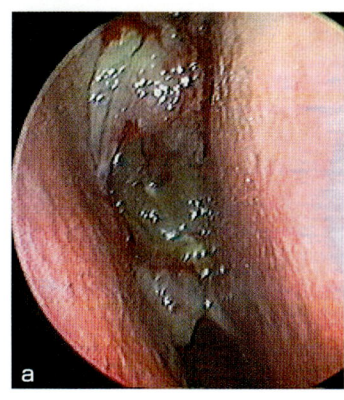

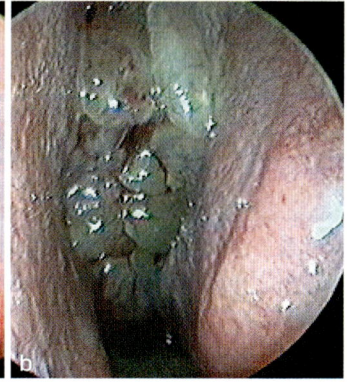

❷多発性鼻茸（好酸球性副鼻腔炎）
a：右側，b：左側．

- 鼻茸は単発性と多発性のものがあり，単発性のものは良い適応だが，一方，好酸球性副鼻腔炎では後者を示す場合も多く，外来手術のみですべてを切除できにくい（❷）．
- 鼻中隔彎曲症やアレルギー性鼻炎を合併している場合には前鼻内視鏡にて鼻茸を観察しにくく，薬物療法のみで放置されている場合もある（❸，❹）．また，鼻茸切除術のみを施行しても，症状の改善しにくい場合も予想され，鼻中隔矯正術や下鼻甲介手術を加えるべきであり（❺），個々の患者について手術内容を吟味しなくてはならない．
- 最近では内視鏡下副鼻腔手術後の再発例の鼻茸切除術もまれではなく，外来鼻茸手術の適応となる．とくに好酸球性副鼻腔炎の再燃例が目立つ．この場合，鼻茸切除は，鼻腔のみでなく副鼻腔内のポリープ様の粘膜も切除することになる（❻）．

麻酔方法について

- 全身麻酔下と局所麻酔下の選択があるが，日本では全身麻酔下の外来手術はほとんどない[★2]．
- 全身麻酔では，当然麻酔医の役割が重要であり，日本麻酔学会が麻酔の安全の基準を提示している．事前に麻酔医による診察，術前検査の評価を行う．患者や家族に日帰り麻酔について十分に説明し，承諾を得る．帰宅時の付き添いや自宅で介護できる人がいること，自宅が緊急時にすみやかに受診でき

★2
アメリカでは日本とは保険医療制度が異なり，入院期間が短い全身麻酔下のデイサージャリーあるいはショートステイサージャリーが盛んである．

日本麻酔学会による麻酔の安全基準

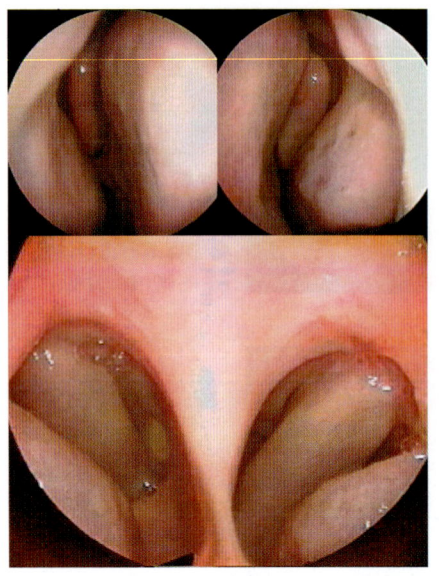

❸前鼻内視鏡で鼻茸を観察しにくい例
後鼻内視鏡で嗅裂部に鼻茸が観察できる．

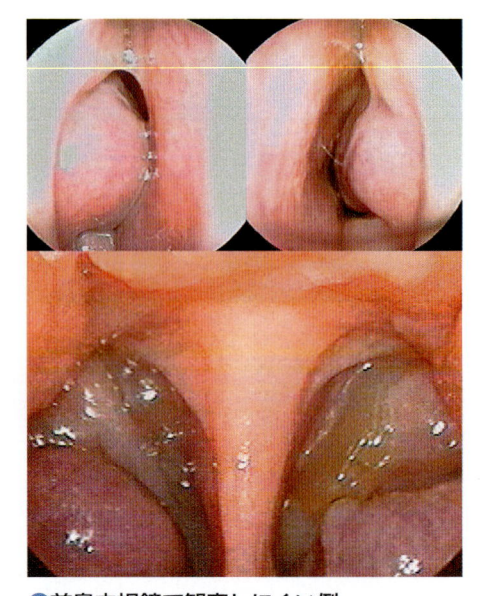

❹前鼻内視鏡で観察しにくい例
前鼻内視鏡にて鼻炎による下鼻甲介腫脹と鼻中隔彎曲で観察できないが，後鼻内視鏡にて両側に鼻茸を観察できる．

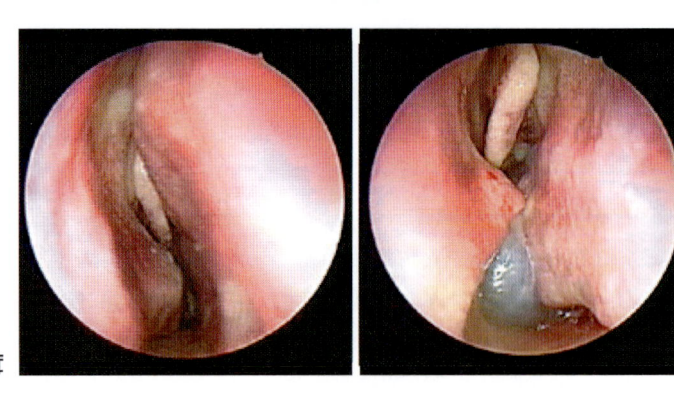

❺高度鼻中隔彎曲症を伴う鼻茸

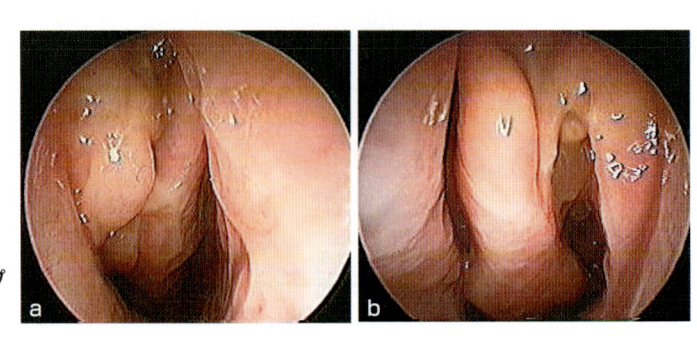

❻術後再燃例のポリープ
a：右側，b：左側．

局所麻酔と全身麻酔の選択は各施設の状況による

る範囲にあることをあげている[3]．しかしながら，手術を担当する耳鼻咽喉科医としては，術後管理の一環として一泊入院の短期滞在が安心であろう．全身麻酔のほうが患者には疼痛の負担は少なく，術者においても術中に患者のケアをしないでいいので，利点は高い．局所麻酔と全身麻酔のどちらを選

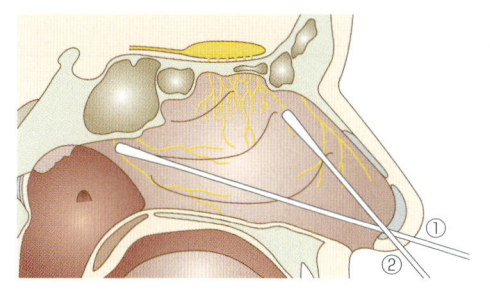

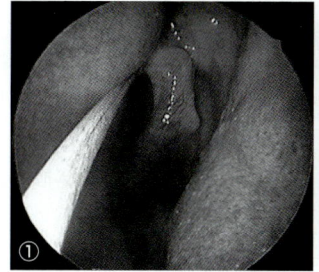

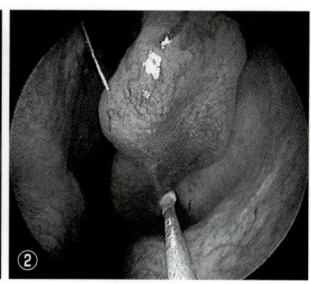

❼**鼻腔内の塗布麻酔**
①嗅裂部，②上・中・下鼻道．

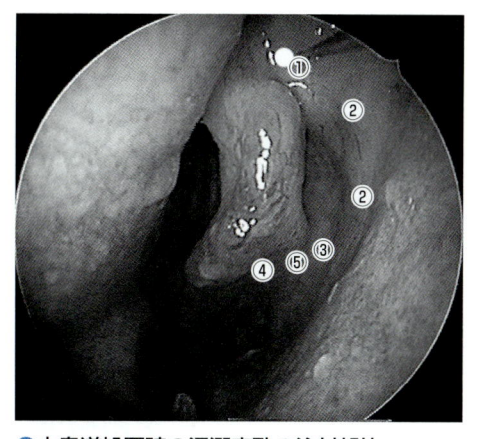

❽**中鼻道処置時の浸潤麻酔の注射部位**
①鼻堤，②鉤状突起，③上顎洞膜様部，④中鼻甲介，⑤第三基板底部．

- 択するかは，各施設の状況による．
- 元々，鼻副鼻腔手術は局所麻酔で行うことが多く，ほとんどの耳鼻咽喉科医がなんらかの形で学んでいると思う．したがって，外来手術といえば，局所麻酔で行うほうが多く，的確な麻酔法が重要となる．局所麻酔の基本は，綿棒あるいはコメガーゼを用いてコカイン塩酸塩（塩酸コカイン®）と４％キシロカイン®および5,000倍ボスミン®による塗布麻酔となる．鼻腔側壁や嗅裂部（①）や各鼻道（②）を丹念に塗布する（❼）．この場合，鼻腔と前後篩骨洞の手術操作では疼痛，出血のコントロールはしやすい．しかし，上顎洞膜様部や前頭洞付近の操作では麻酔効果は期待できず，疼痛や出血が起こる．塗布麻酔後に浸潤麻酔を行う．通常１％あるいは１％Eキシロカイン®注射薬を手術操作部位や，副鼻腔手術の場合には①鼻堤，②鉤状突起，③上顎洞膜様部，④中鼻甲介，⑤第三基板底部に行う（❽）．

年齢を考慮する

- 手術患者の年齢の考慮が必要となる．アメリカのデイサージャリーの基準では３歳以上とするものが多い[4]．当然，この場合は全身麻酔と考えられるが，日本で小児に鼻科手術を外来で行う機関はないと思われる．全身麻酔で通常の入院手術となろう★3．小児鼻科手術のうち局所麻酔下で協力できるのは小学校高学年以降であろう．ただし，小児にも個人差があるので無理をするべきでなく，術後処置のことも考え，全身麻酔を視野に入れて選択すべきである．
- 高齢者にも注意が必要で，適応は60歳未満との報告がある[4]．確かに高齢者では，高血圧，心臓疾患，糖尿病などを有することが多い．この場合，全身麻酔でも局所麻酔でも手術操作で容易に血圧の上昇をきたし，しばしば出血のため手術操作が困難になることを経験する．しかし，年齢を規定することは難しく，術前検査にて全身状態を把握し，術中と術後に的確に対応できるかどうかによって決めるべきである．

★3
日本とアメリカの差は，当然，医療保険制度の違いによるところが大きく，アメリカの基準をそのまま日本の医療に適用することはできない．

急性炎症を抑える

- 現在，鼻科手術の多くは経鼻内視鏡手術で施行されている．したがって，手術操作をしやすくするために出血を抑えることが重要である．とくに外来手術では，短時間の手術時間で終了させる必要がある．
- 病変が急性炎症状態であると簡単な手術でも出血しやすい．そのため，術前に抗菌薬を1～2週間内服させ，できるだけ急性炎症を抑えるよう努力しなくてはいけない．また好酸球性副鼻腔炎では，摘出前に経口ステロイド薬を1～2週間内服させると鼻茸が縮小し，出血しにくくなる．

全身状態をチェックする

- 先に述べたように，入院手術と同様に術前検査を行う．高血圧，糖尿病，喘息，心疾患を既往にもつ場合には，内科医に依頼し，コントロールする必要がある．合併症を複数有する場合には外来手術でなく，入院手術を選択することが多い．
- また服用している常備薬を調べ，とくに抗凝固薬を服用している場合には，内科医と相談して7～10日前から中止させなくてはいけない．

抗凝固薬服用では7～10日前から中止

手術時間について

- デイサージャリーでは1時間以内で行える手術とする報告が多い．手術時間を左右するのは，病変の程度および術者の技量である．鼻茸多発例では手術時間を費やす可能性が高い．術前に術者が症例ごとに検討して外来手術が可能かどうか手術内容を吟味する必要があろう．

当科における日帰り手術スケジュール

- 当科における局所麻酔下での日帰り手術のスケジュールを示す（❾）．
- 朝食禁として，同伴者とともに来院を指示する．来院時，処方薬を確認する．とくに，血圧，喘息などの常備薬の服用の有無および抗凝固薬の服薬中止の確認が重要である．次にバイタルサインのチェックを行う．患者の不安を緩和するために，患者と会話するように心がけるのも重要なポイントである．その後，鼻腔内塗布麻酔，浸潤麻酔を行い，バイタルサインの安定を確認し，手術操作を行う．
- 手術終了時，外来ベッドにて1～2時間程度

患者来院	同伴者の有無，前食禁の確認 処方薬の確認，手術承諾書の受理	
入室	ルート確保，バイタルサインチェック 皮内テスト（局所麻酔薬，抗菌薬）	
麻酔，手術		バイタルサインが安定しない場合には入院
術後	術後外来ベッドで休養（1～2時間） バイタルサインが安定すれば帰宅 抗菌薬，鎮痛薬，抗アレルギー薬処方 自宅での注意を説明（出血，禁酒，入浴） 次回受診の予約（約2日後）	

❾当科における日帰り手術のスケジュール

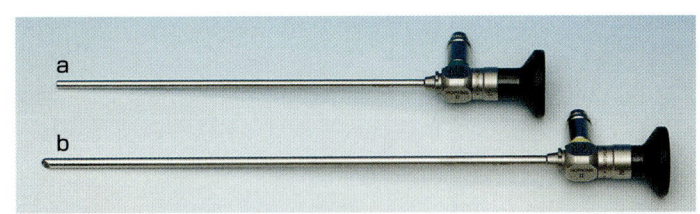

⑩ 硬性内視鏡
a：直視型 0°.
b：斜視型.

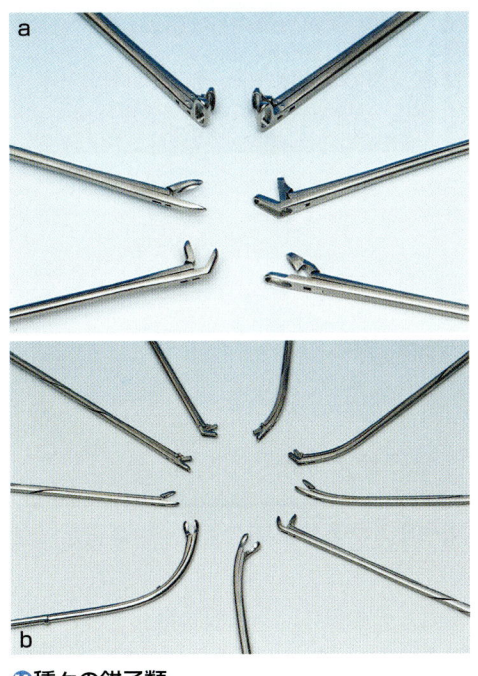

⑪ 種々の鉗子類
a：従来の鉗子（グリーンワールド）.
b：細型鉗子類（慈大式細型鉗子）.

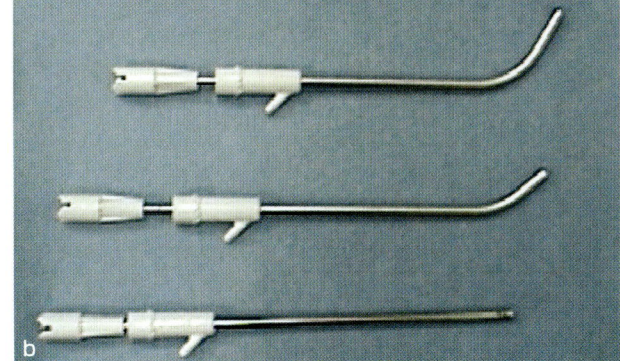

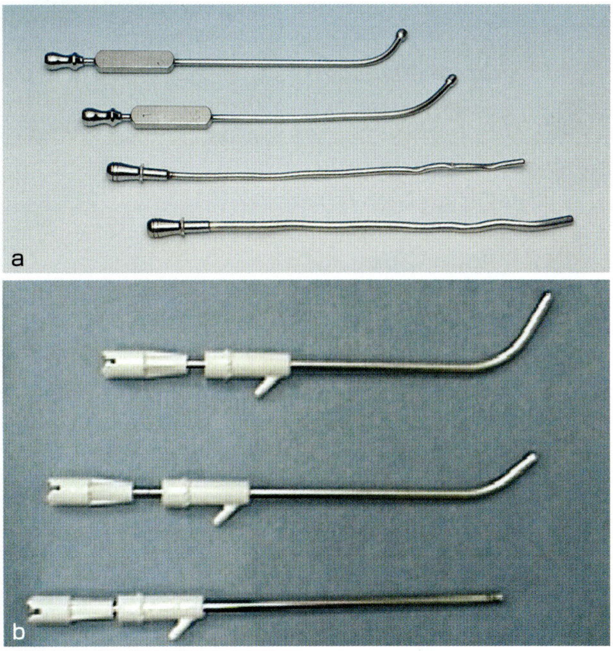

⑫ 種々の吸引管とマイクロデブリッター
a：吸引管.
b：マイクロデブリッター.

休養し，バイタルサインの安定および出血の有無を確認する．もし，バイタルサインが安定しなければ，入院させることを考慮する．帰宅時に抗菌薬，鎮痛薬，止血薬，抗アレルギー薬を処方する．当日は，自宅での生活の注意点を説明する．禁酒，シャワー程度の入浴や鼻出血時の処置を説明し，もし止血しないときには来院するように指示する．通常，鼻内ガーゼ（ベスキチン®，メロセル®，サージセル®など）を抜去する必要があるので2日後に受診を指示する．

▶術後の注意点については巻末の説明書（p.253）を参照されたい．

器具の準備

● 従来は額帯鏡で裸眼での鼻茸切除術であったが，最近では内視鏡下に繊細な手術が行われるのが一般的である．この場合，内視鏡手術セット（モニター，光源，硬性内視鏡〈直視型，斜視型〉〈⑩〉）は必要となる．截除鉗子，鋭匙鉗子（⑪），鼻茸絞断器は必須であり，軟部組織を切除できるマイクロデブリッターもあると便利である（⑫）．さらに，止血操作のためのバイポ

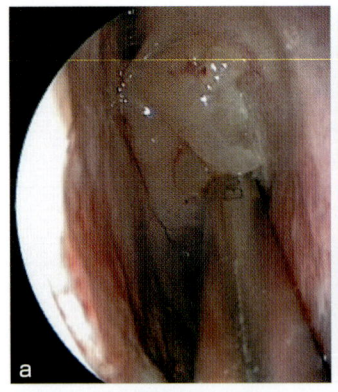

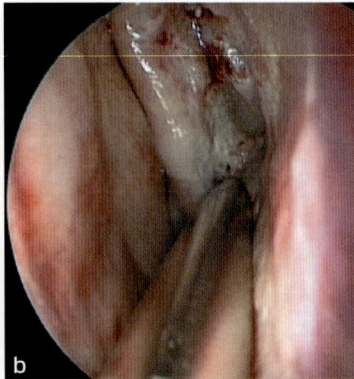

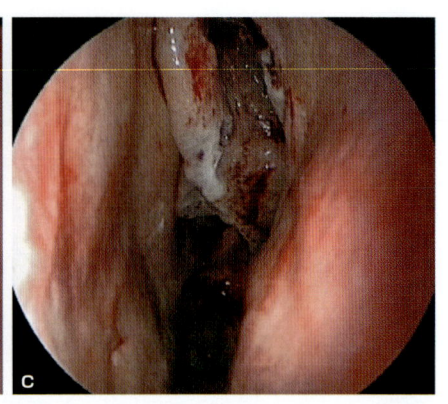

⓭ 鼻茸切除術の実際（左側）
a：中鼻道から鼻茸をシェーバーにて切除．
b：鼻茸の基部である前篩骨洞内を清掃．
c：中鼻道の鼻茸をほぼ切除した．

鼻茸手術の実際

- 局所麻酔にて収縮した鼻茸を鑷子でつまんで基部を探索する．中鼻道からなのか嗅裂からなのか，上鼻道からかを判別する．
- 直截除鉗子を用いて基部付近を切断し，その後に，上向截除鉗子を用いて基部を切除する．鋭匙鉗子にて鼻茸を引っ張って除去するのは望ましくない[★4]．できたら慈大式の細型鉗子（⓫-b）を用意すると繊細な操作が行いやすい．
- 嗅裂部は狭いので確実な鼻茸切除は難しいことも多い．通常の鉗子で嗅裂部鼻茸を無理に切除しようとすると周囲の鼻甲介あるいは鼻中隔粘膜を擦過し，出血させ，術後の癒着の原因となる．嗅裂部鼻茸切除に細型截除鉗子やシェーバーシステムを用いる．
- 最近では，吸引と切除を同時にできるシェーバーシステムが多くの施設で導入されている（⓭）．片手操作で行う内視鏡手術では，鉗子操作で切除後に吸引する必要がなく，現在では必須の機器となっている．ストレートや彎曲したプローブや小型のプローブもあり，細部の繊細な処理ができやすくなっている[★5]．通常，手術時はストレートのプローブを汎用するが，彎曲したプローブも用意しておくとよい．また，回転数を上げると薄い骨の切除もできるが，繊細な部位の処置には，1,500 rpm/分以下にしたほうがよい．
- シェーバーシステムで鼻茸切除する場合には，従来同様に鼻茸の基部を切除して鼻茸を一塊に摘出したり，鼻茸自体から基部へ切除を進めていくこともできる．鼻茸基部を切除する場合に周囲の健常粘膜を切除しないようにする．とくに嗅裂部の鼻茸切除では注意が必要である．また，切除した鼻茸を病理に提出することを念頭において，すべてを吸引してしまわないように注意する．一見すると鼻茸だが，乳頭腫などの良性腫瘍である場合も少なくな

★4
周囲の粘膜とともに除去することになりやすく，同時に出血も多くなりやすい．

★5
しかしながら，プローブはディスポーザブルで，保険収載はなく，医療側の負担になる．

周囲の健常組織を切除しないように注意する

⓮鼻茸切除術の実際（左側）：嗅裂部の処置
a：嗅裂部鼻茸をシェーバーにて切除.
b：上鼻道の浮腫をシェーバーにて切除.

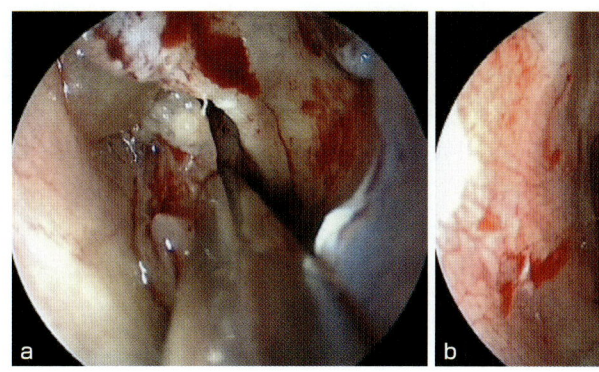

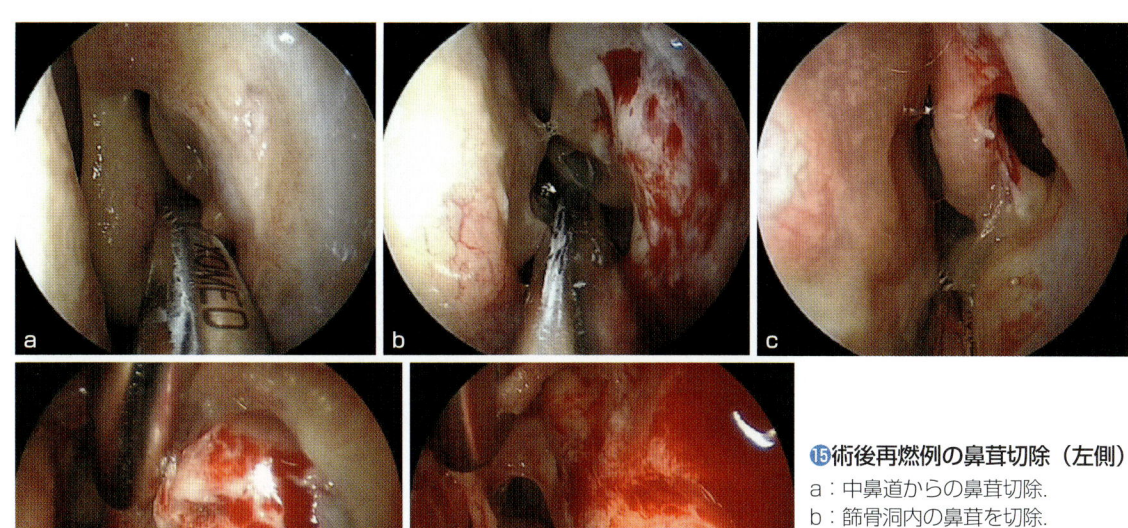

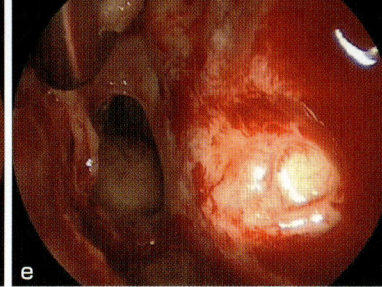

⓯術後再燃例の鼻茸切除（左側）
a：中鼻道からの鼻茸切除.
b：篩骨洞内の鼻茸を切除.
c：上鼻道の浮腫状粘膜を切除.
d：70°斜視鏡下で，上顎洞膜様部付近の浮腫状粘膜を切除.
e：70°斜視鏡下で，前頭洞入口部付近の浮腫状粘膜を切除.

く，必ず病理にて判定しなければいけない．また，上鼻道や蝶篩陥凹の鼻茸では，篩骨洞手術を行い，鼻甲介を外側に変位させないと十分なワーキングスペースがとれない場合も多い（⓮）．

- 過去に内視鏡下副鼻腔手術を施行した後の再燃例では，篩骨洞，嗅裂の鼻茸切除は上記と同様な方法で行う（⓯）．ただし，以前の手術で処置済みの上顎洞膜様部付近の浮腫の除去や膜様部再開放および上顎洞内の鼻茸除去の場合には，創部の浸潤麻酔を加えないと疼痛を訴える．それでも疼痛や出血が多い場合には，外来手術の限界と考え，入院させて手術室での手術操作に変更すべきである．前頭洞自然口付近の病変に対しても同様であり，外来手術の限界があることを認識すべきである．

術後パッキングについて

- 鼻副鼻腔手術では，術後パッキングは常識となっている．しかし，パッキングした場合とノーパッキングでの経過を比較したところ，術後の出血などの合併症には有意差がないと報告されている[5]．海外では，ノーパッキングの報告はめずらしくない[6]．
- 確かに，パッキングすると患者の疼痛，違和感の訴えは多い．最近では，抜去する必要のない溶解する新たな材質の開発もなされている[7]．とくに日帰り手術では自宅での生活を考えるとパッキングの枚数を少なくしたり，溶解するパッキングを用いたり，あるいはノーパッキングを考慮しなければいけない．しかし，術後出血の危険性もあり，その選択は個々の施設に委ねられる．

術後治療の重要性

- 手術終了時には，バイタルサインをチェックし，約1時間程度，休息させる．出血などの局所あるいは血圧などの身体的状態が落ち着いてから帰宅させる．もし，バイタルサインが落ち着かない場合には，宿泊できる環境があるとよい．自宅での注意点として，当日は禁酒でシャワーのみとし入浴は避けること，鼻出血時の対処方法を説明する．
- 手術後の薬物処方は，抗菌薬，鎮痛薬，抗アレルギー薬を次回に外来受診するまで処方する．パッキングを抜去する必要がある場合には，2日後に受診を指示する．パッキングを抜去する必要のない場合でも，術後，数日以内に受診を指示し，鼻内を観察し，血液塊，痂皮やフィブリンを除去するべきである．

> パッキング抜去では2日後に受診を

- 通常，術後約1週間まで鼻内の乾燥を防ぐために綿球の挿入を指示し，術後1週間よりマクロライド系薬療法に切り換える．好酸球性副鼻腔炎の術後再燃例ではマクロライド系薬療法と同時に経口ステロイド薬を約1か月処方する．その後，自宅で生理食塩水による鼻洗浄を行い，投薬はステロイド薬点鼻と抗ロイコトリエン薬内服に変更し，長期間にわたって経過を観察する[★3]．

> ★3
> ただし，感冒などで再燃した場合には，再度短期間の経口ステロイド薬を投与する．

病院での鼻内視鏡手術を考える場合

■ 中等度以上の副鼻腔炎のある場合

- 副鼻腔からの膿汁の流出が続き，鼻閉，鼻漏などの自覚症状の改善を図りにくく，また短期間に再燃を起こすことが推定される．病院にて全身麻酔下に罹患洞を開放し，洞内を処置することが必要となる．

■ 手術中に出血が多いと予想される場合

- 高血圧，心疾患や糖尿病を有する場合には，術前に安定していても術中に血圧の上昇をきたして手術操作がしにくく，手術時間が長くなり不十分な手術となってしまう．

■ 高度鼻中隔彎曲症や高度の下鼻甲介腫脹をきたしている場合

- 鼻茸切除のみでは，鼻閉や嗅覚障害の改善が図りにくく，鼻中隔矯正術や下鼻甲介手術が必要となる．

■ 喘息合併の好酸球性副鼻腔炎の場合

- 喘息合併例では，鼻茸は多発性であり，しばしば中鼻甲介のポリポーシスも認められる．この場合には，すべての鼻茸の切除操作に時間を要し，かつ出血も多い．また術中に喘息を誘発する場合もあり，入院したうえで全身管理下に手術を行うべきである．

■ 副鼻腔手術後の再燃例

- 鼻腔，嗅裂および篩骨洞操作だけでなく，上顎洞内や前頭洞内の鼻茸切除が必要な場合には，局所麻酔では十分な疼痛制御がしにくく，全身麻酔の選択となる．

(春名眞一)

▶鼻茸切除術の患者説明例については，p.253参照．

引用文献

1) 春名眞一．鼻閉に対するデイサージャリー―下鼻甲介手術を除いて．日耳鼻 2011；114(9)：755-60.
2) 市村恵一．日帰り手術について．JOHNS 2001；17(9)：1205-9.
3) 日本麻酔学会，日本臨床麻酔学会，日帰り麻酔研究会編．日帰り麻酔の安全のための基準．日帰り麻酔の安全のための基準ガイドブック．東京：克誠堂出版；2001. p.1-15.
4) Benson-Mitchel R, et al. Septoplasty as a day-cases procedure：a two centre study. J Laryngol Otol 1996；110：129-31.
5) Orlandi PR, Lanza DC. Is nasal packing necessary following endoscopic sinus surgery? Laryngoscope 2004；114：1541-4.
6) Mo JH, et al. No packing versus packing after endoscopic sinus surgery: Pursuit of patients' comfort after surgery. Am J Rhinol 2008；22(5)：525-8.
7) Okushi T, et al. Evaluation of symptoms and QOL with calcium alginate versus chitin-coated gauze for middle meatus packing after endoscopic sinus surgery. ANL 2012；39：31-7.

鼻骨骨折整復術

▶「頭頸部領域の外傷への対応」(p.229) 参照.

鼻骨の解剖と鼻骨骨折の分類

- 鼻骨は，前頭骨，上顎骨前頭突起と接しており，上2/3は篩骨正中板，下1/3は薄くなり鼻中隔軟骨によって支えられている（❶）．
- これらの周囲骨（軟骨）構造との関係で，鼻骨骨折は，鼻骨陥凹骨折，open-book型骨折，鼻骨鼻中隔複雑骨折の3つのタイプ（❷）に分類されており，整復，固定の手技，方法には違いがある．

手術適応と術前検査のポイント

- 画像検査，触診で鼻骨の骨折が確認され，整容的に変形，醜形を認める場合や明らかな鼻閉症状の出現を認める場合は，鼻骨骨折整復術の適応となる．
- ただし，鼻骨，鼻中隔軟骨，篩骨正中板の骨折にとどまらず，広く上顎骨，前頭骨など周囲の顔面骨に骨折が及ぶ場合には，本項で述べる鼻骨骨折整復術のみでの対応は不可能である．
- また，鼻中隔彎曲の程度が高度であったり，鼻中隔の骨折を伴う場合は，局所麻酔下で手術室での整復が望ましいが，伴わない場合は外来での整復が可能なこともある．

手術のタイミング

受傷後1〜2週間が良いタイミング

- 外傷による損傷であるため，受傷直後は外力による軟部組織の腫脹が強く，各症例での本来の外鼻の形状がわかりにくく整復が実施しづらい．一方，受傷後1か月を過ぎると瘢痕癒着が強くなるため整復しづらくなる．そこで，だいたい打撲による腫脹が軽快する受傷後1週間から2週間ぐらいまでが整復の良いタイミングといえる．
- 受傷直後，外鼻の形状への影響が軽微であれば直ちに行う．受傷後早期の整復は，非観血的に行える可能性がきわめて高い．
- 陳旧例や上記の方法による整復が困難な場合には，観血的整復術を行うことになる．

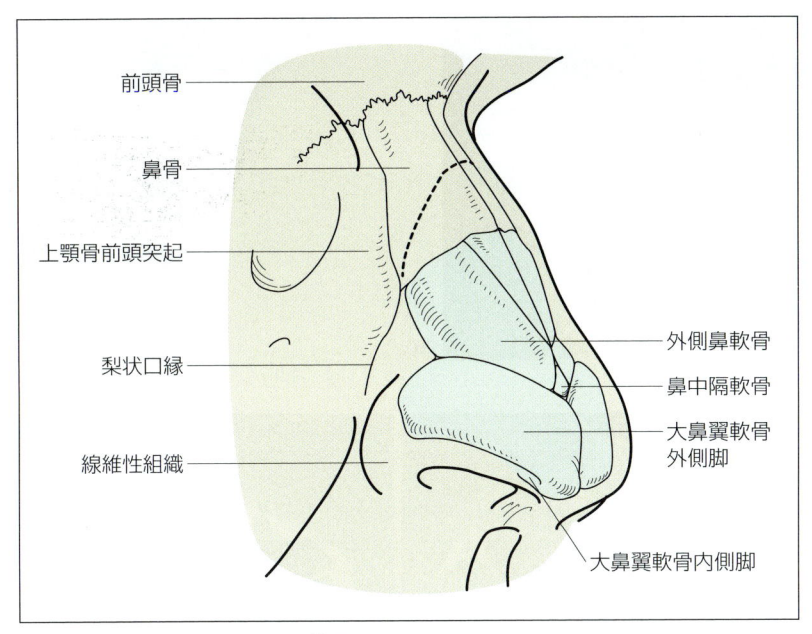

❶鼻骨およびその周囲の骨・軟骨

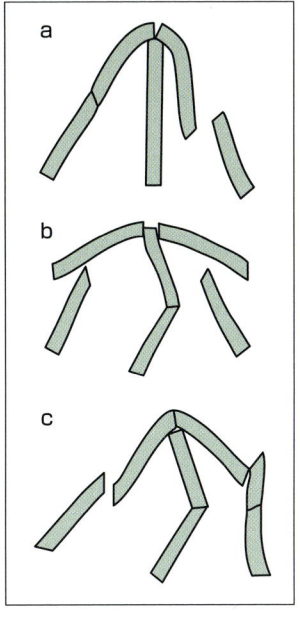

❷鼻骨骨折のタイプ分類
a：鼻骨陥凹骨折，b：open-book型骨折，c：鼻骨鼻中隔複雑骨折．
(沼田 勉ほか．CLIENT 21．12 鼻．中山書店；2000[2])より）

術前画像検査と触診

- 受傷直後は，腫脹や開放創の有無などの程度の違いにより，顔貌からの評価は難しいことがある[★1]が，Waters法や鼻骨側面撮影法などの単純X線検査（❸），軸位CT検査（❹），さらに触診によってほぼ正確に診断をすることが可能である．
- 触診の際には，患者の頭側に立って両手で両側（患側，健側とも）を触診し，骨折，陥凹の部位や程度を確認する．

★1
必ず受傷前の顔写真を取り寄せ，受傷による外鼻の変形の有無や程度について評価する．

両手で両側（患側，健側）とも触診する

麻酔方法

- 血管収縮薬と局所麻酔薬の鼻腔内への噴霧後，鼻汁や血液の吸引除去を行う．
- 前処置として，硫酸アトロピン®1A，アタラックスP®（25）1Aを筋肉注射し，血管収縮薬（ボスミン®）と局所麻酔薬（2％キシロカイン®）を滲み込ませたガーゼタンポンを15分間程度鼻内に留置する．整復器具を鼻腔内に挿入する際に痛みが強いときには，鼻中隔粘膜や鼻粘膜の粘膜下に0.5％キシロカインE®を注射して局所麻酔を追加する．

手術の進め方

- 麻酔が完了したら，鼻腔内のガーゼを抜去した後，鼻中隔の骨折の程度を再度確認する．
- 患者の頭側に立って両手で両側（患側，健側とも）を触診し，骨折，陥凹の

鼻骨骨折整復術 ● 157

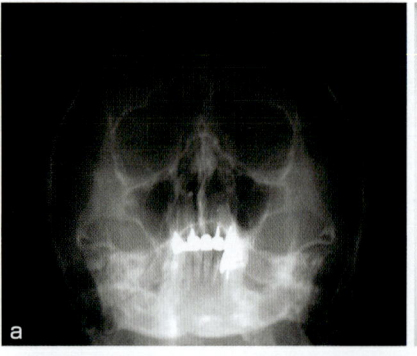

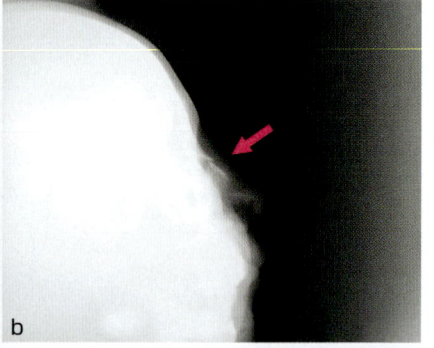

❸鼻骨骨折の単純X線検査
a：Waters法．
b：鼻骨側面撮影法．
➡：鼻骨骨折部位．

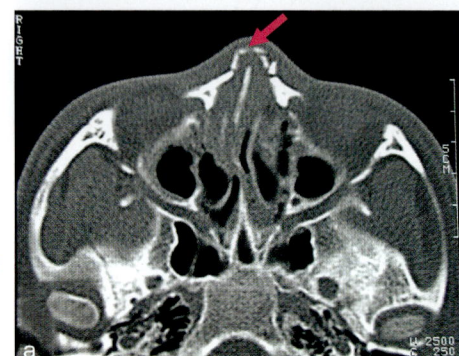

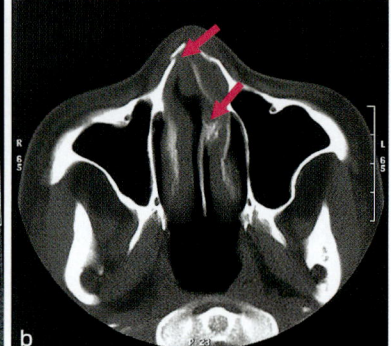

❹鼻骨骨折のCT検査
a：鼻骨陥凹骨折．
b：鼻骨鼻中隔複雑骨折．
➡：鼻骨骨折部位．

部位や程度を再度確認する（❺）．
- Walshamの鉗子（❻）にて変位，陥没した骨をつかみ，もとの位置にもどす（❼）．鼻中隔骨・軟骨の骨折を伴う場合には，Asche鉗子（❽）を用いて鼻骨，鼻中隔をともに挙上し整復する[★2]．
- 手ごたえや音で整復ができたと考える場合，患者の頭側に立って両手で両側（患側，健側とも）を触診し整復ができたことを確認する．
- 整復が確認できた後，鼻腔内へのベスキチン®挿入，留置による下支えや，シーネ（❾）を用いることもある．

★2
うまく整復できたときには，手ごたえやカチッといった音でわかることが多い．

術後処置と管理

術後入院は基本的に不要

- 術後入院は基本的には不要で，術後1週間後の外来受診とし，感染予防の抗生物質の内服や疼痛時の鎮痛薬の処方を行う．
- 外来で鼻腔内に留置したベスキチン®やシーネを抜去または除去する．
- 術後1週間は激しい運動は控える．

▶鼻骨骨折整復術の患者説明例については，p.254参照．

（松根彰志）

❺触診

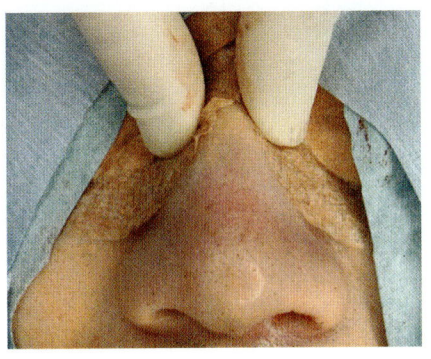

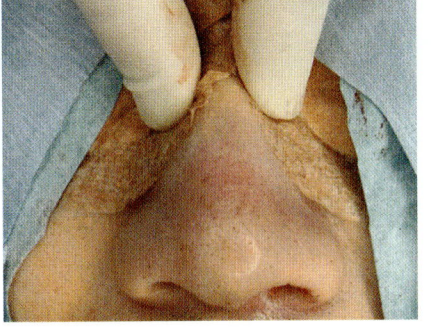

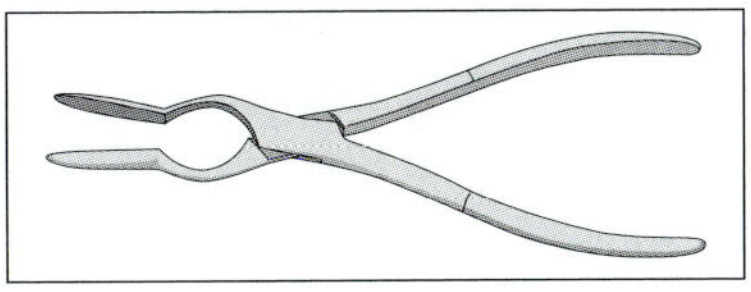

❻鼻骨骨折整復のための器具（1）
Walsham 鉗子

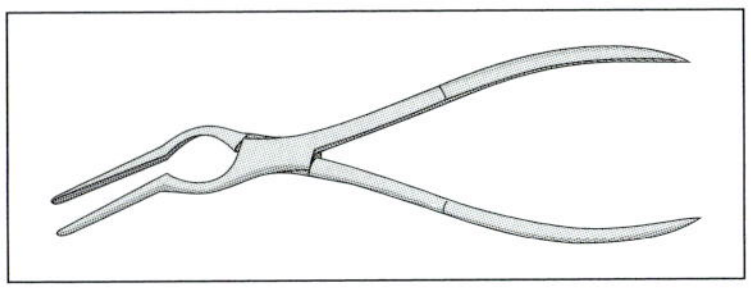

❽鼻骨骨折整復のための器具（2）
Asche 鉗子

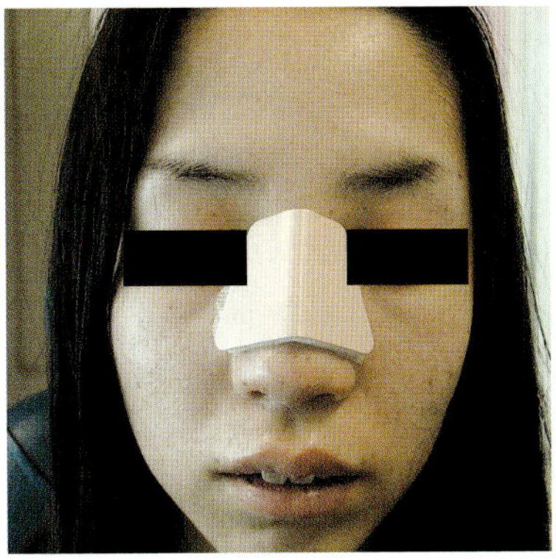

❾鼻骨骨折整復後の固定
鼻骨骨折整復後，デンバー鼻骨用スプリント（Medtronic XOMED 社製〈アメリカ〉）を装着する．

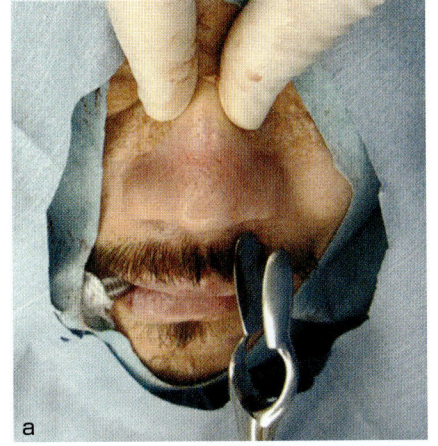

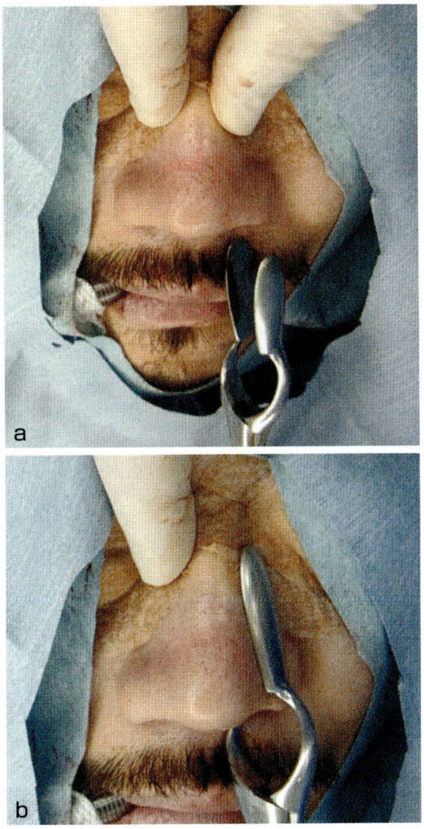

❼ Walsham 鉗子による整復
a：骨折部位を指先で感じながらその深さまで鉗子を挿入する．
b：骨折部位を鉗子で挟みつつ整復する．

参考文献

1. 鼻骨，上顎骨，頬骨骨折整復術．耳鼻咽喉科・頭頸部手術アトラス．上巻．東京：医学書院；1999. p.356.
2. 沼田 勉ほか．鼻・副鼻腔の外傷・骨折．夜陣紘治編．CLIENT 21. 12 鼻．東京：中山書店；2000. p.224.

第2章 鼻編

鼻中隔矯正術

鼻中隔彎曲症と鼻中隔矯正術

- 鼻中隔の彎曲は成人の約90％に存在するが，後天的に外傷により生じることもまれではない．高橋[1]は鼻中隔の発育力と鼻中隔の周りの組織の発育力とのバランスがとれないため不調和となり鼻中隔が彎曲するとし，鼻中隔彎曲症の成因論について詳細に記載している．鼻中隔は周囲の組織の枠の中にあり，構成要素である軟骨や骨が成長すると鼻中隔は彎曲する．
- 鼻中隔の彎曲部位としては，鼻中隔軟骨と篩骨垂直板の接合部（上彎），鼻中隔軟骨と鋤骨のあいだの稜である櫛（crista），鋤骨内に鼻中隔軟骨の鋤骨突起の化骨機転から生じた突起である棘（spina），篩骨蜂巣の発育により甲介壁に挟まれ彎曲する篩骨垂直板があげられる（❶）．術前には，彎曲や突起の有無やその程度など鼻内所見を十分に把握し，実際の鼻中隔矯正術に望むことを勧めたい．
- 鼻中隔矯正術は，高橋[2]によって発表された術式をCCDカメラ，TVモニターを用いた内視鏡下鼻内手術で行う．手術手技は足川ら[3]により詳細に述べられている．内視鏡や周辺機器の発達により手術が低侵襲化し，日帰り手術や短期入院手術にて行われている．
- 本項では日帰りで鼻中隔矯正術を行う際の手術の工夫点について述べる．

> 術前に鼻内所見を十分に把握する

適応

■ 症状からみた適応
鼻中隔の彎曲によって起こる症状に対しての適応

- 鼻中隔彎曲による通気の阻害（鼻閉），頻発する鼻出血，いびき，頭痛，嗅覚障害などが知られている．

鼻内形態の正常化

- 鼻中隔彎曲が鼻内形態を不良にする最大の原因である．鼻中隔を矯正することで副鼻腔自然口付近の通気と排泄ルートを確保する．
- 鼻中隔矯正術とともに中鼻甲介の鼻中隔彎曲に伴う歪み，中鼻甲介自体の肥厚や変形，中鼻甲介蜂巣などを補正する．鼻中隔彎曲は鼻中隔だけでの形態異常ではなく

❶ 鼻中隔の彎曲部位
①前上部彎曲（上彎），②櫛（crista），
③棘（spina），④篩骨垂直板の彎曲．

鼻腔側壁とのかかわりのなかで　鼻・副鼻腔全体の病態ととらえなければならない．

> 鼻中隔の彎曲は鼻・副鼻腔全体の病態ととらえる

手術ルート確保を目的とする
- 鼻内副鼻腔手術において，著しい鼻中隔彎曲があり中鼻道が狭く手術ルートを確保できない場合，鼻中隔矯正術を先に行う．

その他
- 航空機乗務員やその希望者．
- 脳外科領域における下垂体部へのアプローチの一環として行われる（Hardy法）．
- 外来で手術を行うにあたり以下の条件も併せて満たすことが望ましい．
  ①合併症がなく，患者の全身状態が良いこと．
  ②術中出血が少ないこと．
  ③術後の痛みが少ないこと．
  ④手術時間を短くすること．
  ⑤術後すぐに経口摂取できること．
  ⑥術後感染の可能性が低いこと．

■ 年齢による適応
- 外鼻の発育と鼻中隔は密接な関係にあり，鼻中隔が除かれることで外鼻も発育を抑制されることになるので15歳以前に鼻中隔矯正術は行わない[3]．

手術前の準備

投薬
- 手術開始1時間前にジアゼパム，アトロピン硫酸塩水和物（硫酸アトロピン®）を内服してもらう．

患者の体位
- 術者の慣れた体位でよいと考える．座位～半座位で行うが，術中に患者の全身状態に変化があった場合，直ちに仰臥位に変更できる手術台を使用する．

術者の位置
- 患者が座位のときは患者の前方，半座位のときは右前方となる．

器械と直接介助者
- 手術器械を❷に示す．
- 術者の右側に器械台を置き，介助者は術者の右から介助する．

❷**手術器械**
① Hartmann 鼻鏡
② Lucae 鼻用鑷子
③ ナイロンハンマー
④ Killian 鼻中隔ノミ
⑤ Killian 止血ノミ
⑥ Killian 鼻中隔鉗子
⑦ Heymann 下鼻甲介剪刀
⑧ Jansen-Middleton 鼻中隔鉗子
⑨ Killian-Ballenger 中隔回転刀
⑩ 高橋式稔曲剥離子
⑪ 高橋式両頭剥離子(ゴルフ型)
⑫ 高橋式鼻中隔粘膜刀兼剥離子

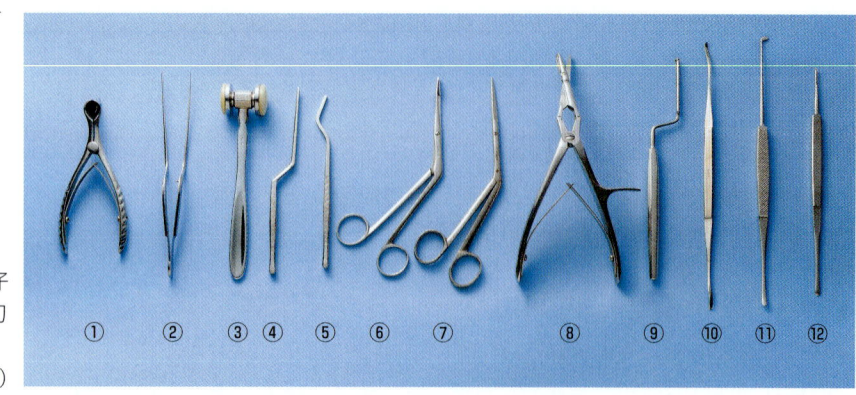

手術支援器械
- 手術支援器械は患者の左後方に置く．
- 手術支援器械の進歩は日進月歩で，3CCD-Full-HD カメラと LED 光源の組み合わせにプログレッシブ方式のスキャンによる画像処理を行ったものが，解像度，明るさともに良好で，現在のところ勧められる組み合わせと考える．内視鏡は 4 mm 径の 0°を使用している．

その他
- 心電図，パルスオキシメーターの装着，静脈確保などを行う．

手術手技

術前処置
- Heymann 下鼻甲介剪刀にて鼻毛の剃毛を行う．丁寧に行わないと内視鏡の曇りの原因となる．
- 鼻前庭およびその周囲は 10％ポビドンヨードによる消毒を行う．

局所麻酔

嗅裂部を十分に麻酔する

- 表面麻酔として，100 mg コカイン塩酸塩を 2 mL の精製水にて溶解し，両側鼻中隔粘膜に塗布する．とくに嗅裂部を十分に麻酔することが重要で，術中の疼痛の有無を左右することが多い．次いで，4％リドカインと 0.1％アドレナリン液をガーゼに含ませ，15 分程度両側鼻中隔粘膜に圧着する．
- 浸潤麻酔は，鼻入口部の上部から鼻腔底に 2〜3 か所 1〜2％リドカイン（アドレナリン含有）を皮膚切開部に注射する．通常，表面麻酔が十分であるなら切開部にのみ注射するだけで手術可能である．鼻中隔の彎曲が強く表面麻酔が十分できない場合，少し曲げた長針を装着した注射器を彎曲の手前の粘膜から針先を刺入し麻酔液を注入する．針先が確実に粘膜下にあれば，やや力を入れて薬液を注入していくと急に抵抗がなくなり，同時に粘膜に著明な

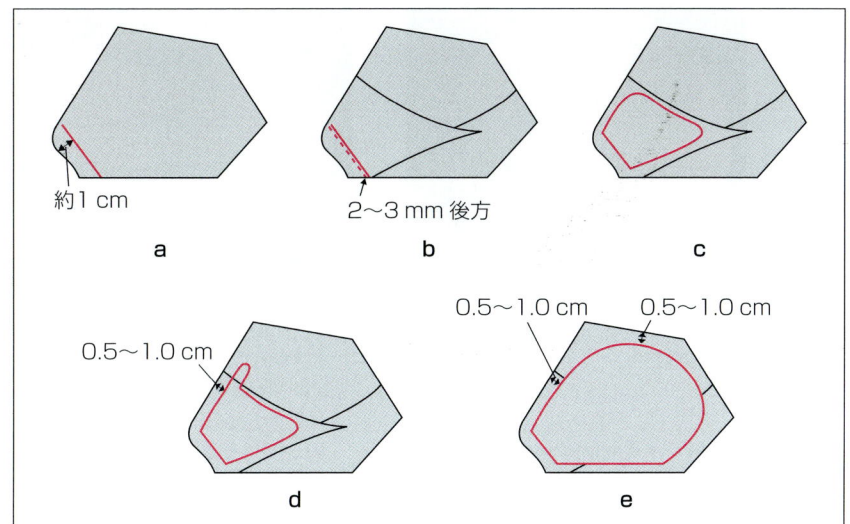

❸鼻中隔の切除
a：鼻中隔粘膜軟骨膜切開．
b：鼻中隔軟骨切開．
c：鼻中隔軟骨切除．
d：鼻中隔鼻背部の鉗除．
e：篩骨垂直板と鋤骨の切除．

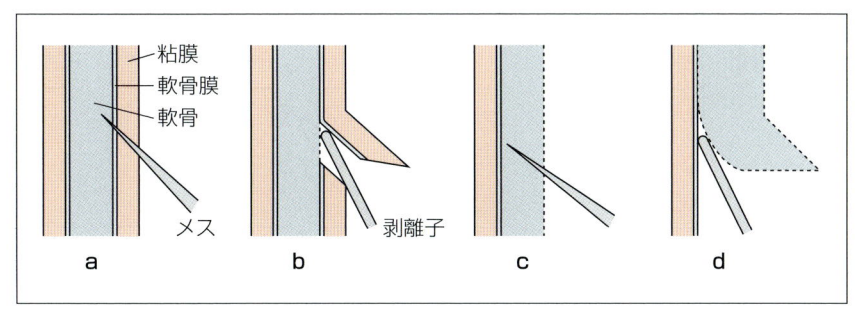

❹鼻中隔の切開と剥離
a：左鼻中隔粘膜軟骨膜切開．
b：左鼻中隔粘膜軟骨膜下剥離．
c：鼻中隔軟骨切開．
d：右鼻中隔粘膜軟骨膜下剥離．

膨疹ができる．この方法で手前の粘膜より奥の表面麻酔が困難な部位にまで麻酔薬を注入することができる．

- 麻酔の注射で骨・軟骨膜下の剥離も兼ねることにもなる．彎曲が強く粘膜剥離の難渋が予想される場合は，生理食塩水や希釈した麻酔薬を鼻背下の上彎部，棘，櫛の上下に注射し，あらかじめ剥離しておくと，以後の手術操作も容易になる．

> 麻酔の注射で骨・軟骨膜下の剥離も兼ねる

鼻中隔粘膜と軟骨膜の切開

- 鼻中隔軟骨の先端より約1cm後方の皮膚粘膜移行部に切開をおく（❸-a）．切り込みすぎて対側粘膜を損傷したときは少し後方を切り直す．鼻中隔の前方に彎曲が強いときは彎曲より前方に切開を入れる．
- 鼻内内視鏡手術では，視野が安定するように外鼻口の上方に内視鏡を固定し，内視鏡の下から鉗子を入れて手術を行う．内視鏡や鉗子で切開部に張力が加わり粘膜損傷を起こすことがあるため，切開部付近に彎曲がない場合でも皮膚粘膜移行部の上方から下方まで十分大きく切開する[*1]．
- 切開にあたり，メスの刃先は必ず鼻中隔粘膜と軟骨膜を切断し，軟骨まで切り込むことが重要である（❹-a）．

> 外鼻口の上方に内視鏡を固定する

> ★1
> 切開線は長いほうが内視鏡や器械の操作が容易となり粘膜損傷を防ぐ．

鼻中隔矯正術 ● 163

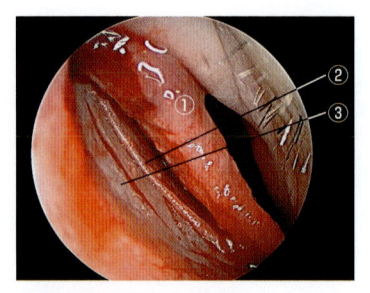

❺ 鼻中隔軟骨と軟骨膜
①左鼻中隔粘膜，②軟骨膜，
③鼻中隔軟骨．

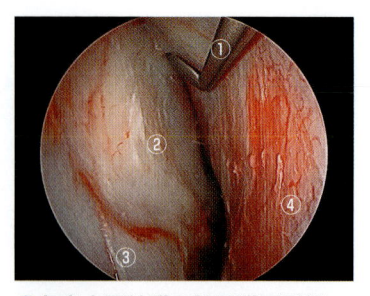

❻ 左鼻中隔粘膜の軟骨膜下剥離
①高橋式両頭剥離子（ゴルフ型），
②篩骨垂直板，③鼻中隔軟骨，
④左鼻中隔粘膜．

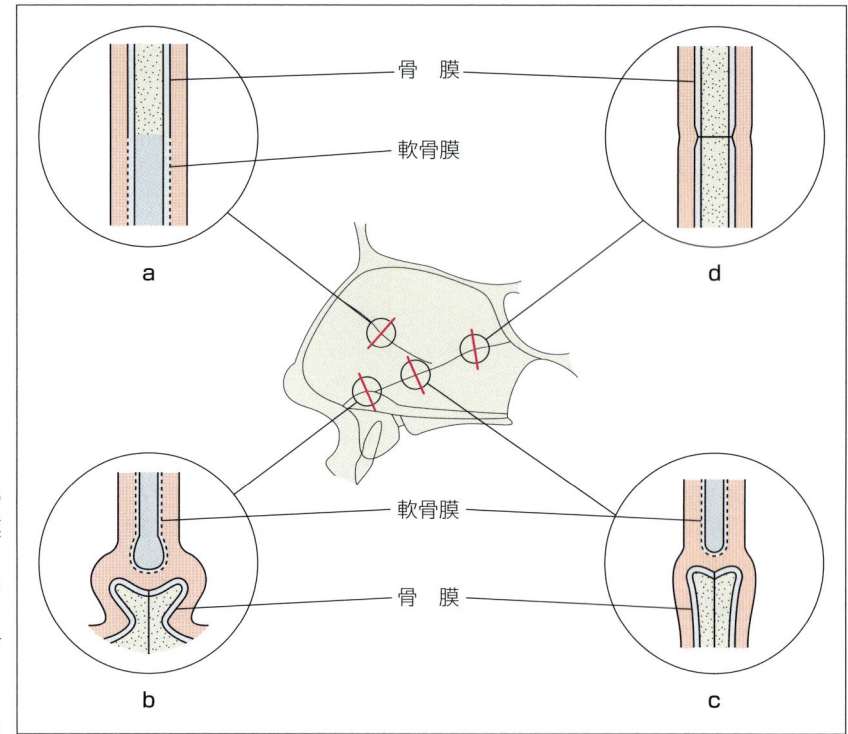

❼ 鼻中隔の構成要素
a：篩骨垂直板と鼻中隔軟骨の接合部．骨膜と軟骨膜は連続している．
b, c：軟骨膜と骨膜は分離している．
d：鋤骨と篩骨垂直板の接合部．
(Bernstein L. Otolaryngol Clin North Am 1986[4] より)

■ 鼻中隔粘膜の軟骨膜下剥離

必ず軟骨膜下から粘膜剥離を始める

- 切開部より鼻中隔粘膜と軟骨膜を確認し，必ず軟骨膜下から粘膜剥離を始める（❹-b）．軟骨膜下より鼻中隔粘膜が挙上されているときは平滑で半透明白色のなめらかな軟骨が直視できるが，軟骨膜が切開されていないと濁った灰白色のざらつきのある面が観察される（❺）．軟骨膜下に剥離子を入れるのが困難なときは，粘膜刀の対側にある剥離子で切開部を数回しごくことで軟骨から軟骨膜が剥がれる．

- 軟骨と鼻中隔粘膜の剥離に続き，篩骨垂直板の骨膜下の剥離も続けて行う．後方は蝶形骨吻まで剥離できたら高橋式両頭剥離子（ゴルフ型）に持ち替え，上方へ向かい嗅裂，鼻腔天蓋を剥離し，手前の上彎部から鼻背部まで続

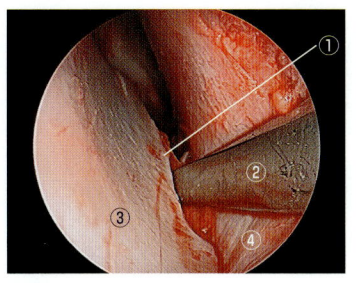

❽櫛の剥離
①櫛，②高橋式稜曲剥離子，③鼻中隔軟骨，④左鼻中隔粘膜．

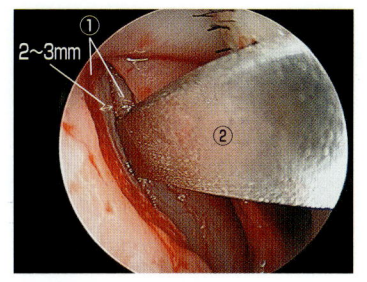

❾鼻中隔軟骨の切開
①鼻中隔軟骨，②高橋式鼻中隔粘膜刀．

けて行う（❻）．
- 鼻中隔の前下部は Jacobson の軟骨により肥厚しており，剥離がやや困難である．鼻中隔軟骨と鋤骨の接合部では軟骨膜と骨膜に連続性がない（❼）．ここでは剥離子を強めに内下方に押し付けるように骨膜下に入るか，メスにて鋤骨の上部の骨膜を切開して骨膜下に入り剥離する．高橋式の稜曲剥離子・ゴルフ型剥離子は櫛・棘の周囲の剥離にきわめて有用である（❽）．
- 彎曲が強く剥離子先端が見えない場合は無理に剥離しない．極度の彎曲の場合は，対側の鼻中隔粘膜も剥離し，鼻中隔軟骨除去後，左右の粘膜を交互に剥離を進めながら軟骨や骨を少しずつ除去する．櫛や棘を凹側に骨折させ，凸側粘膜と骨面の境界部を明視下において剥離してもよい．

極度の彎曲の場合

■ 鼻中隔軟骨切開
- 軟骨の切開は，最初の粘膜切開部から 2～3 mm 後方の軟骨より切開する（❸-b，❾）．切開の深さは，対側軟骨膜を無傷にするため，軟骨がわずかに残る程度の深さまででよい（❹-c）．

対側軟骨膜を無傷にする

■ 対側粘膜の軟骨膜下剥離
- 剥離子で鈍的に対側軟骨膜下に入り，対側粘膜も軟骨膜下より剥離する（❹-d）．たとえ粘膜損傷が生じても，片側（凹側）粘膜を無傷とすることで穿孔の可能性は低くなる．
- 粘膜の厚さは非常に変化に富み，部位により異なる．鼻中隔の凹側や鼻腔の前方が厚く，棘や櫛ではとくに菲薄になっている．突出部では粘膜固有層がほとんど存在しない場合があるので注意を要する．粘膜の菲薄部では剥離子の先端は必ず骨・軟骨に接着した状態で使用し，剥離は剥離子先端をなるべく明視下において行う．骨・軟骨を正中側に押し付けるように剥離する．
- 粘膜損傷に気づいたときは，その損傷部位を同様な手術手技を継続することなく一度中止し，損傷のない部位から剥離を再開することで傷口を広げないことが多い[★2]．櫛の前方からの剥離が困難なときは，櫛の後方から前方に向かって剥離する．粘膜損傷部位から離れた周囲の健常な粘膜部より剥離再開

粘膜の厚さは部位により異なる

★2
粘膜損傷も大きな粘膜の欠損となると術後の痂皮形成や穿孔の原因となる．

鼻中隔矯正術 ● 165

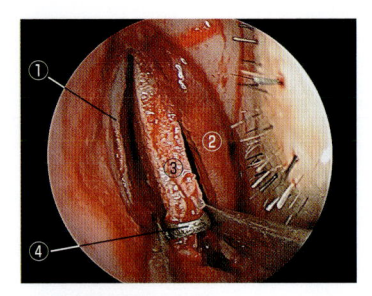

⓾鼻中隔軟骨の切除
①右鼻中隔粘膜，②左鼻中隔粘膜，③鼻中隔軟骨，④Killian-Ballenger中隔回転刀．

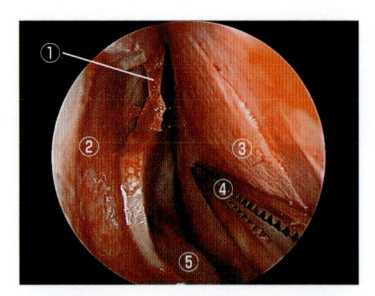

⓫鼻背部の鼻中隔切除と篩骨垂直板の鉗除
①篩骨垂直板，②右鼻中隔粘膜，③左鼻中隔粘膜，④鑷子，⑤鼻中隔軟骨．

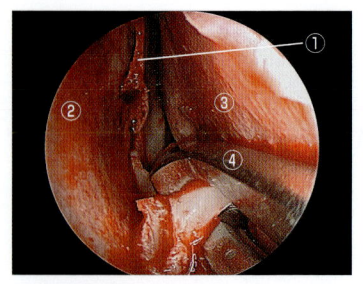

⓬篩骨垂直板の切除
①篩骨垂直板，②右鼻中隔粘膜，③左鼻中隔粘膜，④Killian鼻中隔鉗子．

し，損傷部の剥離は最後に行う．

■ 鼻中隔軟骨の切除

- Killian-Ballenger 中隔回転刀は軟骨切開部の下方より入り（⓾），軟骨と鋤骨との接合部に沿うように進み，次に上方に向かい篩骨垂直板の境界部を切断，鼻背と平行に前方の切開部にもどる．軟骨は遊離しているので除去する（❸-c）．

■ 篩骨垂直板の切除

- 鼻背直下の篩骨垂直板と鼻中隔軟骨の境界部は化骨化し，硬いことも多いため Jansen-Middleton の鉗子★3 を使用する．鼻中隔軟骨と篩骨垂直板の接合部を上後方へ鼻背に沿って鉗除する．必ず接合部より篩骨垂直板に至るまでこの鉗子を使用する（❸-d，⓫）．
- 骨・軟骨接合部にある鼻背部の組織の処置は鞍鼻防止のうえでも注意を要する．残存している篩骨垂直板は Killian 鼻中隔鉗子にて折り取るように除去する．とくに鼻背部の軟骨に張力を加えない（⓬）．鼻中隔は鼻背に沿って 0.5〜1.0 cm は残すこと．

■ 鋤骨の切除

- 鋤骨は鼻中隔中最も硬い組織であるため，鼻中隔ノミにて除去する（⓭）．
- 鼻腔底に近い部分の除去は疼痛や出血の原因となるので，できるだけ保存的に行う．最後に両側鼻中隔粘膜を合わせ上彎，櫛，棘などが十分に除去されたことを総鼻道より確認する（❸-e）．同時に，嗅裂病変，鼻中隔結節性肥大などにも注意し，必要があれば処置する．内視鏡は細部の所見をとることには威力を発揮するが，最後に大きな視野から鼻腔全体の鼻内形態を再確認することも忘れずに行う．
- 止血確認後，手術創を抗生物質入りの生理食塩水 10〜20 mL で洗浄，吸引する★4．彎曲のない鼻中隔軟骨は再挿入する（⓮）．

★3
この鉗子はかなりの握力に耐えうるよう頑強につくられており，それだけ先端部に力が加わり安全に軟骨や骨を除去できる．

鋤骨切除は彎曲に関係していなければできるだけ保存的に

★4
創腔に残った骨片や凝血が術後発熱の原因となる．

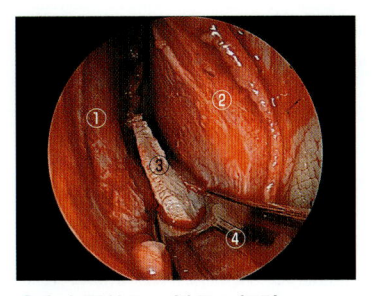

⓭鼻中隔軟骨と鋤骨の切除
①右鼻中隔粘膜，②左鼻中隔粘膜，③鼻中隔軟骨と鋤骨，④Killian鼻中隔ノミ．

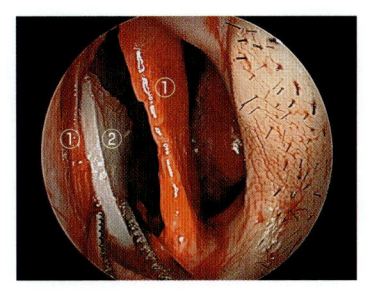

⓮鼻中隔軟骨の再挿入
①鼻中隔粘膜，②鼻中隔軟骨．

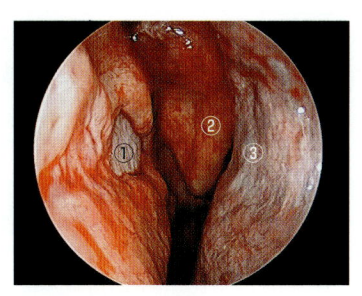

⓯鼻中隔粘膜の損傷
①再挿入された鼻中隔軟骨，②中鼻甲介，③下鼻甲介．

■ 粘膜損傷の修復

- 粘膜損傷のある場合は，鼻中隔軟骨を再挿入し，フィブリン糊にて軟骨とともに損傷部を接着固定する．粘膜の断端は可能な限り軟骨上で合わせるようにする（⓯，⓰）．損傷部の保護と出血防止のためタンポンはベスキチン®の使用が勧められる．

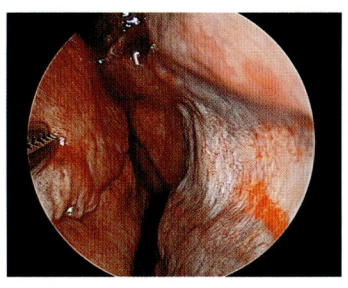

■ 縫合

- 切開部はナイロン糸（4-0）にて1〜2針縫合する．切開部が正確に合っていない場合，軟骨や対側粘膜が露出して痂皮形成や出血の原因となる．中隔縫合用持針器を用いてもよいが，長針を使用しても容易に縫合できる．

⓰鼻中隔粘膜修復後

粘膜の断端は軟骨上で合わせる

■ タンポン

- 両側鼻腔にタンポンを挿入する．材質は軟膏ガーゼ，ベスキチン®，メロセル®，凍りこんにゃく★5などが使われている．材質は柔らかく膨張率の高いものがよい．鼻中隔粘膜を均等に圧迫し，死腔が存在しないように粘膜を確実に合わせ，鼻中隔血腫を防止する．パッキングは強く詰めると粘膜の循環障害により壊死を起こし，鼻中隔穿孔の原因となる．何より術後の疼痛や食事摂取困難の原因となるので注意を要する．
- 粘膜損傷がないか軽微なときは，フィブリン糊にて左右の粘膜を接着固定してもよい．止血を確認後，2 mLの糊を創腔に入れて均等に凝固させる★6．糊が不均等に固まると鼻中隔浮動の原因となるので注意を要する．術者の経験的問題もあり，フィブリン糊を使用するかタンポンかは術者の判断に委ねる★7．

術後処置

- 手術当日は，鼻中隔矯正術では疼痛管理を十分に行う．術直後に鎮痛薬の内服を使用し，疼痛が多少でも出現するようなら内服の追加や塩酸ペンタゾシ

★5
コンニャク芋を自然環境下で冷凍，解凍を繰り返し，加工した食材．長期に保存可能で，一部では洗顔のスポンジとして使用されている．

死腔が存在しないようにし，鼻中隔血腫を防止する

★6
術後の疼痛や鼻閉が軽減し，食事摂取も容易となる．

★7
筆者は，外傷性鼻中隔彎曲症や強い彎曲があり上顎骨鼻稜や口蓋骨鼻稜近くまで大きく切除したときは，タンポンを使用している．

ンなど注射剤を使用する．痛みが増強する前の早めの鎮痛薬使用を勧める．
● 術後初日にタンポンを抜去し，1週間は感染予防のため抗生物質の投与を行う．鼻内を乾燥させないように綿球を使用し，痂皮形成を防ぐ．

副損傷

鼻中隔穿孔の発生頻度が最も高い

● 鼻中隔穿孔，鼻中隔血腫，外鼻変形，蝶形骨洞露出，硬口蓋損傷などであるが，いちばん頻度が高いのは鼻中隔穿孔である．

合併症

▶ 鼻中隔矯正術の患者説明例については，p.255 参照．

● 後出血，鼻中隔血腫および膿瘍，術後性中耳炎，咽頭炎，視器合併症などである．

（青木　基）

引用文献

1) 高橋　良．鼻中隔の成立と鼻中隔弯曲の成因について．進化による矛盾説の提唱．耳鼻咽頭科展望 1986；29（2号補冊）：93-216
2) 高橋　良．鼻中隔奇形の手術（鼻中隔矯正術）．堀口甲作編．耳鼻咽喉科手術書．東京：医学書院；1961．p.232-45．
3) 足川力雄ほか．鼻中隔矯正術．足川力雄ほか編．内視鏡下鼻内手術―臨床解剖と手技．東京：医学書院；1995．p.109-28
4) Bernstein L. Submucous Operation on the Nasal Septum. Otolaryngol Clin North Am 1973；6(3)：675-92．

第3章 のど編

口腔処置・咽頭処置・扁桃処置のコツ

含嗽，口内錠服用，薬剤塗布が主たる局所処置である

口腔処置

- 口腔疾患に対する主な局所処置は含嗽，口内錠服用と薬剤塗布である．とくに含嗽は殺菌作用と機械的除菌作用を目的として広く行われている．口内錠の使用にあたっては口中に含んでおき，噛まないよう注意を与える必要がある．
- 口腔内の清潔と湿潤の保持は口腔疾患治療の基本であり，❶[1]に示した処方箋医薬品以外にも多くの含嗽薬や保湿剤（❷）が市販されている．
- 一方，口腔疾患の病因，病態は多彩であり，各疾患に応じた処置も必要である．以下に代表的な疾患とそれに対する処置を示す．

■ アフタ性口内炎 ❸

- 周囲に発赤を伴い，辺縁が比較的明瞭な浅い有痛性の潰瘍である．通常は直径が10 mm以下で，孤立性または多発性に発生する．
- 自己免疫反応，内分泌異常，アレルギー，疲労，ストレスなどが原因として考えられている．局所にステロイド軟膏の塗布や付着剤の貼付を行う．
- 多発性アフタに対しては，デキサメタゾン（デカドロン®エリキシル）による含嗽，ミノマイシン®カプセル1カプセル内の顆粒を20 mLの水道水に溶解，1回10 mL，1日2〜4回の含嗽が有効なこともある★1．

★1
ただし，このような使用方法は保険適用にはならず，副作用が生じても医薬品副作用被害救済制度の対象にはならない．

■ 赤い平らな舌 ❹

- 舌乳頭が萎縮あるいは消失し，舌背が赤く平らになる．鉄欠乏性貧血により生ずるPlummer-Vinson症候群のなかで最も高頻度に認められる所見である．舌の灼熱感，違和感を訴えることが多い．
- 原疾患の治療のほか，含嗽薬，保湿剤により局所症状の緩和を図る．疼痛が強い場合は，キシロカイン®ゼリー，キシロカイン®ビスカスの塗布，アズノール®うがい液と4％キシロカイン®の混合液による含嗽も有効である．

■ 溝状舌 ❺

- 舌背表面に多数の溝がみられる形態異常である．溝はほぼ左右対称性に形成されることが多く，深さはさまざまである．先天性のものが多いが，舌の慢性炎症などでも生じることがある．
- 症状がなければ放置してよいが，溝底は不潔になりやすく，炎症を起こして疼痛を訴えることがある．このような場合は含嗽とステロイド軟膏塗布を行う．

❶ 主な口腔用薬剤

	一般名	商品名
抗菌薬 1. 抗生物質 2. 合成抗菌薬	テトラサイクリン塩酸塩 ミコナゾール クロトリマゾール	アクロマイシン®トローチ フロリードゲル経口用® エンペシド®トローチ
合成副腎皮質 ホルモン剤	トリアムシノロンアセトニド デキサメタゾン ベクロメタゾンプロピオン酸エステル	アフタッチ®貼付錠 ケナログ®口腔用軟膏 デキサルチン®口腔用軟膏 サルコート®口腔噴霧カプセル
殺菌消毒薬	デカリニウム塩化物 ドミフェン臭化物 セチルピリジニウム塩化物水和物	SPトローチ® オラドール®トローチ スプロール®トローチ
含嗽薬	アズレンスルホン酸ナトリウム水和物 ポビドンヨード	アズノール錠・ガーグル®顆粒・うがい液 マズレニン®G含嗽用散 ハチアズレ®含嗽用顆粒 イソジンガーグル®含嗽液
口腔内炎症 治療薬	アズレンスルホン酸ナトリウム水和物 合剤	アズノール®ST徐放性挿入錠 アズレミック®徐放性挿入錠 デスパ®口腔用クリーム
口腔内乾燥 症状改善薬	セビメリン塩酸塩水和物 ピロカルピン塩酸塩	エボザック®カプセル サリグレン®カプセル サラジェン®錠
人工唾液	合剤	サリベート噴霧式®エアゾール

(北原光夫ほか編. 治療薬マニュアル2012. 医学書院；2012[1]) より

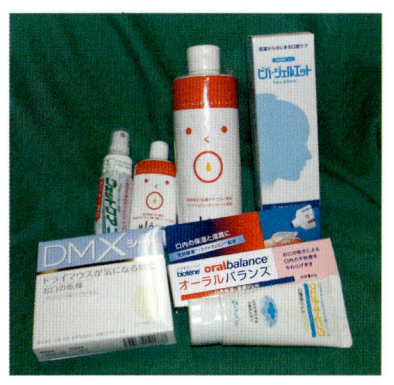

❷ 市販されている各種保湿剤

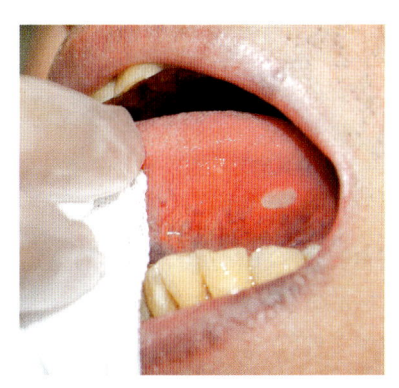

❸ アフタ性口内炎

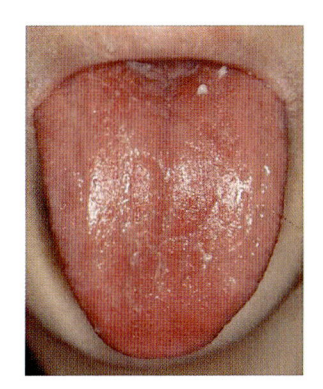

❹ 赤い平らな舌

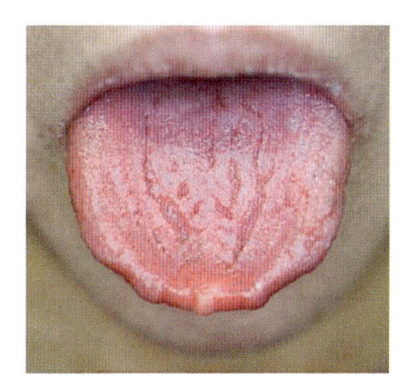

❺ 溝状舌

■ 正中菱形舌炎 (❻)

- 舌背やや後方の正中部，有郭乳頭の前方に出現する菱形あるいは類円形の病変である．舌乳頭が欠如するため表面は平滑で，通常は赤色を呈するが，時に白く隆起するものもある．

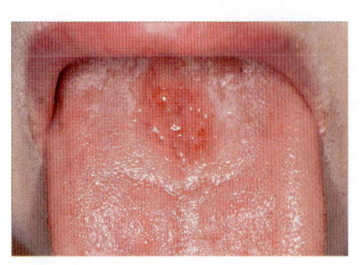

❻ 正中菱形舌炎 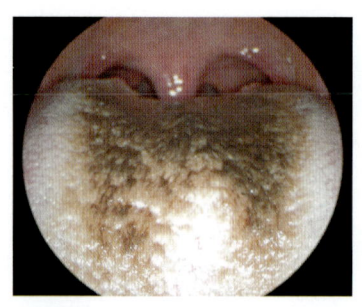　　❼ 黒毛舌 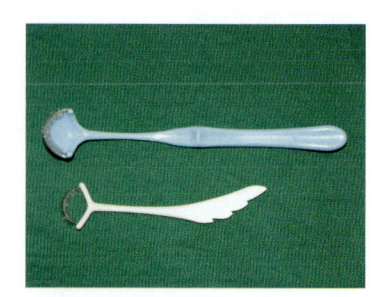　　❽ 舌ブラシ

- 原因は舌の形成不全といわれており，治療の必要はない．真菌感染により肥厚，白色化して疼痛を訴える場合は含嗽と抗真菌薬塗布を行う．

■ 黒毛舌 ❼
- 舌背中央部の後方を中心に，糸状乳頭が著明に延長し，角質層が黒色あるいは黒褐色に着色した病変である．
- 原因としては，喫煙，放射線治療，または抗菌薬およびステロイド薬投与による菌交代現象で生ずる口腔内細菌叢の変化や真菌の関与が考えられている．
- 自覚症状は乏しいが，口臭，違和感，味覚障害などを訴える．可能であれば菌交代の原因と思われる薬剤を中止し，含嗽や舌ブラシ（❽）による機械的清掃を行う．

■ 舌苔 ❾
- 剥離した粘膜上皮，食物残渣などから成り，正常でもごくわずかに認められる[★2]．高度の舌苔は熱性疾患，胃腸疾患，舌運動障害をきたす神経疾患などで認められる．
- 糸状乳頭が長く，太くなる場合があるが，これは糸状乳頭上皮の角化異常により上皮の正常な剥離・脱落が行われないためである．

★2
時に口臭の原因となる．口腔内の清潔と湿潤を保ち，舌ブラシで機械的清掃を行う．

■ 口腔カンジダ症 ❿
- 口腔カンジダ症は基礎疾患，薬剤投与，義歯装着，口腔乾燥症などにより日和見疾患として発症し，原因菌の多くは *Candida albicans* である．
- 疼痛，灼熱感，違和感を訴える．治療は含嗽と外用抗真菌薬塗布が第一選択となる．

■ 扁平苔癬 ⓫
- 扁平苔癬は口腔粘膜の角化異常を伴う慢性炎症で，中高年の女性に多い．網目状，レース状の白色病変で，周囲に発赤，びらんを伴うものもある．頬粘膜が好発部位で，舌，口唇，歯肉にもみられる．刺激痛，口内の荒れを自覚することがある．

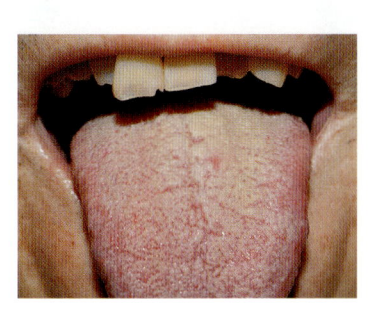

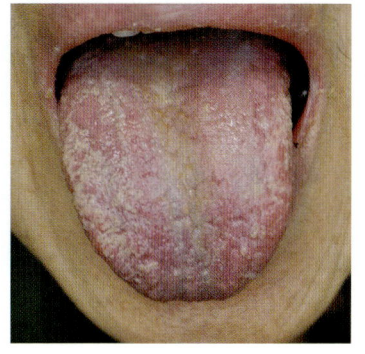

❾舌苔　　❿口腔カンジダ症　　⓫扁平苔癬

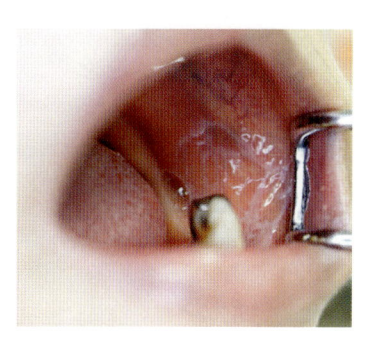

●原因は不明であるが，歯科金属アレルギー，ストレスなどが考えられる．無症状であれば経過観察のみであるが，症状を伴う場合はステロイド軟膏塗布，含嗽を行う．抗不安薬が有効との報告もある．歯科金属アレルギーが疑われる場合は金属を除去する．

⓬主な塗布薬剤と組成

薬剤	組成	量
5%プロタルゴール液	プロテイン銀 滅菌蒸留水　全量	5 g 100 mL
1%塩化亜鉛液	塩化亜鉛 0.1N 塩酸　適量 精製水　適量　全量	1 g 100 mL
5%鉄ミョウバン液	硫酸第二鉄アンモニウム 精製水　全量	5 g 100 mL
複方ヨード・グリセリン（ルゴール®）	ヨウ素 ヨウ化カリウム	3 g 6 g

（医薬品医療機器情報提供ホームページより）

咽頭処置

●咽頭疾患に共通する局所処置は含嗽，口内錠服用，薬剤塗布である．薬剤塗布では止血，鎮痛，殺菌作用のある各種収斂薬が使用される（⓬）．

●以前と比べて咽頭処置は軽視されがちであるが，上咽頭に対する局所処置の有効性を再認識する報告もなされている．すなわち，慢性に経過し，肩こり，咽喉頭違和感，頭重感などの症状を訴える上咽頭炎に対して口腔側から上咽頭に1%塩化亜鉛溶液を1週に1～2回程度塗布することにより症状，所見ともに改善したとの報告[2]，6歳以下の急性中耳炎罹患児に対して1週に2～3回上咽頭にルゴール®を塗布することにより，薬剤耐性肺炎球菌に対する除菌率が経口抗菌薬単独投与より上昇したとの報告[3]がある．

> 含嗽，口内錠服用，薬剤塗布が共通する局所処置である

扁桃処置

●急性炎症時には含嗽，薬剤塗布により疼痛や組織障害が強くなる場合があるので過度な使用は避けるべきである．かつては急性期には頸部冷罨法，回復期には頸部温罨法が行われたが，実質的な効果には疑問があり，近年はあまり用いられない．

●慢性扁桃炎の局所所見としては，扁桃陰窩への膿栓の付着，埋没性，表面の不整，暗赤色の前口蓋弓などがあげられる．症状は咽頭違和感，軽い咽頭痛，顎下部の軽い痛み，肩こりなど不定愁訴に近いものである．膿栓を除去

> 急性炎症時には，含嗽，薬剤塗布の過度の使用を避ける

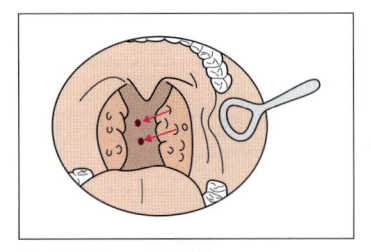

⓭舌圧子による圧迫
舌圧子にて前口蓋弓を圧迫し，膿栓を排出させる．

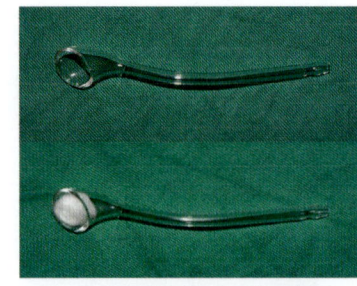

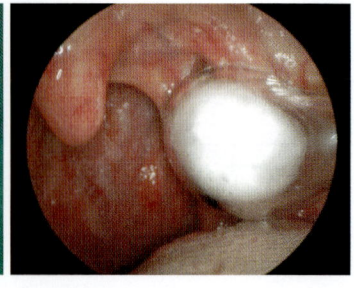

⓯レーダー扁桃吸引管と使用方法

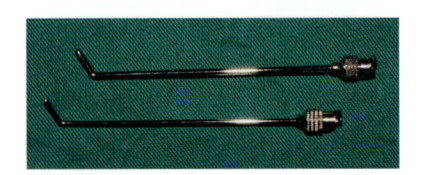

⓮陰窩洗浄針（太と細）

★3
粘膜を損傷しないよう注意しなければならない．

することによりこれらの症状が軽快する場合が多い．膿栓を除去する方法としては，前口蓋弓の圧迫（⓭），陰窩洗浄，膿栓の吸引がある．

- 陰窩洗浄には生理食塩水，または希釈イソジン®液などを用いる．専用の陰窩洗浄針があるが（⓮），通気管やプラスチックカニューレ型静脈内留置針でも十分代用できる．患者の緊張をほぐし頸部，肩の力を抜かせ，器具の先端を陰窩内に挿入し，嚥下を禁じ，数mLずつ洗浄液を注入する★3．
- 膿栓の吸引は吸引嘴管を用いてもよいが，専用のレーダー扁桃吸引管がある．吸引管内に脱脂綿を軽く詰め，扁桃全体を覆い数秒間吸引することで膿栓が脱脂綿に付着する（⓯）．前口蓋弓の圧迫と吸引を交互に繰り返すと，より効果的である．

> **ポイント**
> ①口腔内の清潔と湿潤の保持が口腔疾患治療の基本．
> ②舌ブラシを強く使いすぎて舌を傷つけないように．
> ③急性炎症の極期は局所の安静が第一．
> ④陰窩洗浄や膿栓の吸引は治療としてだけではなく，扁桃病巣感染症診断の打ち消し試験としても用いられる．

（五十嵐文雄）

引用文献

1) 口腔用薬．北原光夫ほか編．治療薬マニュアル2012．東京：医学書院；2012．p.1845-51．
2) 大野芳裕，國弘幸伸．上咽頭炎に対する局所療法の治療効果―自覚症状および硬性内視鏡による局所所見の評価．耳鼻咽喉科展望 1999；42：50-6．
3) 伊藤真人ほか．耳鼻咽喉科処置―鼻咽腔処置の有用性．耳鼻咽喉科臨床 2002；95：145-51．

第3章　のど編

間接喉頭鏡下喉頭処置の実際

間接喉頭鏡を用いた観察・処置の変遷

- 30年以上前までは間接喉頭鏡下に，①喉頭・咽頭の異物摘出，②喉頭・咽頭腫瘍の生検，③喉頭内薬液注入，④有茎性の声帯ポリープの摘出などさまざまな処置や手術が行われていた．
- しかし現在では，生検や異物摘出などはファイバースコープを用いてモニター画面を見ながら行われるようになり，喉頭の手術は顕微鏡を用いた微細手術が主流となった．さらに喉頭の観察さえも電子スコープを用いて詳細に観察し記録に残すのが一般的になっている．このため，経験の長いベテランの耳鼻咽喉科医でも間接喉頭鏡を用いる機会は減少し，ましてや若い耳鼻咽喉科医に至っては間接喉頭鏡による観察や処置に習熟していないのが実情である．
- このような状況のなかで，筆者がしばしば行っている間接喉頭鏡下喉頭処置は，喉頭麻酔がほとんどであり，たまに異物摘出や生検に利用している程度である[1]．しかし，間接喉頭鏡を用いた観察や処置は簡便であるため習熟しておくと役に立つことが多く，これらのコツについて要点をまとめてみたい．

> 間接喉頭鏡を用いた観察，処置は簡便である

間接喉頭鏡と光源の選択

- 間接喉頭鏡はNo.00からNo.6まであり[2]，通常の観察ではNo.4を用いることが多いが，間接喉頭鏡下に処置をする場合にはできるだけ大きいほうがよく，筆者はNo.5を用いている（❶）★1．
- 光源はユニットのライトと額帯鏡でもかまわないが，ヘッドライトを用いると明るく，場所を選ばないので有利である．

> ★1
> 通常の検査では大きいと絞扼反射を起こしやすいが，処置の際には局所麻酔をするので問題ない．

間接喉頭鏡下の喉頭麻酔

- 外来診療で局所麻酔下に喉頭や下咽頭，舌根部の生検や小手術を行うことはしばしばある．腫瘍の生検が主であるが，異物摘出，声帯ポリープや肉芽の摘出，声帯内注入なども行われる．
- 処置用ファイバースコープを用いてその鉗子口か

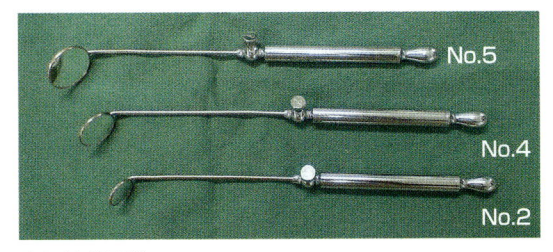

❶間接喉頭鏡
No.5
No.4
No.2

ら鉗子を挿入して操作するのがほとんどであるが，ファイバースコープの映像をモニターで見ながら口腔的に鉗子や器具を挿入し操作することも行われている．
- いずれの場合も，安全，確実に患者に苦痛なく操作を行うためには十分な喉頭麻酔が必要である．その際に十分に喉頭内腔を観察しながら喉頭麻酔を行うために間接喉頭鏡下の処置は役に立つ．以下にその手順について解説する．

前投薬と表面麻酔

- 前投薬として30分前にアトロピン硫酸塩水和物（硫酸アトロピン®）と鎮静薬を筋注しておく★2．
- 間接喉頭鏡下に喉頭麻酔を行う前に4％キシロカイン®による喉頭ネブライザーを行うか，キシロカイン®ビスカスを含ませておく．
- 体位は座位にして患者に膿盆を保持させておく．口やのどに溜まった麻酔液を含む唾液は飲み込まないように指示し，溜まったら適宜吐き出させる．
- はじめに，咽頭後壁と軟口蓋を4％キシロカイン®の噴霧で表面麻酔をする．続いて舌根部から喉頭蓋へ噴霧する．
- ここまでは間接喉頭鏡を用いなくても可能である．

間接喉頭鏡を用いた麻酔

- ここからが間接喉頭鏡を用いた麻酔となる．顎を突き出した体位を取らせ，患者の右手の指で舌をつまみ前方へ引き出した位置で保持させておく．間接喉頭鏡を左手に持ち，喉頭が十分観察できる位置で固定する．右手に喉頭噴霧器を持ち，ノズルの先端を喉頭腔に向けて患者に発声させながら噴霧する．
- その際，喉頭蓋が倒れこんでいて喉頭腔が十分見えない場合には，ノズルの先を喉頭蓋の裏へ向けて噴霧して同部が麻酔された後，ノズルの先で喉頭蓋を引き起こしながら噴霧すると確実に観察可能である（❷）．
- 1回の噴霧が終わった後には必ず咳をさせて咽喉頭内の麻酔薬を唾液とともに吐き出させる．余分な麻酔薬による中毒を避けるためである．
- また，麻酔は咽頭後壁，舌根，喉頭蓋，喉頭内腔，声門下と上から徐々に麻酔するようにする．いきなり濃い麻酔液が喉頭内腔に入ると喉頭痙攣を起こすので注意する[3]．
- また，不完全な麻酔で喉頭内の操作を行っても喉頭痙攣を起こすので十分な麻酔が必要である．
- 声帯レベルの生検や手術をする場合には，声門下まで麻酔する必要がある．声門上まで麻酔ができたら，最後に吸気させながら声門下腔に向かって麻酔薬を噴霧する．
- その際，咳込みがみられるが，その咳込みがなくなれば声門下まで十分麻酔できていると判断する．

★2
生検だけの場合にはなくても可能であるが，小手術を行う場合には前投薬にて唾液分泌が抑えられるため，嚥下反射や咳反射が少なくなり，表面麻酔も効きやすくなる．

麻酔は咽頭後壁から声門下まで徐々に行う

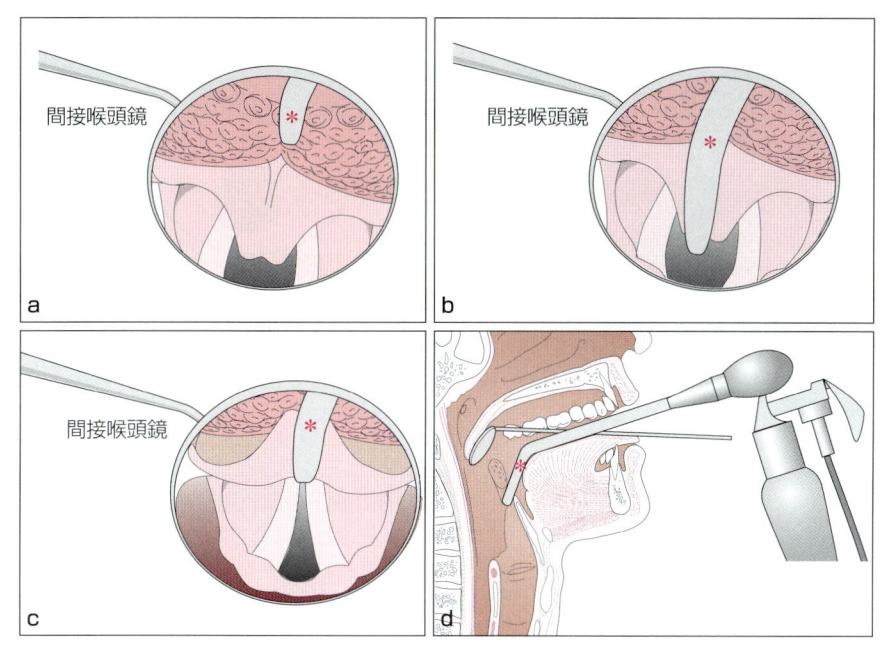

❷間接喉頭鏡下喉頭麻酔
a：舌根部および喉頭蓋舌面の麻酔．間接喉頭鏡で観察しながら舌根部と喉頭蓋舌面を麻酔する．＊は噴霧器のノズル．
b：喉頭蓋喉頭面の麻酔．間接喉頭鏡で観察しながら喉頭蓋喉頭面を麻酔する．＊は噴霧器のノズル．
c：喉頭内腔の麻酔．喉頭蓋が倒れこんでいる例では噴霧器のノズル（＊）で喉頭蓋を引き起こしながら喉頭内腔を麻酔する．
d：側方断面模式図．cを側方から見た図．喉頭蓋が倒れこんでいる例では噴霧器のノズル（＊）で喉頭蓋を引き起こしながら喉頭内腔を麻酔する．

- 声門下への注入には喉頭注入器（❸）や処置用喉頭ファイバーの鉗子口を用いて4％キシロカイン®を1mL注入することも可能である．注入後は十分咳をさせて余分な麻酔液を排出させておく★3．なお，喉頭内腔以外の場所の生検や処置では声門下への注入は不要である．

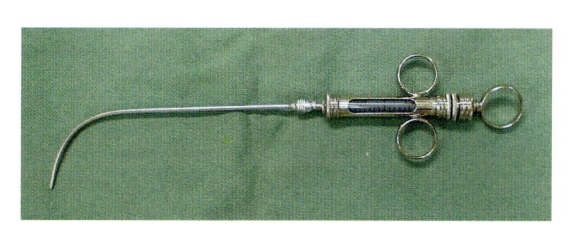

❸喉頭注入器

★3
使用する麻酔薬の極量を超えないように注意する．

間接喉頭鏡下の鉗子操作

- 内視鏡の鉗子では，接線方向となって把持しにくい場合や大きく摑みたい場合などに間接喉頭鏡下にカールライネル喉頭鉗子（❹）を用いると便利な場合がある[4]．間接喉頭鏡を使わずとも，ファイバースコープで観察しながら同鉗子で操作することも可能である．
- 間接喉頭鏡を用いるいちばんのメリットは一人で手軽にできることである．
- 欠点は記録に残すことが困難なこと，細かい操作が困難なこと，習熟に時間を要することで，そのために現在ではほとんど使用されなくなっている．
- 間接喉頭鏡下の操作では，像が前後逆になるので操作に習熟しておく必要が

間接喉頭鏡下鉗子操作のメリットと欠点

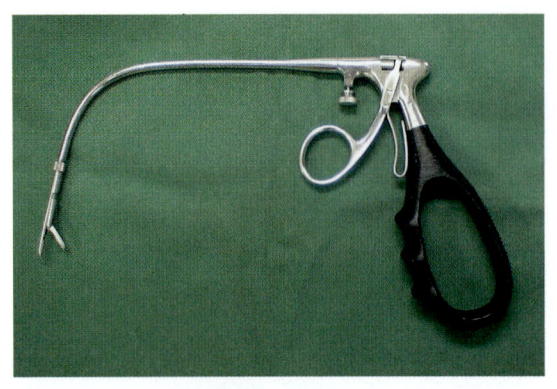

❹カールライネル喉頭鉗子

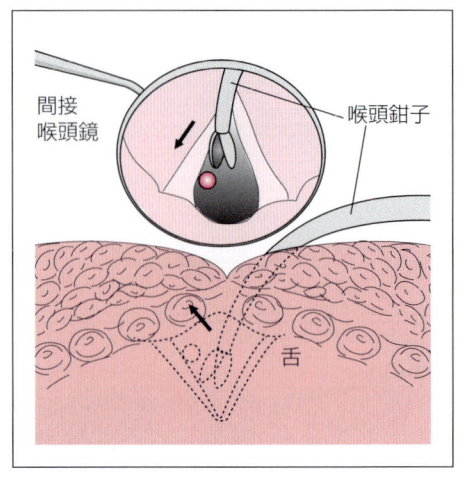

❺間接喉頭鏡下の喉頭鉗子の操作
下方の点線は舌に隠れて見えない部分を示している．間接喉頭鏡の像では上下が逆になるため，鉗子操作は上下が逆になる．

ある（❺）．鉗子の向きを摘出するものの向きと合わせておく．

> **ポイント**
> 間接喉頭鏡下処置は，記録に残せない，細かい操作が困難，習熟に時間を要する，などのデメリットがあるが，習熟すると一人ですみやかに処置を行うことが可能でたいへん有用である．

（鮫島靖浩）

引用文献

1) 鮫島靖浩．間接喉頭鏡下喉頭処置．MB ENT 2010；113：111-4.
2) 小林武夫．喉頭の観察法．日野原正ほか編．臨床耳鼻咽喉科頭頸部外科全書 10-A．東京：金原出版；1986. p.80-8.
3) 岩本彦之丞．B. 良性腫瘍．後藤光治ほか編．臨床耳鼻咽喉科全書第3巻．東京：金原出版；1965. p.497-503.
4) 本庄 巌．カールライネル喉頭鉗子．JOHNS 2004；20：1732-4.

第3章 のど編

扁桃周囲膿瘍に対する穿刺，切開排膿術

扁桃周囲膿瘍とは

- 扁桃周囲膿瘍は比較的多くみられる疾患であり，急性扁桃炎からの扁桃周囲炎に続発し，扁桃被膜と周囲筋膜のあいだに膿瘍を形成する．多くの症例は適正な抗菌薬の投与，穿刺，切開排膿術で治癒する．
- しかし，穿刺，切開を行う際に合併症を起こす可能性があること，診断や処置の遅れで副咽頭間隙膿瘍から深頸部や縦隔に膿瘍が波及し，生命を脅かす危険性があることから，その診断と治療に際しては迅速かつ適切に行わなければならない．

診断・治療は迅速かつ適切に

診断のポイントと必要な解剖学的知識

- 臨床症状は咽頭痛，嚥下痛，発熱などの咽頭症状から始まり，数日後から激しい咽頭痛と摂食障害を訴える．また口蓋帆の腫脹により含み声となる．
- 開口障害（牙関緊急）を認める場合，咽頭収縮筋を越えて内側翼突筋に炎症が波及していることが疑われる．
- 膿は通常扁桃の上方に貯留するため，前口蓋弓と軟口蓋が発赤し，半球状に膨張する．また，口蓋垂の腫脹および健側への偏位が認められる（❶）．
- 膿瘍が深部に波及して咽頭収縮筋を破ると副咽頭間隙膿瘍が形成され，さらに下方に進むと深頸部膿瘍や縦隔膿瘍に進展する（❷）．
- 内頸動脈が内側に走行異常を呈する場合や動脈瘤を形成している場合があり（❸）[1,2]，咽頭後壁の拍動や拍動性膨隆の有無を必ず確認する．
- 造影 CT は膿瘍の進展範囲と内頸動脈の位置を知るうえで有用である（❹）．
- 必ず喉頭と下咽頭の腫脹の有無を確認する．腫脹が喉頭や下咽頭に波及して気道閉塞の可能性がある場合には気管切開術を行う．

前口蓋弓と軟口蓋が発赤・膨張することが多い

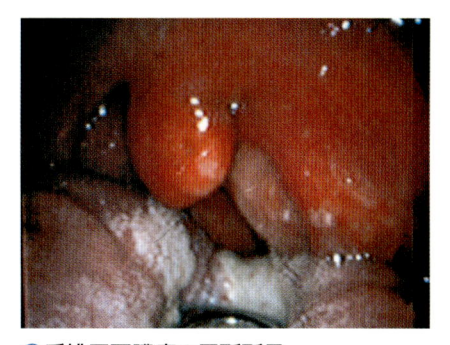

❶扁桃周囲膿瘍の局所所見
左扁桃上方の膨隆を認め，口蓋垂が右側に偏位している．

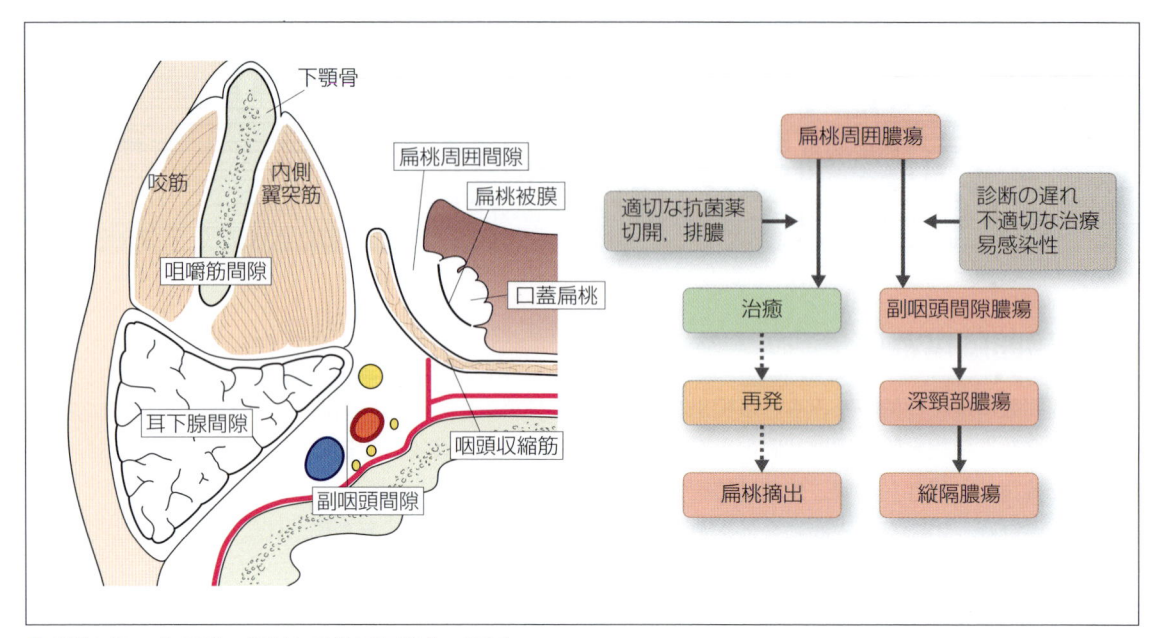

❷扁桃周囲の各間隙の解剖と扁桃周囲膿瘍の経過

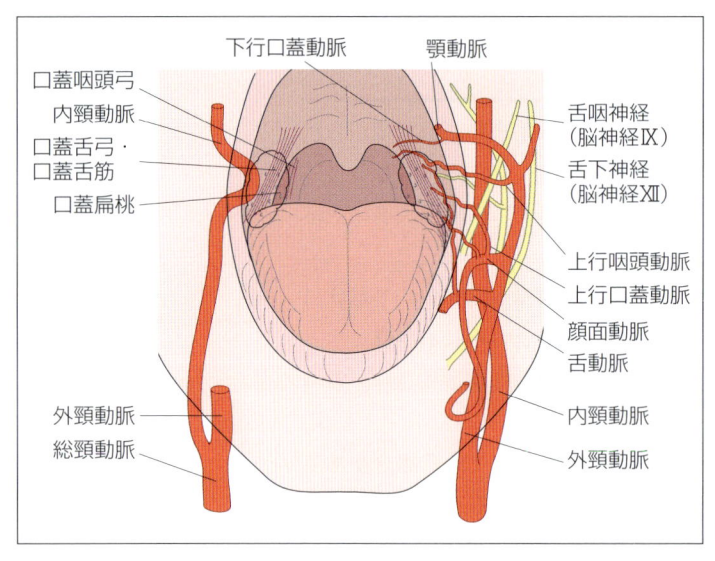

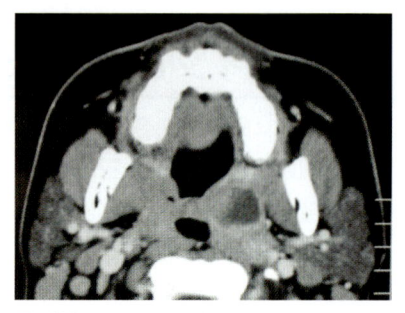

❹扁桃周囲膿瘍の造影CT

❸右内頸動脈の扁桃側への異常走行

膿瘍穿刺，切開術の適応

- 穿刺の適応は，視診，触診で膿瘍を疑った場合に行う．
- 切開は穿刺にて膿が吸引され，膿瘍の存在が確認されたうえで行う．
- CTで膿瘍の進展範囲を確認したうえで，穿刺・切開を行うのが望ましい．

CTで膿瘍の進展範囲を確認するのが望ましい

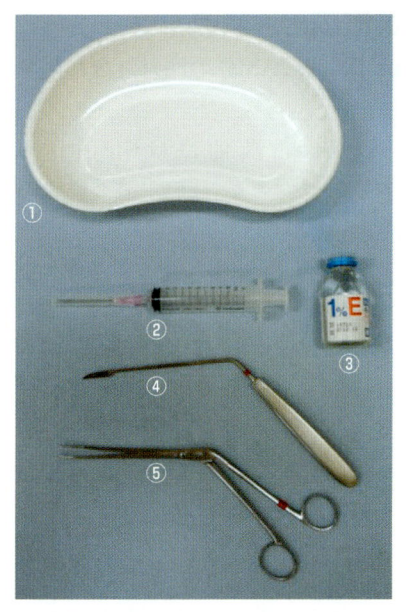

❺扁桃周囲膿瘍穿刺・切開に使用する器具
①膿盆，②18 G 注射針と 10 mL の注射器，③アドレナリン添加1％リドカイン，④扁桃周囲膿瘍切開刀，⑤麦粒鉗子．

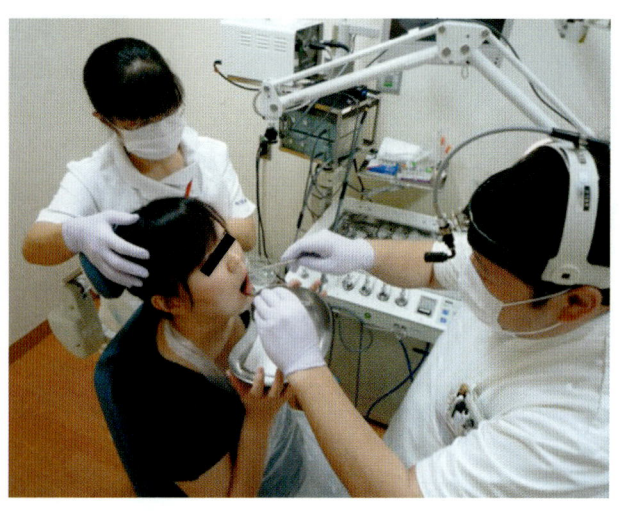

❻実際の処置風景

穿刺，切開の実際と注意点

■ 術前準備
- 用意する器具：4％または8％のリドカインスプレー，膿盆，アドレナリン添加1％リドカイン，18 G 注射針，10 mL 注射器，扁桃周囲膿瘍切開刀，麦粒鉗子，吸引管（❺）．
- 処置前に血圧，脈拍，呼吸数，SpO_2 などのバイタルサインの測定は必ず行い，輸液ルートを確保しておく★1．
- 体位は，ユニット治療椅子にて座位で行う．患者にビニールの前掛けを着せ，膿盆を持たせる（❻）[3] ★2．
- 看護師を患者の背側に立たせ，頭が動かないように優しく手で固定してもらう（❻）[3] ★3．

■ 麻酔方法
- 局所に4％または8％のリドカインスプレーで表面麻酔をする．
- 穿刺部位にアドレナリン添加1％リドカインを1～2 mL 粘膜下のごく浅い層に浸潤麻酔をする．注射液が膿瘍腔に入ると麻酔効果が得られないばかりか疼痛を増大するので注意する[1]．
- 膿汁の誤嚥防止のため咽頭全体には麻酔しない．

★1
処置中に神経原性ショックや予期せぬ出血を起こすことがある．

★2
義歯は必ず取り外しておく．

★3
救急外来などでは人手が少ないこともあるが，必ず看護師に補助してもらう．一人では予期せぬ事態に対応できないことがある．

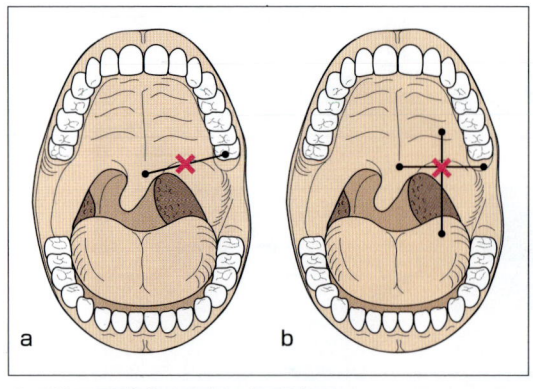

❼ 扁桃周囲膿瘍の穿刺・切開点
a：Chiari 点．口蓋垂基部と上顎智歯を結ぶ中点．
b：Thompson 点．口蓋垂基部を通る水平線と前口蓋弓下 1/3 を通る垂直線の交点．

内頸動脈を損傷しないための注意点

★4
吸引された膿汁は必ず細菌検査に提出する．

穿刺手技の実際と注意点

- 穿刺には 10 mL 注射器と 18 G の注射針を使用する．
- 穿刺を行う部位は古典的には Chiari 点や Thompson 点が有名であるが（❼），最も膨隆が認められる部位でよい．
- 穿刺と同時に注射器を引きながら陰圧をかけ，少しずつ針先を深部に進めていく．
- 内頸動脈を損傷しないように次の点に注意する．
  ① CT を撮った場合には内頸動脈の走行異常や動脈瘤の有無を確認する．
  ② 視診では咽頭後壁の拍動や拍動性膨隆の有無を確認する[1,2]．
  ③ 穿刺する深さは 20 mm を超えない[2]．
  ④ 針先が外側に向かわないようにする（穿刺端を上顎臼歯の矢状断にとどめる）[2]．
- 膿瘍腔に達すると抵抗がなくなり，膿汁が吸引される★4．
- 引き続き切開排膿を行う場合は膿汁を吸引しすぎない．
- 膿汁が吸引されない場合は蜂窩織炎として抗菌薬を投与する．

切開排膿手技の実際と注意点

- 扁桃周囲膿瘍切開刀を用いて，穿刺点を中心に口蓋弓に平行に粘膜のみに浅く 1.0〜1.5 cm の切開を入れる（❽）．
- 粘膜より深部は麦粒鉗子で鈍的に開放する．膿瘍壁の手前で鉗子に強い抵抗を感じ，膿瘍壁に達すると急に抵抗がなくなり，同時に膿汁の排出を認める．
- 次に，鉗子の先端を開いて大きく切開創を拡大する（❽）．この際も穿刺時と同じく，鉗子は矢状方向に挿入し，外側に向かわないように注意する．
- ガーゼドレーンを挿入する場合もあるが，誤飲防止のため挿入しないのが一般的である．
- 切開排膿の操作中には神経原性ショックを起こすことがあるので注意する．ショックに対しては臥位にさせ，徐脈が顕著の場合は硫酸アトロピン®を注

> **Column　穿刺か，それとも切開か？**
>
> 日本における穿刺と切開・排膿を比較した報告はない．欧米では穿刺と切開・排膿の改善率を無作為前向き調査した報告も散見される[4]．いずれの報告も切開・排膿の改善率がやや上回っているが有意差はないとされている．また，いずれも症例数が 50〜60 例程度で少ない．いずれにしても，腫脹が高度な場合は切開を行ったほうがよいとする意見もあり，穿刺にて十分な排膿が得られなければ切開を行うべきである．

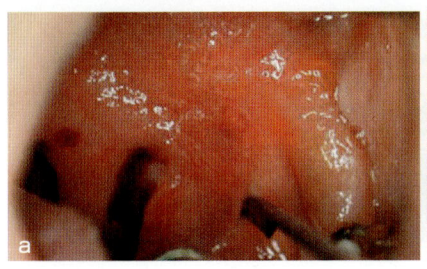

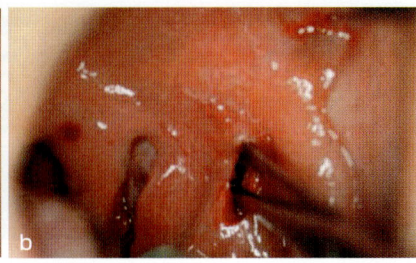

❽扁桃周囲膿瘍の切開
a：扁桃周囲膿瘍切開刀を用いて，穿刺点を中心に口蓋弓に平行に1.0〜1.5cmの粘膜切開を入れる．
b：膿瘍壁を麦粒鉗子で鈍的に開放する．

射する．

抗菌薬の選択

- 切開，排膿とともに抗菌薬を投与する．
- 起炎菌は好気性菌としては化膿レンサ球菌（*Streptococcus pyogenes*），肺炎球菌（*Streptococcus pneumoniae*），ブドウ球菌（*Staphylococcus*）などのグラム陽性球菌が多く，また*Peptostreptococcus*，*Bacteroides*などの嫌気性菌も多い．
- 従来，グラム陽性球菌と嫌気性菌を対象としたペニシリン系またはクリンダマイシンが選択されていたが，最近，クリンダマイシン耐性の嫌気性菌株が増加しているため注意を要する．
- 嫌気性菌の多くはβラクタマーゼ産生であるため，βラクタマーゼ阻害薬とアンピシリン水和物（ABPC）の合剤であるスルタミシリントシル酸塩水和物（ユナシン®）も有効である．

扁桃摘出術の適応

- 炎症期に行う即時膿瘍扁摘（quinsy扁摘）は最近，あまり行われていない．
- 反復性扁桃炎の既往症例や扁桃周囲膿瘍の再発例では，炎症が消退してから行う待機的な扁桃摘出術の適応となる．

（原渕保明，長門利純）

▶扁桃周囲膿瘍に対する穿刺・切開の患者説明例については，p.256参照．

引用文献

1) 坂東伸幸，原渕保明．扁桃周囲膿瘍の穿刺・切開．JOHNS 2005；21：1132-4．
2) 石井香澄ほか．扁桃周囲膿瘍の穿刺切開部位に対するCT像による検討．日耳鼻 2002；105：249-56．
3) 吉野和美，原渕保明．救急外来での看護 急性扁桃炎，扁桃周囲膿瘍．JOHNS 2011；27：437-40．
4) Ophir D, et al. Peritonsillar abscess. A prospective evaluation of outpatient management by needle aspiration. Arch Otolaryngol Head Neck Surg 1988；114：661-3．

第3章 のど編

咽頭・喉頭異物除去術のコツ

咽頭異物

- 外来で最も多いのは，魚骨がのどに刺さったというものであろう．成人でも不注意に骨を飲み込んでしまった例は少なくないが，乳幼児や高齢者では注意力が欠如している場合や，咀嚼や嚥下機能が低下または未熟なためにさまざまなものが咽頭や食道に停滞・嵌頓する．

■ 原因

- 高齢者では，とくに脳梗塞や神経疾患などを有していると嚥下運動が弱くなり，物が飲み込みにくくなっていることによって生じる．
- 小児では，何でも口に入れてしまうために生じる．

■ 症状

- 異物の大きさや停滞する場所により異なる．嚥下時痛から嚥下障害，流涎，嘔吐，時に呼吸困難を生じる．ただし，小児では明確な訴えがないことも多い[1]．

■ 異物の種類

- 成人では義歯やPTP[★1]の異物が多く，小児ではコインや玩具など部屋に落ちていたと思われるものが多く，異物の停滞部位は第一狭窄部である食道入口部が7〜8割を占めている．また，咽頭ではとくに魚骨異物が多い．
- ボタン電池（コイン型）は食道入口部に介在しやすい．

■ 診断方法

内視鏡検査

- 扁桃下極に小さな骨が刺さっていることがあるため，念入りに観察する．また，異物が食道入口部に介在していると唾液の貯留も多いため，ほとんど見えないことも多い（❶）．しかし，唾液を嚥下できていないことは異物がある可能性を念頭におく．

単純X線正面像，側面像

- 頸部から腹部まで，異物が存在する可能性のある部位はすべて撮影する．
- コインやボタン電池などはX線非透過性のため，診断が容易である（❷）．

★1 PTP
press through package.

唾液を嚥下できない場合，まだ異物のある可能性を念頭におく

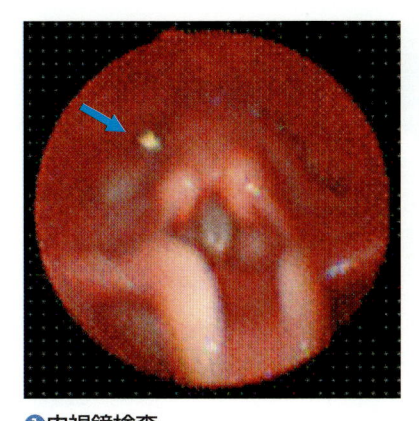

❶ 内視鏡検査
下咽頭に嵌頓している異物が認められる.

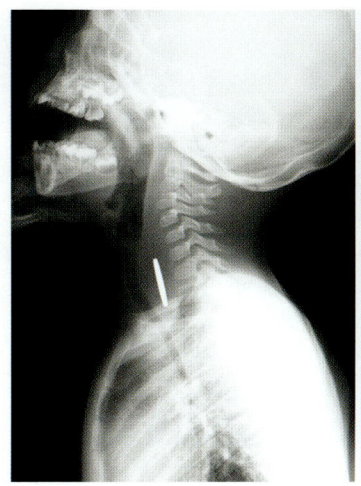

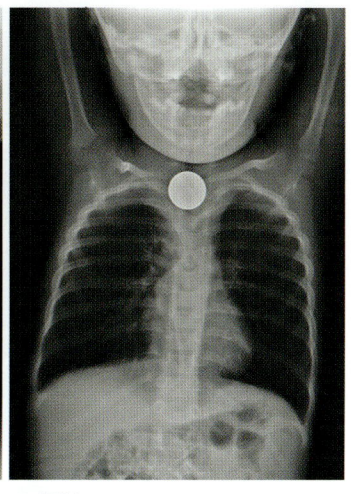

❷ 10円玉の食道異物が見つかった2歳児
食事量が減ったが,夏かぜによる食欲低下と診断されていた.

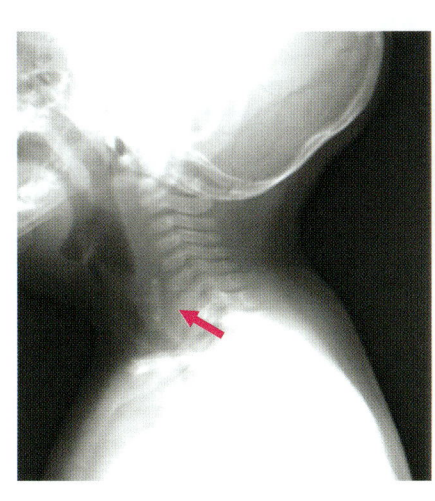

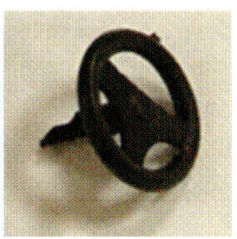

❸ 小児食道異物
プラスチック製のミニカーハンドルが嵌頓していた.

- ボタン電池とコインは側面像で丸みを帯びた輪郭などで区別する.
- 魚骨やプラスチックなどX線透過性異物の診断は困難であることが多い（❸）.

頸部CT

- 魚骨など平べったいものが嵌頓している場合,内視鏡検査でも単純X線でも発見できない例がある.魚骨はカルシウムを含むため,CTで診断可能であり,部位・形態の把握にも有用である（❹）.
- 発症から時間が経過している場合は,炎症や膿瘍形成の評価も含めて造影CTが望ましい[2].

大きい魚骨はCTにて診断可能なこともある

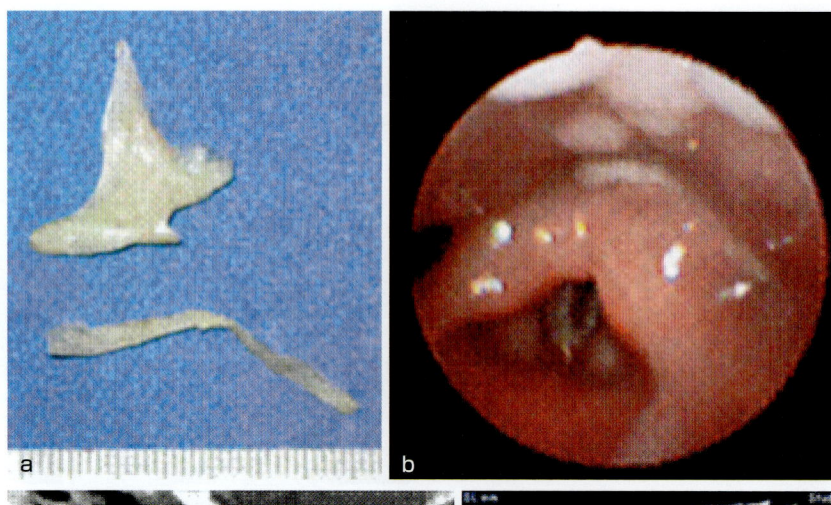

❹ **食道入口部の魚骨異物症例（7か月児）**
a：魚骨．
b：内視鏡所見．食道入口部に白苔の付着．
c：頸部 CT．食道入口部に異物の陰影（➡）を認める．
d：3D-CT．摘出前に骨の形態を予測して対応できる．

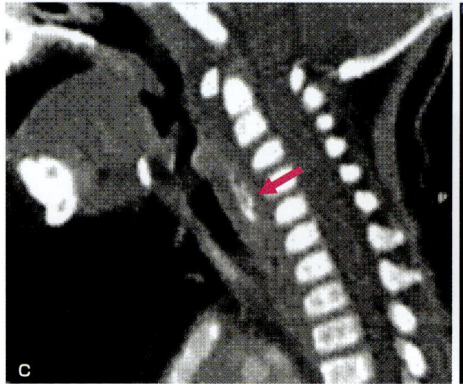

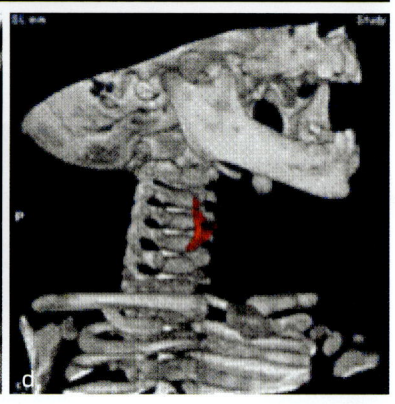

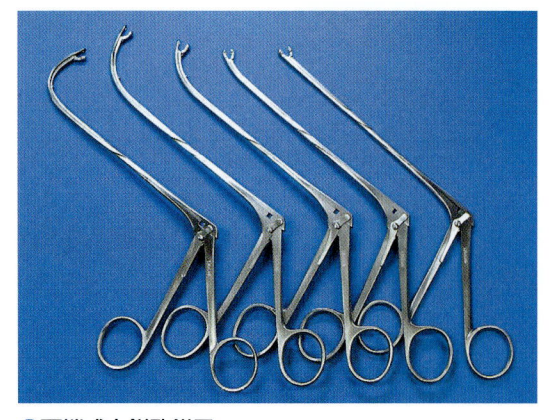

❺ **西端式小鋭匙鉗子**
強彎曲と弱彎曲しているものがある．

治療
局所麻酔下に鉗子で摘出

間接喉頭鏡下摘出

- 扁桃下極に刺入した魚骨は，舌圧子で舌根部を強く圧することにより見やすくなるので鋭匙鉗子で直視下に摘出する．
- 舌根部や喉頭蓋谷に刺入している場合は，患者を座位で前かがみにさせ，自分で舌を前下方に牽引させる．その状態で間接喉頭鏡を挿入し，鉗子を挿入して異物を摘出する．
- 先端が曲がっている鉗子を使わないと異物まで先端が届かないときは，西端式小鋭匙鉗子の弱彎または強彎（❺）を使用して摘出する．しかし，これは先端が小さいので，魚骨刺入などの小さい異物しか摘出できない．

食道直達鏡下摘出

- 小児など安静がとれない患者に対しては局所麻酔下での施行はまず難しい．
- 仰臥位をとらせ，肩枕を入れて頭部を伸展させる．術者は患者の頭部を把持し，食道直達鏡を挿入しながら頭位を変える．食道直達鏡を挿入し，異物用

の鉗子（鰐口鉗子など）¹⁾やバスケット鉗子などで摘出する．鉗子でしっかり把持した後，食道直達鏡内に取り込む．

全身麻酔下の摘出
- 下咽頭異物など喉頭内視鏡にて明らかに異物が下咽頭から食道入口部に刺入しているのが見える場合は，鉗子チャンネルのある内視鏡で摘出を試みる．

喉頭鏡
- 舌根部や喉頭蓋谷などに刺入している骨や紙異物などは，4％キシロカイン®溶液を喉頭に噴霧して十分に表面麻酔する．
- その後，マッキントッシュ喉頭鏡をかけ，マギール鉗子などで直視下に摘出する．

鉗子付き内視鏡下摘出
- 喉頭をキシロカイン®の吸入などでよく麻酔を行い，鼻から内視鏡を入れて異物鉗子で摘出する．ただし，食道入口部では内視鏡での内腔確保が難しいため硬性鏡の適応となる★2．
- 最近は，内視鏡先端にオーバーチューブを装着し，その中にPTPを誘導することで粘膜損傷を防ぐことができる，と報告されており，これによりPTPの径が7 mmまで対応可能とされている³⁾．

硬性鏡下摘出
- PTP異物など角が鋭利な物を摘出することは周辺粘膜を損傷する可能性があり，注意が必要である．

■ 術後管理
- 異物摘出後の粘膜の状態を観察し，粘膜損傷がないか軽度であれば，経口摂取は問題ない．
- 粘膜に裂傷がみられる場合には，経口摂取を中止し，補液と抗菌薬投与で経過をみる．

■ 合併症

皮下気腫・縦隔気腫
- 食道異物で皮下気腫や縦隔気腫を認める場合はすでに穿孔を起こしている可能性が高い．
- 粘膜損傷を起こす可能性が高いようであれば，頸部側切開による摘出を検討する．

ボタン電池による粘膜損傷¹⁾
- ボタン電池では粘膜に触れて電池が破壊されるとアルカリが漏れ出し，数秒で粘膜を腐食する★3．
- リチウム電池はアルカリが入っていないが，局所に電流が流れるため早期に粘膜炎を起こす．
- 早期粘膜傷害のリスクを避けるため，4時間以内に摘出することが必要である．

★2 食道バルーンを内視鏡先端に装着し，食道入口部を拡張しながら異物を摘出することも効果的とされている．

経口摂取は摘出後の粘膜の状態次第

★3 ボタン電池の異物を疑った場合は，摘出が可能な病院へすぐに搬送する必要がある．

喉頭異物

- 喉頭異物はその大きさ，介在している部位などによって呼吸困難をきたし，窒息することもある．
- 喉頭異物による不慮の事故が起こってから数分の間に救命処置が行われないと死につながるため，一次救命処置が重要である．

■ 原因

高齢者

喉頭の異物は乳幼児と高齢者に多い

- 嚥下運動が弱くなり，咳反射も弱くなっているため誤嚥しやすいことによる．
- 餅の異物は，総義歯のため十分にかまずに飲み込むこと，唾液分泌減少などで咽頭が潤滑でないため喉頭にへばりつくこと，嚥下機能の低下，喀出する肺活量の低下，に起因する．脳梗塞の既往がある高齢者に多い．

小児

- 口の中に物を入れて，転倒したり，親が大声を出したことにびっくりして物を吸い込んで詰まってしまうことが多い．
- 2歳未満に多いが，その理由として，①小児喉頭の知覚終末は6歳ごろになって著しく発達するとされ，その発達以前は喉頭の防御反射の発現が弱く，異物誤嚥を引き起こしやすいこと，②2歳以下の小児は何でも口に入れる傾向があること，などである[4]．

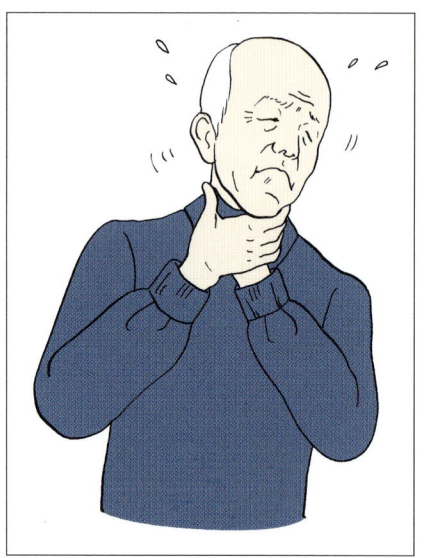

■ 症状

高齢者

- 苦しそう，顔色が悪い，声が出ない，息ができない，などの症状があれば異物による窒息を疑う．
- また，親指と人差し指でのどをつかむ仕草をしている場合，窒息しているサインであることも多い（❻）．

小児

- 異物の大きさ，種類，形態，介在部位によって軽度の上気道症状から窒息までさまざまである．
- ❼は異物が介在した部位における症状の違いである[4]．声門部に介在すると嗄声が多く，声門下に介在すると喘鳴が多い．

❻ **窒息のサイン**
親指と人差し指でのどをつかむ仕草．

❼ **小児20例における異物介在部位と出現した症状**

	声門上部 （1例）	声門部 （10例）	声門下部 （9例）	計 （20例）
喘鳴	1	3	9	65％
咳	1	3	3	35％
嗄声	1	8	4	65％
陥没呼吸	0	1	1	10％

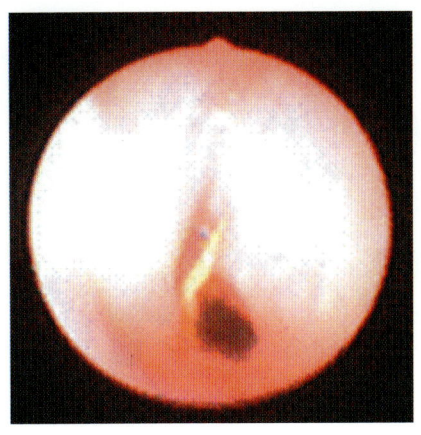

❽声門下に嵌頓していたスナック菓子袋の断片
ずっとクループ症候群として治療されていた．

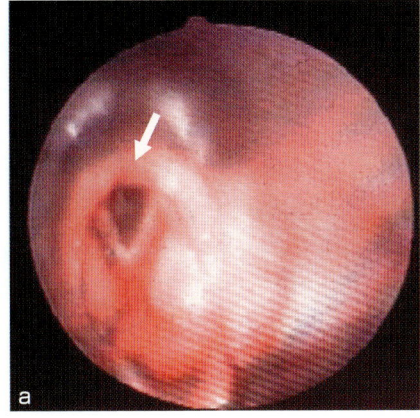

❾ピスタチオナッツの殻の異物
a：内視鏡所見，b：殻．
声門下に1か月以上介在していたため，声門部に肉芽ができていた．

■ 異物の種類
- 成人では，義歯やPTPの異物，餅などの食塊が多い．
- 小児では，コインや玩具など部屋に落ちていたと思われるものを誤飲している例が多い．

■ 診断

診断方法

喉頭内視鏡検査
- 声門部に挟まった薄く平べったいものや紙片などは，よく観察しないと見落とすことがあるため注意が必要である（❽）．
- 異物介在が長期にわたると肉芽が形成され，異物が見えにくいこともある（❾）．

単純X線検査（正面・側面）
- X線透過性異物であると，下気道異物ではHolzknecht徴候で診断をつけられるが，喉頭異物では異常を示さないことが多い．
- PTPの気道異物は単純X線検査などでわかりにくく，その状態もはっきりしないが，頸部軟線撮影では陰影を認めることがあるため有用である．

頸部CT
- X線透過性異物でも診断がつけられることが多い．
- 異物の形状や気管周囲の肉芽増殖，異物と気管との間隙などが把握できる．
- 紙状の異物だと咽頭や喉頭の壁に張り付いてしまうため，わかりにくい．
- 声門部などに異物がある場合，小児では鎮静させることにより，呼吸状態の悪化を招く危険がある．

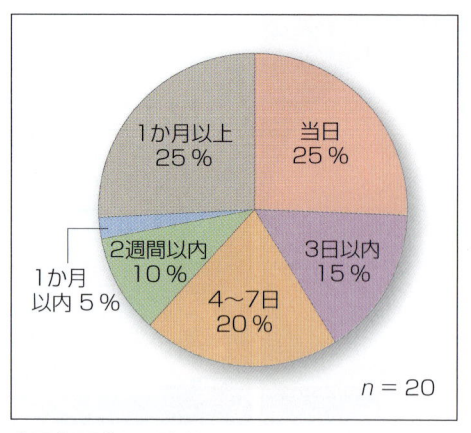

⑩ 異物誤嚥から診断されるまでの日数
約40％が1週間以上かかっていた．

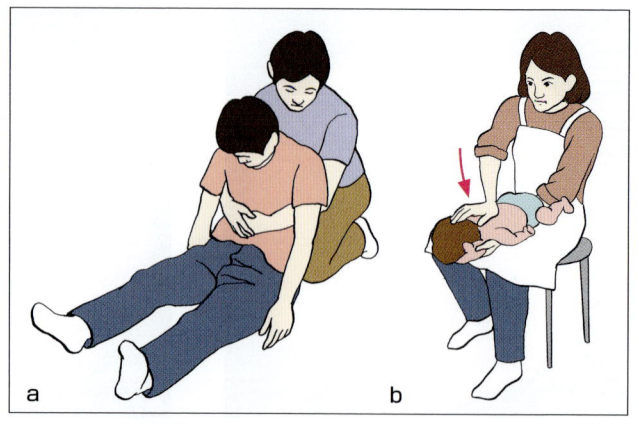

⑪ 声門上部の異物対処法
a：腹部突き上げ法（ハイムリック法）．にぎりこぶしをみぞおちに当て，すばやく手前上方に圧迫するように突き上げる．意識がない場合や乳幼児，妊婦は禁忌である．
b：背部叩打法．乳児をうつぶせにし，頭を体よりも低く保つ．もう一方の手のひらの付け根で，背中の真ん中を数回強くたたく．

診断時期

- 喉頭異物では誤嚥後も異常が認められないことがあり，気道異物がまれであることから，異物の診断がつくのも遅れる傾向があり，1週間以上かかった例が4割を占めていた[4]（⑩）．
- 自験例では20例の小児喉頭異物症例中，16例はクループや上気道炎，喘息と診断されていた．
- 気道異物の診断が遅れる原因としては，①異物の病歴が得られなかった，②異物ということを考慮に入れなかった，③異物に対して関心のある医師が少ない，④気道異物には無症状期間がある，⑤症候は他の胸部疾患に似ていること[5]，などがあげられている．
- プラスチック片や薄い板状の物，魚骨のような先のとがった物は塊状の物に比べて診断が遅れやすい傾向があると報告されている[6]．

■ 治療

緊急時の対処法

声門上部の異物

- 腹部を突き上げるハイムリック法，背部叩打法や胸部圧迫法が有用である（⑪）．
- 異物が口腔内から見えている場合には指やスプーンなどを利用して掻き出す．ただし，餅などの食塊の場合はぬるぬるして奥に押し込む可能性もあるので，滑らないよう乾いた指を使って掻き出すか，またはハイムリック法[★4]などを先に行う．
- 舌根部を強く押さえて嘔吐反射を引き起こすと，食塊が押し出されてくることがある．

★4
ハイムリック法は乳幼児や妊婦では内臓損傷の危険性があるため行われない．最近，成人でもその効果は疑問視されている．

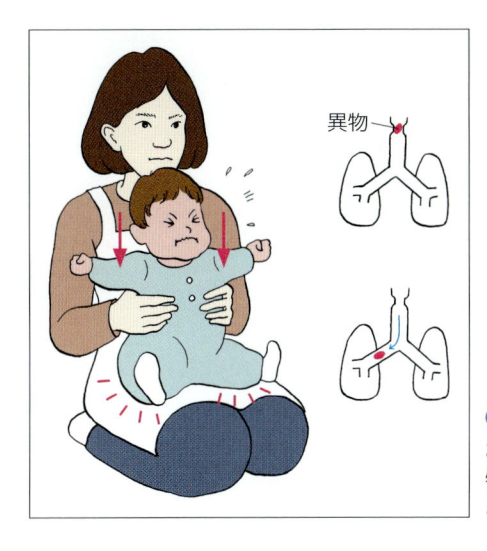

⓬ **尻もちつかせ法**
お尻をつかせることで主気管に詰まっていた異物がどちらかの気管支に移動して，呼吸できるようになる．

声門下部の異物
- 尻もちつかせ法で異物を左右どちらかの気管支にいったん落とすことで，呼吸状態を安定させる（⓬）．
- 背部叩打法や胸部圧迫法は，異物が声門に嵌頓して，症状が増強する可能性があるので，行わない．

気道確保
- マッキントッシュ喉頭鏡で喉頭を展開するなど，声門間隙を確保する．
- 太い注射針数本を輪状甲状膜に刺入し，注射器で送気または酸素投与を行う．
- 輪状甲状膜に経皮的気管切開を行う．

局所麻酔下の摘出
- 鉗子付き軟性内視鏡下に異物鉗子やバスケット鉗子などでの摘出を試みる．これは鉗子で摑める大きさの魚骨など小さな物が対象である．
- 喉頭や気管の異物は，緊急時の危険性が高いため局所麻酔下では行わない．

全身麻酔下の摘出
異物の確認
- 異物があるか，または疑わしい場合，ラリンジアルマスク下に内視鏡を挿入して異物を確認する．
- ラリンジアルマスクを挿入する前に喉頭を展開し，喉頭痙攣により換気不全になる可能性を減らすため声帯に十分な量のキシロカイン®を噴霧する．

喉頭展開による摘出
- 主に声門部の異物のときに有用である．
- マッキントッシュ喉頭鏡にて喉頭を展開し，マギール鉗子などで直視下に摘出する．声門部にひっかかっている異物は，かなり固く嵌まり込んでいる可

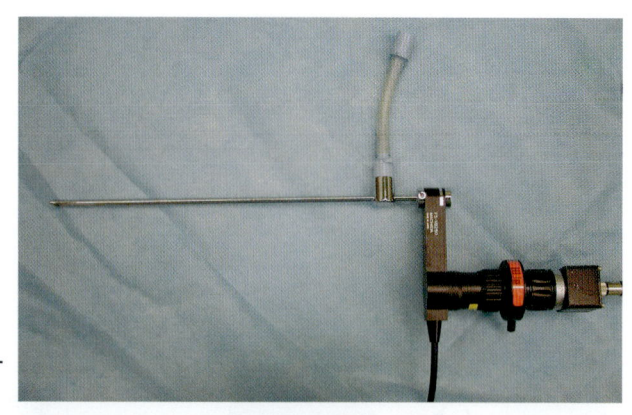

⓭ ventilation bronchoscopy

⓮ ventilation bronchoscopy による摘出術
助手が頸部を押さえて内視鏡先端に異物中央がくるように調整する．麻酔科医は呼吸管理に注意を払っている．

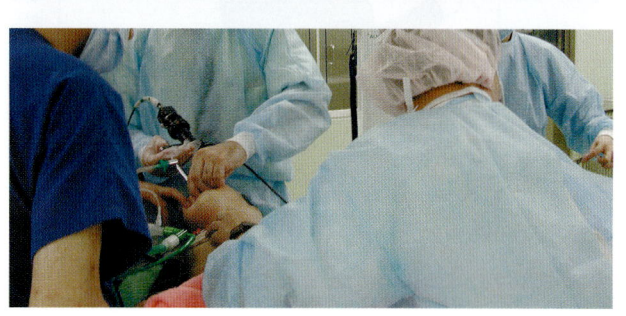

能性が高く，摘出しにくいので視野を大きく取れる方法は有用である．
- 1回で摘出しないと声門の腫脹が生じ，換気不全となることもある．摘出した後すぐに挿管し，声帯の腫脹が引くのを待つ．
- 成人では NLA 麻酔[★5]で麻酔導入維持を行うことも可能である．

ventilation bronchoscope（換気孔付き硬性気管支鏡）（⓭）
- 気管支鏡を挿入し，異物は有窓鉗子を用いて摘出する（⓮）．声門部の異物が容易に口側に出ないようであれば，むしろ一度気管内に落としてから摘出するのもよい．
- コインや玩具などは，摑んで声門を通るときにまた引っかかって落としてしまう可能性がある．このため，異物を把持したら気管支鏡内まで異物を引き込み，気管支鏡と一緒に気管から引き抜いて摘出する．

気管切開
- 全身麻酔下に摘出する場合，呼吸困難のおそれがある場合や，声門～声門下に嵌頓した異物では挿管ができないため，気管切開を行ってから異物摘出を行う．

▨ 術後管理
- 術後 24 時間は，喉頭浮腫や声門下の狭窄などにより危険が高い．小児では術後挿管したまま ICU で呼吸管理を行い，喉頭浮腫が改善してきてから抜管する．
- また，喉頭浮腫の軽減や肉芽の治療のためステロイドの吸入や，去痰薬，ボ

★5 NLA 麻酔
(neuroleptanesthesia)
意識を保ったまま深い鎮静状態をつくること．表面麻酔を十分に行ってあれば，咳嗽反射も起こらない．しかし，麻酔深度の調整が難しいため，熟練した麻酔科医の下で行う．

喉頭浮腫の軽減，肉芽の治療

スミン®の吸入などを行う．

合併症とリスク

異物の嵌頓
- ナッツ類など，鉗子で摑むと崩れる異物は，崩れて小さくなった断片が声門下や気管支に嵌頓し，換気不全になることもある．
- 異物は1つとは限らない．ナッツ類はすでに2つ以上に砕かれて誤嚥している可能性もある．異物摘出術終了後は必ず内視鏡で気管分岐部まで見落としがないか確認する必要がある．

> 摘出後は必ず見落としのチェックを

喉頭痙攣
- 声門部付近を鉗子で操作すると喉頭痙攣を起こすことがあり，換気不全となる．
- 声門部に異物が嵌頓している場合，全身麻酔下に筋弛緩薬を使用するとまったく換気ができない危険性が高くなる．筋弛緩薬を使わないで一瞬のうちに異物を摘出するか，または気管切開を行い，安全な気道確保を行ったうえで異物を摘出する．
- 成人ではNLA麻酔と表面麻酔により換気不全を回避することが可能である．

肉芽形成
- 異物が長期にわたって介在していた場合や，PTPなど鋭利な異物を摘出する際に傷がついたことで肉芽ができることもある．この場合，ステロイドの吸入や内服で保存的に経過をみる．

〈守本倫子〉

引用文献

1) 田山二朗．小児気管食道科(2)食道異物．日本小児耳鼻咽喉科学会編．小児耳鼻咽喉科診療指針．東京：金原出版；2009. p.312-5.
2) 北村正幸ほか．成育医療画像診断シリーズ6．気道食道異物誤飲としての魚骨のCT3例．IRYO 2005；59：329-31.
3) 平林秀樹．外科救急処置アトラス4．気道・食道異物の除去．外科治療 2006；94：659-63.
4) 守本倫子ほか．小児喉頭異物3症例．日本気管食道科学会会報 2003；54：208-13.
5) 小野 譲ほか．気道及食道の異物．日本気管食道科学会会報 1959；19：91-132.
6) 遠藤美紀ほか．小児喉頭異物における診断の遅れ—症例報告と文献的考察．日本小児呼吸器疾患学会雑誌 2005；16：125-8.

第3章 のど編

外来で行う喉頭手術
声帯ポリープ摘出術

声帯ポリープ摘出術の概要

- 声帯ポリープの手術は，病変自体が数mmと微細であるため，きわめて細かな手術操作が必要である．過剰な声帯粘膜の切除は時に声帯の瘢痕化を生じ，不可逆的な声の悪化をまねく．このため，1970年代以降から現在までは全身麻酔下に顕微鏡を用いて行うラリンゴマイクロサージェリーが主流となっている．しかしながら，近年の内視鏡の発達によりポリープの形状によっては，外来での微細な摘出手術が可能となってきた．
- 摘出方法には，経口的に喉頭用の鉗子を用いて行う方法と，鉗子孔付き経鼻内視鏡を用いて内視鏡用の生検鉗子で摘出する方法がある．いずれの場合も成功のポイントは咽頭反射と喉頭の知覚を完全に消失させること，すなわち適切な表面麻酔を行うことである．

> 適切な表面麻酔を行うことが摘出成功のポイント

手術適応の決め方

- 適応となる病変は声帯ポリープ，および一部の声帯結節である．ポリープ様声帯は病変が声帯全長にわたり，かつ手術操作が複雑であるため一般的には外来手術の適応とはならない．
- 診察時に経鼻内視鏡あるいは経口的硬性内視鏡での観察を行った際，内視鏡の挿入そのものに耐えられない患者は，基本的に外来手術の適応とはならない．しかしながら，症例によっては後述する丹念な表面麻酔によって可能となる例もある．
- 声帯に対するアプローチには鉗子孔付き経鼻内視鏡で声帯を観察しながら内視鏡の側孔（鉗子孔）から内視鏡用の鉗子を用いてアプローチする方法（以下，経鼻的手術）と経口的に喉頭鉗子を挿入し病変に到達する方法（以下，経口的手術）の2つの方法がある．それぞれに以下に述べるような利点，欠点があり，これらをふまえて手術適応を決定する．
- 本手術では声帯の表面麻酔は必須であるため，麻酔薬（リドカイン）が気道に流入する．気道や肺に過敏症あるいはその他の疾患を有する患者は慎重に適応を決める必要がある．気管支喘息など気道過敏性のある患者では麻酔操作により喘息発作が誘発されることがあり，外来での手術は避けたほうがよい．

> 気道や肺に過敏症などがある場合は慎重に

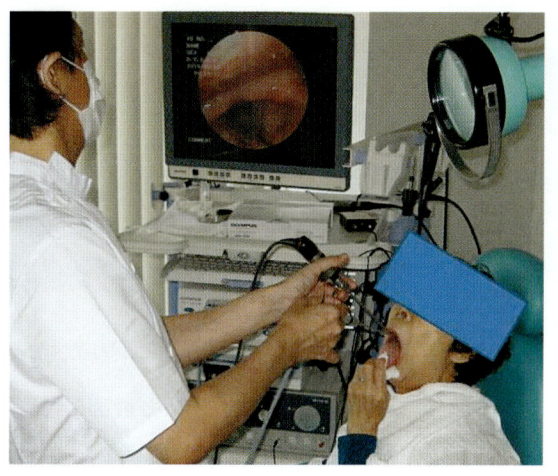

❶硬性内視鏡による経口的手術
硬性鏡で経口的に視野を得ながら，もう片方の手で経口的に鉗子を操作する．

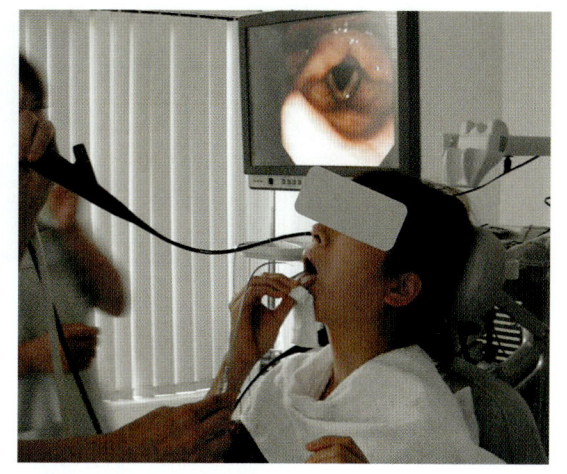

❷経鼻内視鏡による経口的手術
左手で経鼻内視鏡を操作し視野を得ながら，右手で経口的に器具（写真では喉頭注入針）を挿入．内視鏡を操作する医師と手術を行う医師が分担して行えば操作はより容易となる．

■ 経鼻的手術

- 側孔のサイズの都合により鉗子の先端のサイズが小さいため，大きなポリープは一度で摘出することが難しい．この場合，数回に分けて摘出することになり，切除面が不整になる．
- 内視鏡を操作する医師のほかに，鉗子を操作する助手が必要である．すなわち，医師一人では手術ができない．
- 咽頭反射が起きにくいため，手術の完遂率が高い．ほぼ100％の症例で完遂できる． 完遂率はほぼ100％

■ 経口的手術

- 経口的手術に用いる鉗子は内視鏡用の鉗子に比べて大きいため，サイズの大きなポリープを摘出する際には1回または少数回の操作で切除が可能である．経口的にメスを用いてポリープの上面を切開することもできる．経鼻的手術で複数回に分けて切除するよりも，切除面がきれいな状態で手術を終えることができる． 経口的手術の利点
- 経口的手術の問題点は，咽頭反射が強く手術を遂行できない例が経鼻的手技に比べて多いことである．約10％の例で遂行できなかったとの報告がある[1]． 経口的手術の問題点
- 患者に舌を牽引させ，術者が左手で経口的に硬性内視鏡を挿入し，視野を得ながら右手で鉗子を挿入する（❶）．この方法では医師一人で手術が可能であるが，内視鏡と鉗子の両方を経口的に挿入するため咽頭反射が生じやすい．
- 経口的手術を行う際の視野を硬性鏡ではなく経鼻内視鏡で得るためには，鉗子を操作する医師のほかにもう一人内視鏡を操作する医師が必要である．患者に舌を牽引させ，左手で経鼻内視鏡を操作しながら右手で喉頭鉗子による手術を医師一人で行うことも可能であるが，ある程度の熟練を要する（❷）．

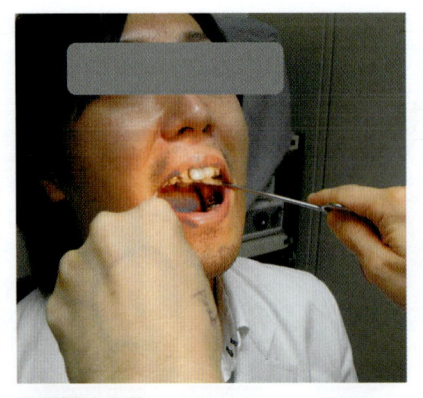

❸咽頭の麻酔
リドカインに浸した巻綿子を用いた前口蓋弓の浸潤麻酔．約5分間行う．

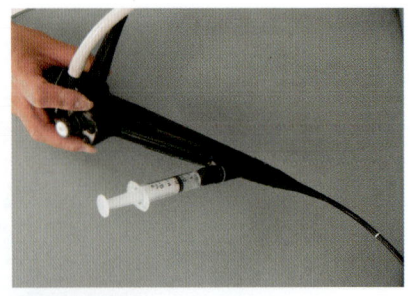

❹喉頭の麻酔
内視鏡の鉗子孔より，4％リドカインを喉頭に散布する．
5mLのディスポーザブル注射器にリドカイン1mLと同量の空気を入れて散布すると，鉗子孔内にリドカインが残らない．

麻酔方法

▶「内視鏡下に行う喉頭，下咽頭の生検方法／麻酔方法」（p.200）参照．

- 外来で行う手術の場合，麻酔はすべて4％リドカイン（キシロカイン®）の表面麻酔である．
- 以下に述べるような方法で咽喉頭を十分に麻酔する．

咽頭の麻酔

- 咽頭反射を消失させるために表面麻酔を行う．リドカインのビスカス（キシロカイン®ビスカス）を約5mL，10分間口腔内に含み前口蓋弓を麻酔する．この際，口をあけて上を向きながら，前口蓋弓にビスカスがいきわたるようにする．
- 患者によっては舌根に力が入りうまく中咽頭が麻酔されないため，咽頭反射が十分消失せず，経口的手術が困難となる．このような例では，巻綿子を4％リドカインに浸し，口呼吸をしてもらいながら5～10分間前口蓋弓に巻綿子を当てて表面麻酔を行う（❸）．
- なお，経鼻的に手術を行う際は次に述べる喉頭の麻酔のみで十分で，必ずしも咽頭の麻酔を必要としない．

喉頭の麻酔

- 経鼻内視鏡の鉗子孔から4％リドカインを舌根，喉頭蓋，声帯表面に散布して表面麻酔を行う．声帯の麻酔は，患者に「イー」と発声させながら声門が閉じた状態でリドカインを散布する．5mLの注射器に1mLのリドカインと1mLの空気を吸引し散布する（❹）．極量は10mLとされている．内視鏡が声門下に入っても反射が起きなければ十分な麻酔がされていると判断できる．
- 鉗子孔付き内視鏡の径は4mmであるため，リドカインとアドレナリンを用いて鼻腔を広げると同時に表面麻酔を行う．鼻腔が狭い場合には，これらの

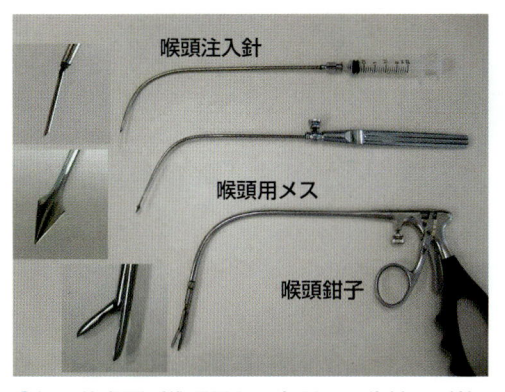

❺ 経口的喉頭手術用器具と各器具の先端の形状
さまざまな医療機器会社から，工夫を凝らした器具が発売されている．

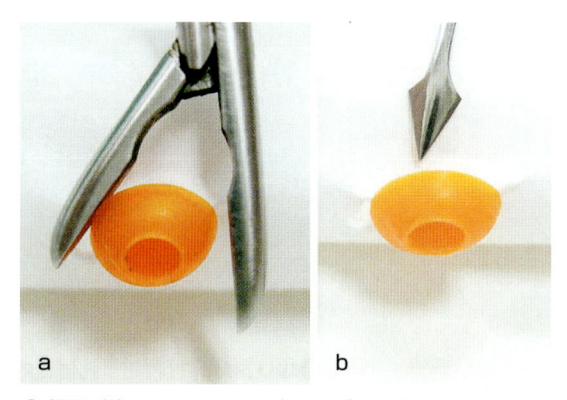

❻ 喉頭手術用器具によるポリープの手術手技のモデル
a：声帯の遊離縁を過剰切除しないように鉗除する．
b：基部の大きなものや，声帯結節ではポリープ上面を切開し，その後鉗子で摘出することで粘膜の過剰切除を回避できる．

薬剤に浸したガーゼを10分間留置する．

鉗子の選択とそれに伴う手術手技

- 経口的に行う場合と経鼻的に行う場合とで鉗子の選択が異なる．

経口的方法

- 彎曲した喉頭手術用の鉗子やメスを用いる（❺）．喉頭注入針は一般に声帯麻痺などの喉頭粘膜下異物注入術で用いられる．
- 小さな病変や基部が狭いポリープでは鉗子で包み込むようにして，1回の操作で鉗除する（❻-a）．
- 遊離縁の粘膜を過剰に切除すると，声帯表面が瘢痕化し不可逆的な声の悪化をきたすことがある．このため，広基性のポリープでは粘膜の過剰切除を避けるためにポリープ上面を遊離縁に一致する面で切開し（❻-b），その後，鉗子にて鉗除するなどの操作が必要である．声帯遊離縁に対し平行に病変を鉗除できる横開きの鉗子（京大式喉頭鉗子：永島医科器械工業）を用いると，さらに微細な操作が可能である[2]．

経鼻的方法

- 鉗子孔付き内視鏡の鉗子孔から組織生検用の鉗子を挿入し，ポリープを切除する．当院ではオリンパス社製の電子スコープと同社の鉗子を用いている（❼）．鉗子先端の径は2〜3mmである．
- 生検鉗子を内視鏡の先端から0.5mm〜2cmほど出して操作を行う（❽）．
- 鉗子をどれくらいの長さ出すかは手術視野によって決める．ポリープの大きさや内視鏡の挿入角度によって視野が変わるが，鉗子を出す距離が短すぎると視野を大きく妨げることになるし，長く出しすぎるとポリープまでの距離

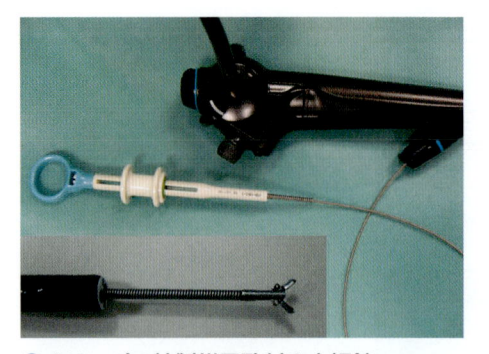

❼**オリンパス社製鉗子孔付き内視鏡（径4mm）と生検用鉗子**
鉗子の先端の形状もさまざまな種類が用意されている．

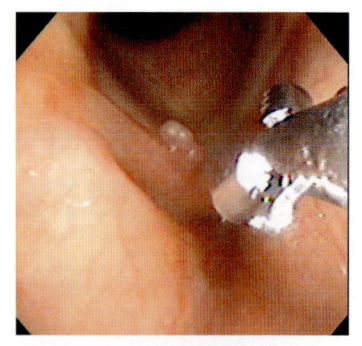

❽**経鼻内視鏡と生検鉗子を用いたポリープ切除**
切除時の鉗子の向きと距離は病変の形状や視野に応じて適時決定する．

Topics　甲状舌骨間経由の経皮的声帯内注入術

　声帯内注入術は声帯麻痺や声帯溝症などの声門閉鎖不全に対して行われる手術である．この手術を外来で施行するには，現在，前述の喉頭注入針（❺）を用いて経口的に行われることが多い．しかしながら，針が太く（19G）長いため，先端から薬剤が出てくるまでに1mLのロスがある．注入する薬剤（コラーゲン・ヒアルロン酸・リン酸カルシウム骨ペースト）がいずれも1本1mL前後で販売されているため，実際の注入には2本必要となることがある．また，これらの薬剤は現在の保険診療では医療薬剤として認可されていないため，使用する薬剤料（1本1万数千円）は医院側の負担となる．

　筆者らは長さ60mmのカテラン針の先端を❾のように2か所で曲げ，これを甲状切痕直上より刺入する方法を用いている．前方にお辞儀をするように針を挿入していくと前連合の上から針が出てくる．一度，2番目の屈曲部位が見えるまで声門下に深く針を刺入すると針の自由度が大きくなる．前後・左右・上下，すなわち声帯全長・仮声帯・喉頭室・後連合までの広い範囲の操作が可能となる（❿）．

　筆者らは，声帯内注入以外に，痙攣性発声障害に対するボツリヌストキシン注射や針先での病変の切開，すなわち，のう疱の切開排膿，ポリープや結節を外来で摘出する際の病変上面の切開にもこの方法を用いている．

　頸部皮膚の麻酔は不要で，咽喉頭の表面麻酔だけでほぼ100％遂行できる．

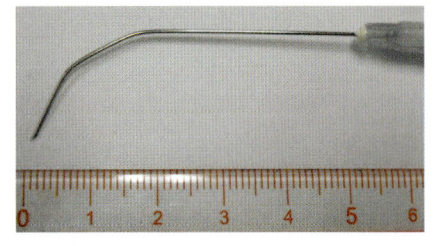

❾**甲状舌骨間経由の経皮的注入のための針**
60mmの23Gカテラン針の先端を屈曲させて用いる．

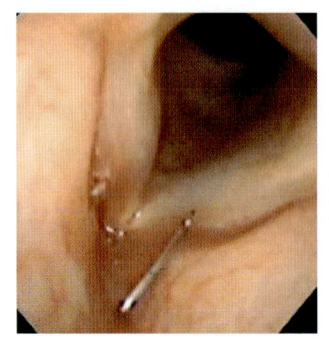

❿**甲状舌骨間経由の針の刺入**
声門が開いた状態で一度針を声門下まで深く刺入すると針の自由度が増す．その後，針を引き戻したり左右に回転させたりすることで目的の部位に容易に到達できる．

- が遠くなるため微細な操作ができなくなる．
- 最も重要なことは，最終的に鉗子を出す距離を決定した後，ポリープを切除する際に，さらに鉗子を進めてポリープに到達するのではなく，鉗子と内視鏡先端の距離を変えずに，内視鏡ごとポリープに接近することである．
- 経鼻的方法の利点は，経口的方法に比べて手術完遂率が高いこと（当院では100％）と，ストロボスコピーがある場合はこれで声帯振動を観察しながら手術ができることである．これにより，切除すべき部位とすべきではない部位をある程度判別できる．

> 経鼻的方法の利点は手術完遂率が高いこと

- 一方で，経鼻的方法の欠点は鉗子が小さいため大きなポリープでは数回に分けて鉗除しなければならないことである．このため切除面が経口的操作に比べて不整になりやすい．しかしながら，ストロボスコピーで声帯振動を観察することで適切な切除となる．

術後管理

- 麻酔および手術操作で気道に対して侵襲を加えているため，術後は医師あるいは看護師などの目の届く範囲で15～20分ほど患者を待機させ，気道症状の出現しないことを確認する．
- 術後15～20分で声帯を再度観察し，出血のないことや，気道に異常がないことを確認する．
- 術後は内服にて抗生物質を3～5日間服用させる．
- 切除面の大きさに応じ，術後2～5日間の沈黙あるいは発声の制限を指示する．
- 声の職業的使用や歌唱の可否は術後2週間前後に声帯の状態をみて決定する．

（渡嘉敷亮二）

▶声帯ポリープ摘出術の患者説明例については，p.257参照．

引用文献

1) Omori K, et al. Videoendoscopic laryngeal surgery. Ann Otol Rhinol Laryngol 2000；109：149-55.
2) 多田靖宏．局所麻酔下の喉頭内視鏡手術．日気食会報 2009；60：108-10.

第3章 のど編

外来で行う喉頭手術
内視鏡下に行う喉頭，下咽頭の生検方法

　喉頭，下咽頭に腫瘍性病変を認めた場合にはさまざまな疾患を疑う．典型的な粘膜所見を呈する白板症や扁平上皮癌のみではなく，肉芽腫性病変や結核病変なども鑑別する必要があり，最終的には生検による診断確定が必要となる．
　本項では外来で行う軟性内視鏡下の生検について述べる．

軟性内視鏡下生検の適応

- 当院（国立がん研究センター東病院頭頸科）では適応を下記としている．
- 鼻腔および咽喉頭の粘膜病変および粘膜下病変で生検可能なもの．
- 局所麻酔下の処置に協力できる患者．
- 全身状態が良く，咽喉頭の麻酔や出血の気管内流入によって重篤な合併症が予測されない者（症例によっては入院を要する．気道の状態によっては先に気管切開を行うこともある）．
- リドカインにアレルギーがない患者．

> リドカインアレルギー，アスピリン喘息の有無を確認する

慎重に検討する症例

- アスピリン喘息患者については4％キシロカイン®を避ける．4％キシロカイン®には添加物として黄色5号が含まれている．これはアスピリン喘息の誘発にかかわっていることが強く疑われている成分である．アスピリン喘息患者には2％キシロカイン®など黄色5号が含まれていない薬剤を用いる．
- 出血性の血液疾患患者や抗凝固薬，抗血小板薬を服用している患者についてはかかりつけ医と連絡を取り，休薬が可能かどうか慎重に検討する．昨今は薬剤溶出性の冠動脈ステントを留置した患者も少なくなく，休薬には十分な注意が必要である．

使用する内視鏡

- 喉頭，下咽頭の生検は経鼻タイプの耳鼻咽喉科一般外来で用いる鼻咽腔・咽喉頭ファイバーで可能である（❶，❷）．
- 経鼻ファイバーは上咽頭・軟口蓋裏面や舌根の観察を容易に行うことができ，バルサルバ法を行うことで下咽頭粘膜を広く観察できる．しかし，咽頭後壁については接線方向になるため観察し難い．唾液の除去のために飲水をさせる場合や，アトロピンを使用する場合がある．

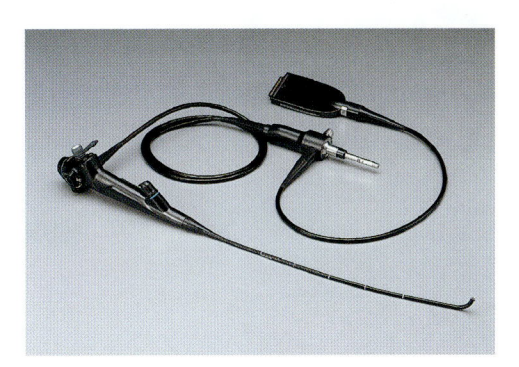

❶ 経鼻型 NBI 対応ファイバー

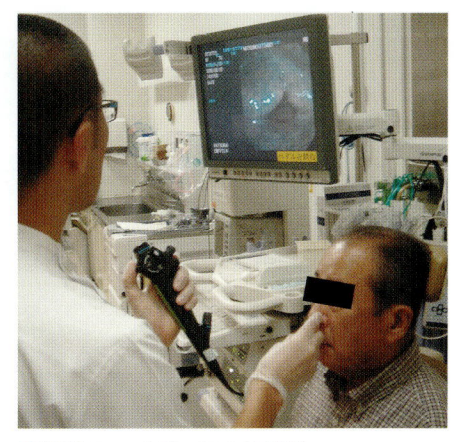

❷ 経鼻ファイバーによる処置
適切な処置，唾液の吸引によって良好な視野を得てから生検部位を決定する．

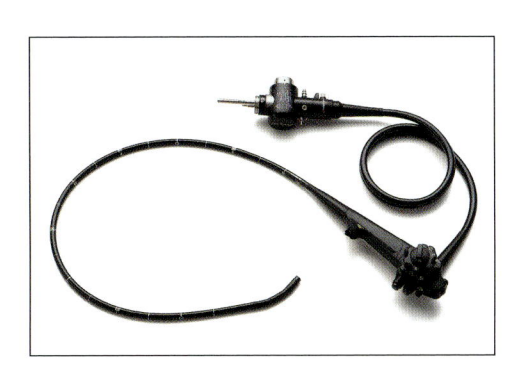

❸ 経口挿入型ファイバー

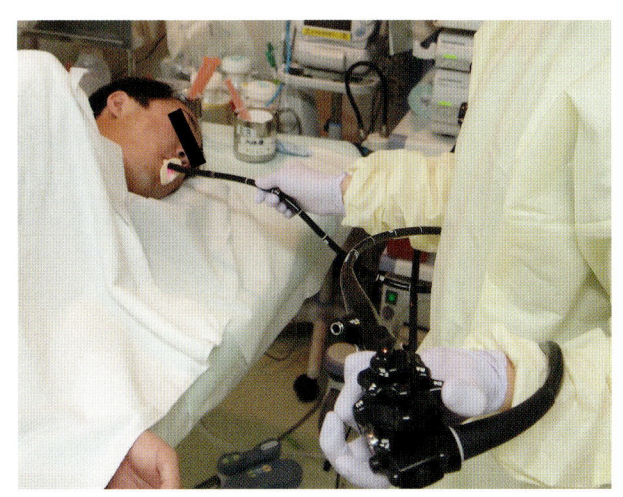

❹ 経口内視鏡による処置
被検者を左側臥位にさせ，口腔のバイトブロックより内視鏡を挿入する．

- 経口で挿入する上部消化管内視鏡タイプのものは太めであるが，拡大機能や吸引用のチャンネルが付いている．経口で挿入するため咽頭後壁の観察が容易であるが，舌根の観察がやや困難である．
- 目的とする観察および生検部位や患者の条件[★1]により必要に応じて消化器内科医と連携して行っている（❸，❹）．

★1
鼻腔の狭さ，咽頭反射の強さ，唾液や喀痰などの分泌量．

麻酔方法

- 生検部位や内視鏡の種類によって麻酔方法を使い分けている．
- 経鼻ファイバーによる咽喉頭の生検の場合はリドカインスプレーを咽喉頭に

リドカインの過量投与に注意する

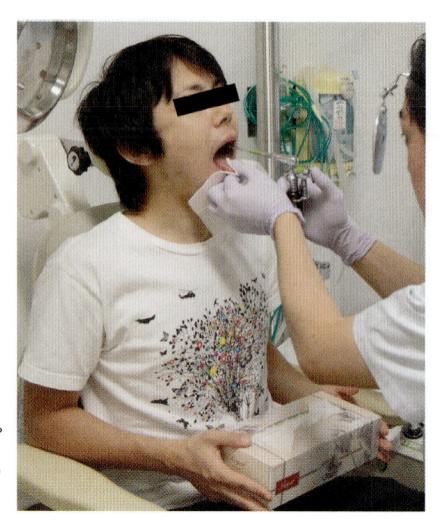

❺ リドカインスプ
レー噴霧による
咽喉頭麻酔

噴霧している（❺）．発声させ，声帯が閉じた状態で噴霧し，十分な濃度の麻酔薬が十分な時間，粘膜に接触するように心がける．一方で，リドカインが過量になると中毒症状を呈することもあり，注意する．添付文書では1時間内の基準最高投与量は300 mgとなっているが，体重や年齢など全身状態に応じて減量する．4％リドカインスプレーでは5 mLを超えないようにする．鼻腔にも投与するため，過量投与に注意する．
- 経口ファイバーの場合はリドカインビスカスによる麻酔を行っている．こちらは頸部食道まで観察が容易となるが，声帯付近の麻酔は不十分となる．
- 症例によってはペチジン塩酸塩（オピスタン®）を追加することがある．検査後のふらつきが起こりやすく，十分に休憩をとってから帰宅を指示している．

生検および止血

- 麻酔処置後に十分な観察を行う．咽喉頭の扁平上皮癌は頭頸部および上部消化管に重複癌をもつ割合が高い．発声やバルサルバ法，頸部回旋，挺舌など患者の協力を得ながら詳細に観察する．唾液が多い場合は，水を一口飲んでもらうと粘膜を明瞭に観察できる場合がある．粘膜の発赤や白色混濁などの色調変化，正常の粘膜所見がみられなくなる血管網の消失や，粘膜の凹凸などを丁寧に観察し，生検部位を判断する．
- 生検時は内視鏡が抜けないように介助者が内視鏡を鼻孔で把持し，検者がアングル操作と鉗子操作に集中するようにする（❻）．
- 反射が強い場合はファイバーのチャンネルからリドカイン噴霧の追加を行ったり，ペチジン塩酸塩（オピスタン®）静脈注射の追加などを行う．どうしても反射が抑えられない場合は，後日全身麻酔下に生検を予定することもある．

> 唾液が多い場合は水を一口飲んでもらう

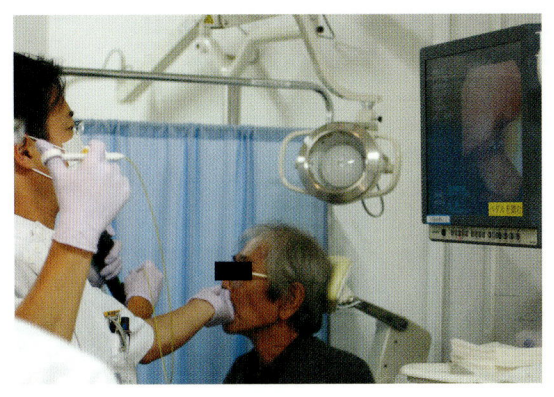

❻経鼻ファイバーによる生検
経鼻ファイバーのチャンネルから鉗子を挿入し生検を行う．検者が助手に適切な指示を出し，タイミングを合わせて行う．

- 出血によって粘膜表面に血液が付着すると詳細な観察が困難となるため，操作は愛護的に行い，生検は最後に行うようにしている．
- ファイバーのチャンネルから鉗子を挿入し，生検を行う．1か所目の生検後に出血や反射によって次の生検が困難となることがある．確実に採取したい部位から行う．必要かつ可能であれば続けて数か所の生検を行う．粘膜下病変の場合は，粘膜を鉗除後に同部位を繰り返し深く掘って生検を行う（ボーリング生検）．
- 止血は粘膜病変の生検のみであれば自然止血することが多い．止血困難な場合はトロンビンの散布や入院による経過観察を行うことがある．
- 咽喉頭の生検は不測の事態が起こらなければ日帰りでできる検査であるが，リドカイン中毒や喉頭痙攣，止血困難などの重篤な症状を呈することもあり，気道確保や入院での対応が行える環境で行うべきである．

操作は愛護的に行い，生検は最後に

検体の処理

- 扁平上皮癌を疑っての生検であればホルマリン固定のみでよいことが多い．
- 悪性リンパ腫や結核などを疑って生検する場合はあらかじめ血液疾患専門医や病理医などと連携し，表面マーカー検出のためのフローサイトメトリーや培養用の標本を追加するなど適切な処理を追加する．

（篠﨑　剛，林　隆一）

Column

咽喉頭の生検における NBI の有用性

NBI とは

　電子内視鏡では内視鏡先端の CCD から取り込まれた信号を演算し，画像を構成して検者へ表示している．NBI（narrow band imaging）システムとは，観察光の長い波長側をカットして狭帯域の短波長のみで構成される観察光に変換するシステムのことである（❶）．長い波長がカットされることで観察光は深部に到達せず，観察部位の浅部のみを観察することになる．このため，表面の構造をより選択的に描出することが可能である．観察光の波長は粘膜表層に存在する毛細血管を明瞭に描出できるよう，血液中のヘモグロビンに吸収されやすい狭帯域化された 2 つの波長（390〜445 nm/530〜550 nm）の光を照射することにより，粘膜表層の毛細血管，粘膜微細模様の強調表示を行っている（❷）．

　内視鏡から出る観察光は青白い光であり，得られるモニター上の映像は 415 nm の画像情報を RGB 端子のグリーンとブルーに割り当て，540 nm の画像情報をレッドに割り当てている．正常重層扁平上皮粘膜は血管に乏しく，光学的な反射が強いためやや白みがかった緑色調に描出される．表在癌などのために血管密度が高くなった発赤部位は褐色に観察される．拡大観察によって異型血管が不規則に増生している所見を確認することができる．

　食道領域では，ヨード色素を散布することによる病変範囲の確認が内視鏡スクリーニング検査法として確立している．しかし，頭頸部領域ではヨード色素内視鏡検査は刺激が強く，極度の苦痛や不快感を与えるため，頭頸部領域のスクリーニング検査法として用いることは困難である．意識下で表在病変を観察する方法として，観察光の波長を利用した NBI 内視鏡システムが有用である．

これまでの報告

　頭頸部粘膜の表在性病変に対する NBI の有用性については，2004 年に当院の武藤らが NBI を用いて 18 症例 34 病変の中下咽頭上皮内癌を検出したことを報告している[1]．渡邊らは食道癌患者 217 例に NBI を用いた頭頸部の観察を行い，6 例の上皮内癌患者を検出したと報告している[2]．さらに，渡邊らは，NBI を用いた観察は通常光と比較して感度，特異度，正診率いずれも優れていたと報告している[3]．当院から鵜久森らが，NBI を用いた観察が通常光による観察と比較して血管異型の検出および病変境界の描出に優れていると報告している[4]．堅田らは口腔癌の検出においても NBI が有用であると報告している[5]．筆者らの知見では，原発不明癌の原発検索にも有用であった[6]．堅田らは，化学放射線療法後の症例においても NBI による病変範囲の確認が有効と報告している[7]．今後増加するであろう放射線治療の評価や再発診断の一つとして期待される．

❶ Narrow Band Imaging（NBI）システムの観察光
通常光観察では赤，緑，青の光を照射し，白色光としている．NBI では長い波長をカットし，狭帯域化された光を照射している．

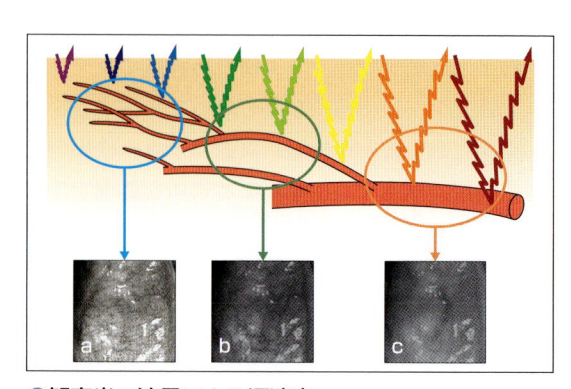

❷ 観察光の波長による深達度
血液中のヘモグロビンに吸収されやすい狭帯域化された波長の光を照射することにより，粘膜表層の毛細血管，粘膜微細模様の強調表示を行っている．

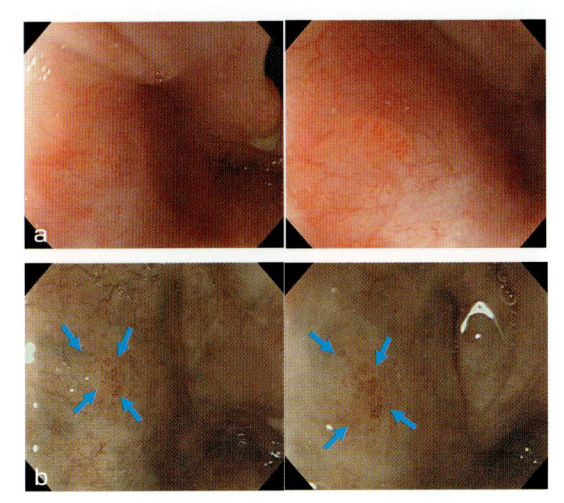

❸ 下咽頭左梨状陥凹の微小扁平上皮癌の症例
a：通常光観察，b：NBI観察．
通常光ではわかりにくいが，NBIでは血管異型が茶褐色の粘膜領域（brownish area）として明瞭に描出される．

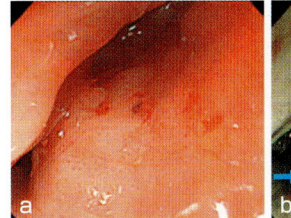

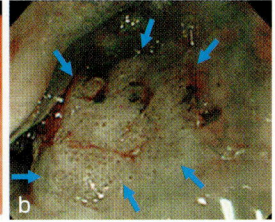

❹ 喉頭蓋谷の扁平上皮癌
厚みのある病変であり，通常光でも認識は可能（a）．NBIによる観察で明瞭に描出される（b）．

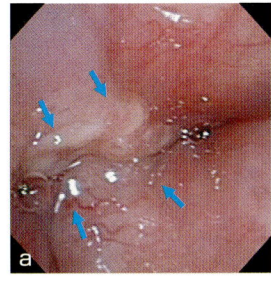

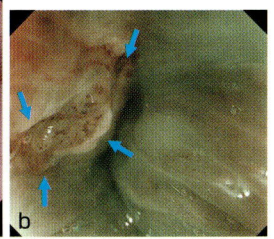

❺ 下咽頭左梨状陥凹扁平上皮癌症例
a：通常光による観察．
b：NBIによる観察．
左梨状陥凹の粘膜病変．通常光では正常粘膜に近い色調で描出される．NBIでは異型血管を描出することにより，病変が確認しやすくなり，粘膜病変の範囲も明瞭に描出される．

NBI内視鏡を用いた生検

　NBIは表層の血管異型の描出に優れており，表在病変の範囲を同定することができる（❸〜❺）．白色光では認識されていなかった別病変を描出することもあり，治療方針が変更となることもある．病変がある場合は同部からの生検を行い，確定診断をつける．喉頭や咽頭の部分切除術を検討している症例に対して表在進展を評価するのにも有用である．

　出血によって粘膜表面に血液が付着するとNBIでは血液が黒色に描出されてしまうため，操作は愛護的に行い，生検は最後に行うようにしている．

　NBIを用いた咽喉頭の観察により病変の広がりをより正確に把握することで適切な部位から生検を施行できる．しかし，重要なのは画面に描出される内視鏡画像とそれを診断する検者の技量であり，それらの組み合わせにより適切な診断・生検が可能となる．

〔篠﨑　剛，林　隆一〕

引用文献

1) Muto M, et al. Squamous cell carcinoma in situ at oropharyngeal and hypopharyngeal mucosal sites. Cancer 2004；101(6)：1375-81.
2) Watanabe A, et al. Laryngoscopic detection of pharyngeal carcinoma in situ with narrowband imaging. Laryngoscope 2006；116(4)：650-4.
3) Watanabe A, et al. The value of narrow band imaging endoscope for early head and neck cancers. Otolaryngol Head Neck Surg 2008；138(4)：446-51.
4) Ugumori T, et al. Prospective study of early detection of pharyngeal superficial carcinoma with the narrow band imaging laryngoscope. Head Neck 2009；31(2)：189-94.
5) Katada C, et al. Narrow band imaging for detecting superficial oral squamous cell carcinoma: A report of two cases. Laryngoscope 2007；117(9)：1596-9.
6) Shinozaki T, et al. Narrow band imaging endoscopy for unknown primary tumor sites of the neck. Head Neck 2011；Aug 18. dol：10. 1002/hed. 21825.
7) Katada C, et al. Narrow band imaging for detecting metachronous superficial oropharyngeal and hypopharyngeal squamous cell carcinomas after chemoradiotherapy for head and neck cancers. Laryngoscope 2008；118(10)：1787-90.

口腔内小手術

口腔手術は軟部組織の手術と顎骨の手術に区分される．本項では日常臨床の外来でよく行われる口腔内軟部組織疾患の小手術を述べる．

唾石摘出術（口内法）

- 唾石の多くは顎下腺内およびその導管内に発生する．顎下腺内に唾石が存在する腺内唾石，ワルトン（Wharton）管内に唾石が存在する管内唾石，顎下腺内でワルトン管に移行する部分に唾石が存在する移行部唾石に分類される．

■ 手術適応と術前検査のポイント

- 外来小手術としては管内唾石が良い適応になる．術前にX線写真で唾石の位置と個数を把握しておく．口内法による唾石摘出術の難易度は，唾石の存在部位により大きく異なる．
- 最近は内視鏡を管内に挿入して唾石を摘出する手技も開発されている．

> X線写真で唾石の位置・個数を把握しておく

■ 手術手技

ワルトン管開口部の唾石（❶）

- 唾石が舌下小丘の粘膜下に透見あるいは触知できる（❶-a）．
- 舌下小丘とその周囲の粘膜にアドレナリン（ボスミン®）（1：200,000）含有 0.5％リドカイン（キシロカイン®）で浸潤麻酔を行う．
- 唾石がワルトン管内を移動しないように，唾石近くのワルトン管を粘膜とともに鑷子で把持する（❶-b）．メスで唾石に達するまで舌下小丘とその周囲の粘膜を切開し，唾石を摘出する（❶-c）．複数の唾石がワルトン管内にある場合は，顎下腺から前方に顎下部を双指診でしごいて，切開部から排出させる．切開部は縫合する必要はない．

ワルトン管内の浅い部位にある唾石（❷）

- 舌尖に糸を掛け，舌を健側前上方へ牽引する．ワルトン管開口部から涙管ブジーを管内に挿入する（❷-b）．ワルトン管をブジーごと持ち上げ，口腔底のワルトン管周囲の粘膜にアドレナリン含有 0.5％リドカインで浸潤麻酔を行う．
- 唾石が比較的小さく，開口部より遠位方向へワルトン管の中を移動する可能性がある場合は，顎下腺側のワルトン管周囲に糸を掛け，ワルトン管を上方

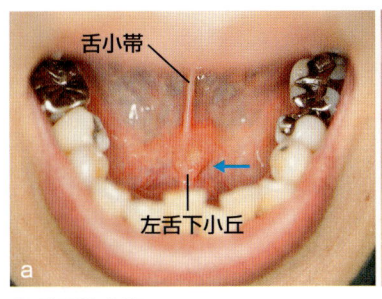

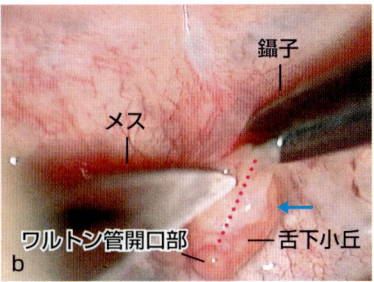

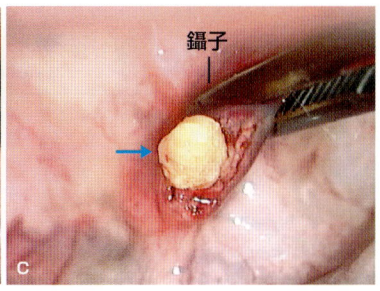

❶唾石摘出術
a：ワルトン管開口部の唾石（→）．
b：顎下腺側のワルトン管を粘膜とともに鑷子で把持し，11番のメスで唾石（→）に達するまで舌下小丘とその周囲の粘膜を切開（……）する．
c：唾石（→）を摘出する．

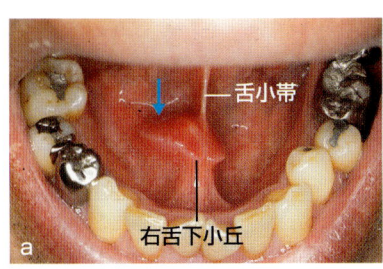

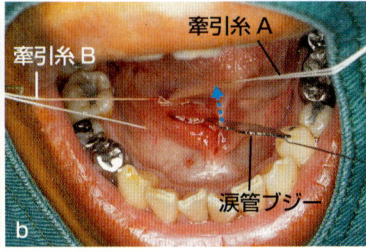

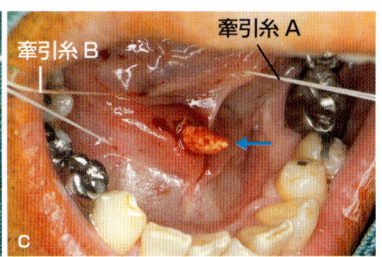

❷唾石摘出術
a：ワルトン管内の浅い部位にある唾石（→）．
b：ワルトン管をブジーごと持ち上げ（→），周囲組織を損傷するなく，ワルトン管の長軸方向に粘膜とワルトン管を切開する．牽引糸A：舌を健側前上方へ牽引・固定し術野を確保する．牽引糸B：顎下腺側のワルトン管周囲に糸を掛け，ワルトン管を上方へ牽引する．
c：唾石（→）を摘出する．

へ牽引しておくとよい（❷-b）．ワルトン管をブジーごと持ち上げ，周囲組織を損傷することなく，ワルトン管の長軸方向に粘膜とワルトン管を切開する（❷-c）．

- ワルトン管内の比較的浅い部位に唾石が存在する場合は，開口部からブジーに沿って粘膜とワルトン管を切開し，唾石を摘出する．
- ワルトン管内の比較的深い部位に唾石が存在する場合は，唾石の直上を中心にメスで粘膜とワルトン管を約2cm切開し，唾石を摘出する．可能であればワルトン管壁と口腔粘膜とを縫合し新たな開口部にしてもよい．
- ワルトン管の深い部位を操作する際には，ワルトン管と交差するように走行する舌神経を損傷しないようにする．

舌神経を損傷しないように注意

下口唇囊胞摘出術（❸）

- 口腔領域の軟部組織内に発生する囊胞のうち最も多いのが，唾液の流出障害により生じる小唾液腺由来の粘液囊胞である．
- 外傷などにより口腔粘膜内の小唾液腺の導管が閉塞，あるいは導管の損傷により周囲の軟部組織内に唾液が流出し貯留して発生する．

❸ **下口唇囊胞摘出術**

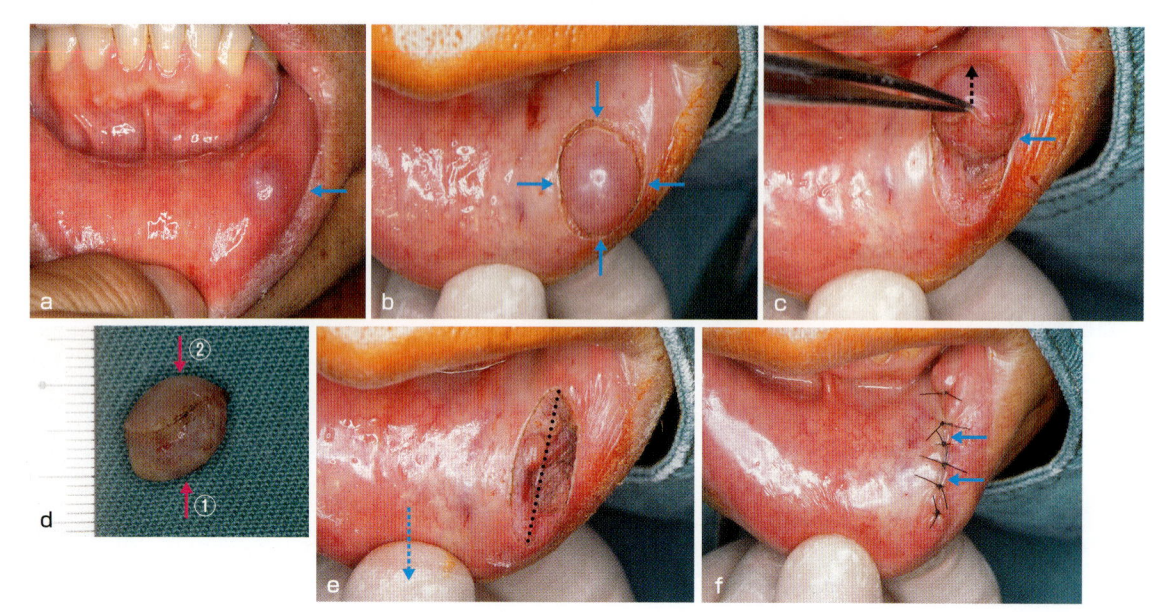

a：下口唇粘液囊胞（→）．
b：電気メスで囊胞壁周囲の粘膜上皮を切開する（→）．
c：カウンタートラクション（⇢）により伸展した囊胞壁周囲の軟部組織（→）を電気メス（混合モード）で切開する．
d：摘出した下口唇粘液囊胞．囊胞壁周囲に約1 mmの健常軟部組織を付けて，囊胞（①→）とその被覆粘膜（②→）を一塊として全摘出する．
e：口唇正中を前方に牽引し（⇢），形成された紡錘形の創（……）粘膜を縫合すると，術後に口唇の変形をきたさない．
f：縫合（→）終了後．

手術適応

- 自然縮小しない囊胞が適応になる．

手術手技

- 一般的に全摘出術が行われる．ピシバニール®の注入硬化療法も有効である．
- 教科書的には膨隆部の中央に粘膜切開を加え，囊胞壁を周囲組織から剥離し，囊胞を全摘出する術式が記載されている．しかし，囊胞内腔に上皮がないことも少なくなく，囊胞壁は剥離しにくく，薄くて破れやすい．
- 筆者は電気メスを用いて，囊胞壁の周囲組織に切開を加え，被覆粘膜と囊胞を一塊として全摘出する術式を好んで用いている．この術式は，囊胞壁を破ることなく，出血もなく，短時間で，どのような大きさの囊胞でも全摘出できる．
- 囊胞の周囲にアドレナリン含有0.5％リドカインで浸潤麻酔を行う．伝達麻酔[★1]を用いてもよい．
- 電気メスを用いて，囊胞壁周囲の粘膜上皮に切開を加える（❸-b）．
- 被覆粘膜上皮の切開縁を鑷子で把持し，囊胞壁を適度に牽引し，カウンタートラクション（countertraction）により伸展した囊胞周囲の軟部組織を電気メス（混合モード）で切開する（❸-c）．この操作がこの手術の成功のポイ

★1
下口唇囊胞に対するオトガイ神経ブロックなど．

下口唇囊胞摘出術成功のポイント

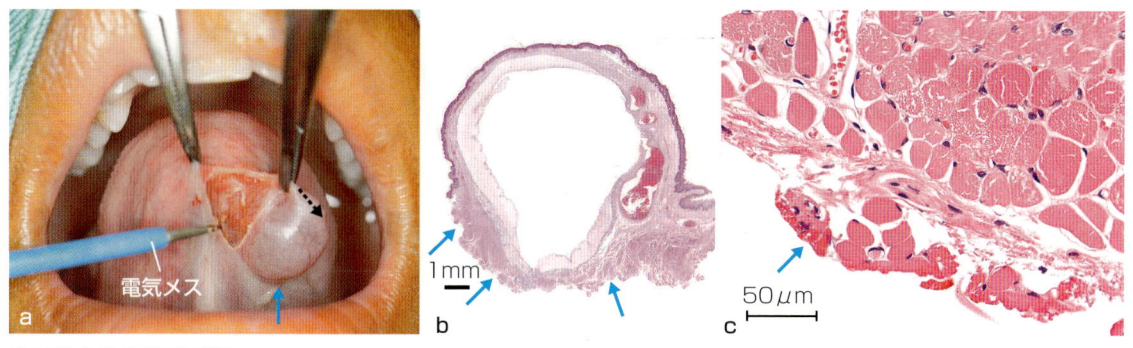

❹ 口腔内軟部組織手術
a：舌尖の舌下面に発生した Blandin-Nuhn 囊胞（→）の摘出術．把持した組織を適度に牽引（⇢）し，カウンタートラクションにより伸展した軟部組織を先端が尖った電気メス（混合モード）で切開する．
b：摘出病理組織．病変部周囲に約 1 mm の健常軟部組織を付けて摘出できる．先端が尖った電気メスの刃を用いると微細な操作が行える．
c：病変部周囲の健常な周囲軟部組織の熱変性（→）は少ない．

ントである．この操作で囊胞壁周囲に約 1 mm の健常軟部組織を付けて，囊胞とその被覆粘膜を一塊として全摘出できる（❸-d）．この操作で囊胞周囲組織の損傷は少なく，小唾液腺に損傷が加わることは少ない．よって新たな粘液囊胞をきたすことも少ない．

- 摘出後の創を縫合する際に，口唇の変形をきたさないようにするコツは，口唇正中を前方に牽引し（❸-e），形成された紡錘形の創粘膜を縫合する（❸-f）．縫合時に創腔周囲の小唾液腺に損傷を加えると，新たな粘液囊胞をきたすので注意する．

> 術後に口唇の変形をきたさないコツ

ガマ腫（ラヌラ）開窓術 ❺

- ガマ腫は舌下腺の導管が閉塞，あるいは導管の損傷により周囲の軟部組織内に唾液が貯留して，囊胞が発生する．多くは舌下部に限局する舌下型であるが，顎舌骨筋を越えて顎下部に進展した顎下型や，両方にまたがる舌下・顎下型もみられる．
- 口腔底に発生した小唾液腺由来の粘液囊胞とガマ腫を混同してはいけない．口腔底に発生した小唾液腺由来の粘液囊胞は容易に全摘出できる．

手術適応と術前検査のポイント

- 外来小手術としては舌下型ガマ腫（❺-a）が良い適応になる．
- 術前にX線写真でガマ腫の位置と進展範囲を把握しておく．

> **Advice** 口腔内軟部組織手術と電気メス
>
> 口腔内軟部組織は血行に富み，通常のメスや剪刀を手術に用いると出血が多い．適時，電気メスを用いるとよい．電気メスの刃は先端が尖ったものを用いると微細な操作が行える（❹-a）．コツは把持した組織を適度に牽引し，カウンタートラクション（countertraction）により伸展した軟部組織を電気メス（混合モード）で切開する（❹-a）．この操作で摘出組織の周囲に約 1 mm の健常軟部組織を付けて，出血なく短時間で摘出できる（❹-b）．この操作で摘出組織の周囲組織の損傷（熱変性）は少ない（❹-c）．

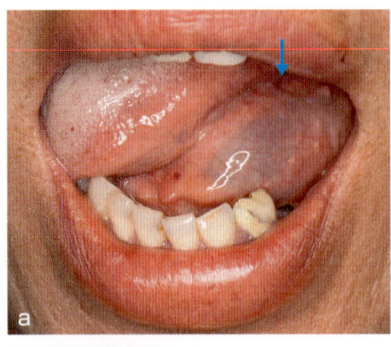

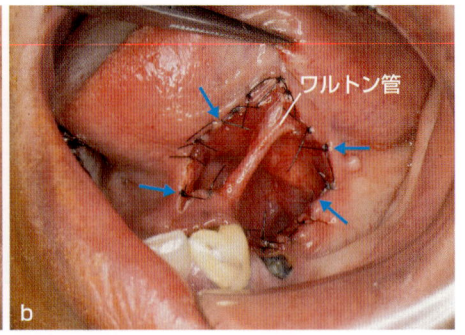

❺ガマ腫開窓術
a：舌下型ガマ腫（→）．
b：開窓術後．開窓したガマ腫の嚢胞壁を周囲の口腔粘膜に縫合する（→）．

手術術式

- 嚢胞開放術，嚢胞全摘出術，舌下腺摘出術などが行われてきた．最近はOK-432（ピシバニール®）の注入硬化療法[★2]を筆者は好んで用いている．ここでは口腔内小手術としてのガマ腫開窓術を述べる．
- ガマ腫の周囲にアドレナリン含有0.5％リドカインで浸潤麻酔を行う．
- ガマ腫の嚢胞壁に切開を加えて嚢胞壁の上部を切除し，ガマ腫を大きく開窓する．開窓する際にワルトン管を損傷しないようにする．
- 開窓部が再度狭窄しないように，開窓した嚢胞壁の辺縁を周囲の口腔粘膜に縫合する（❺-b）．開窓部が再度狭窄しない位置の口腔粘膜に，嚢胞壁を少し牽引するように，嚢胞壁の辺縁を縫合固定することが，この手術のポイントである．

★2
口腔の貯留性嚢胞に対する「ピシバニール®」の注入硬化療法は有用であり，筆者も好んで用いている．とくに深部に進展する嚢胞は良い適応である．詳細は次項の「OK-432(ピシバニール®)の注入硬化療法」(p.214)を参照されたい．

舌小帯短縮症手術（舌小帯形成手術）❻

- 口腔内に存在する小帯のうち，舌小帯と上唇小帯の異常に日常臨床で遭遇することはまれではない．その結果，哺乳障害，構音障害，歯列不正，炎症，外傷をきたすといわれているが，障害をきたす頻度は高くない．

手術適応

- 舌小帯が短縮している（❻-a）ことにより，舌に外傷を生じる（❻-b），しゃべりにくいといった例が適応になる．

手術術式

- 舌小帯の周囲にアドレナリン含有0.5％リドカインで浸潤麻酔を行う．
- 無鉤鉗子で舌小帯が舌下面に付着する部を把持し，舌尖を前上方へ牽引・固定する（❻-c）．舌尖に絹糸を通して舌尖を前上方へ牽引・固定してもよい．
- 無鉤鉗子に沿って電気メスで舌小帯を切断する（❻-c）．舌尖を把持した無鉤鉗子を前上方へ牽引しながら，引き続き電気メスで切開を口腔底へ進める

❻舌小帯短縮症手術

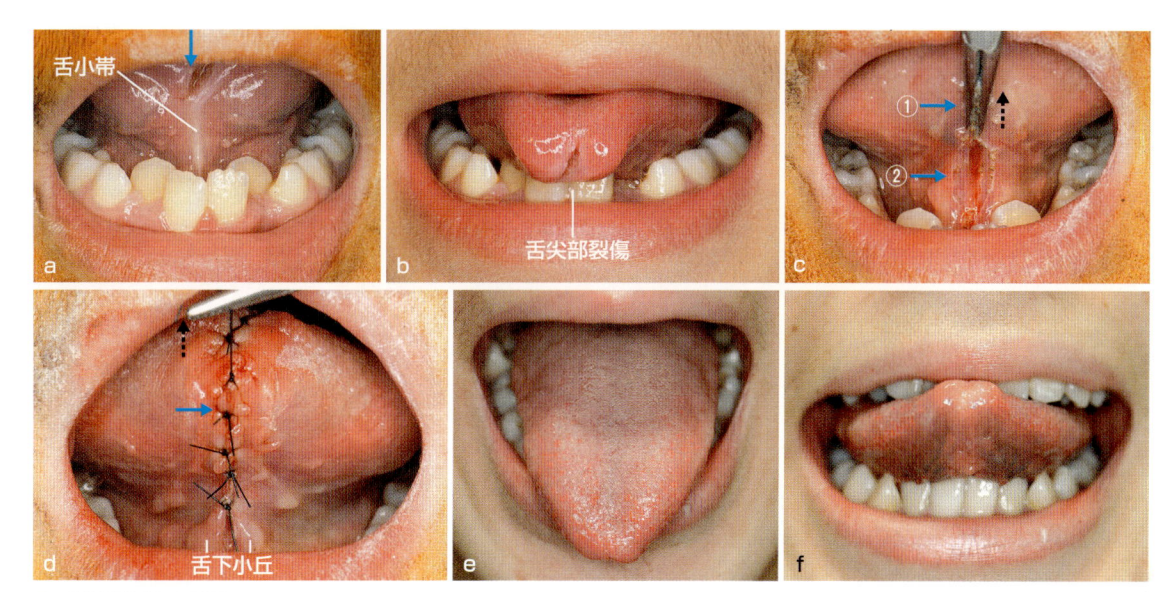

a：舌小帯短縮症．舌小帯短縮による舌の可動性制限のため，舌を挙上すると舌尖部に切れ込みを認める（→）．
b：舌を突出した際に舌尖部が下顎前歯に当たり裂傷をきたしている．
c：舌小帯の切断．舌小帯が舌下面に付着する部位を無鉤鉗子で把持し，前上方へ牽引・固定（•→）する．無鉤鉗子に沿って電気メスで舌小帯を切断し（①→），引き続き切開を口腔底へ進める（②→）．
d：切断した舌小帯の縫合．舌尖の舌下面を把持した無鉤鉗子を前上方へ牽引・固定（•→）し，創面を縫合する（→）．
e，f：術後10年目．舌の可動性は良好である．

(❻-c)．この際にワルトン管の開口部を確認し，これを損傷しないようにする．舌小帯粘膜が十分切離されているにもかかわらず舌の伸展が良くない場合は，左右のオトガイ舌筋間の結合組織を切断すると舌の動きが良くなる．オトガイ舌筋まで切断する必要はない．
- 舌尖の舌下面を把持した無鉤鉗子を前上方へ牽引・固定し，舌小帯切除後に形成された菱形の創面（❻-c）を縫合する（❻-d）．縫合の際にワルトン管の開口部を確認し，これを巻き込まないようにする．

舌腫瘍摘出術（❼）

手術適応

- 舌・口腔には種々の上皮性腫瘍が生じる．最も頻度が高いのは線維腫である．口腔腫瘍はすべて手術適応である．
- ここでは舌白板症・紅板症（❼）の手術を提示し，外来口腔小手術による舌腫瘍摘出術時の考え方と注意点を述べる．これを理解することで舌・口腔の上皮性腫瘍に応用がきく．
- 口腔白板症（leukoplakia）・紅板症（erythroplakia）は，細胞異型を伴わない過形成（hyperplasia）から種々の程度の細胞異型を伴った異形成

> **Advice 口腔内小手術時の舌の固定**
>
> 舌を手術する際，あるいは口腔の術野を確保する際には，可動域が広い舌をしっかりと固定する必要がある．舌尖に絹糸を通して舌尖を牽引・固定する（❷-b，❼-b）．あるいは，無鉤鉗子で舌を把持し，舌を牽引・固定する（❹-a，❻-c）．

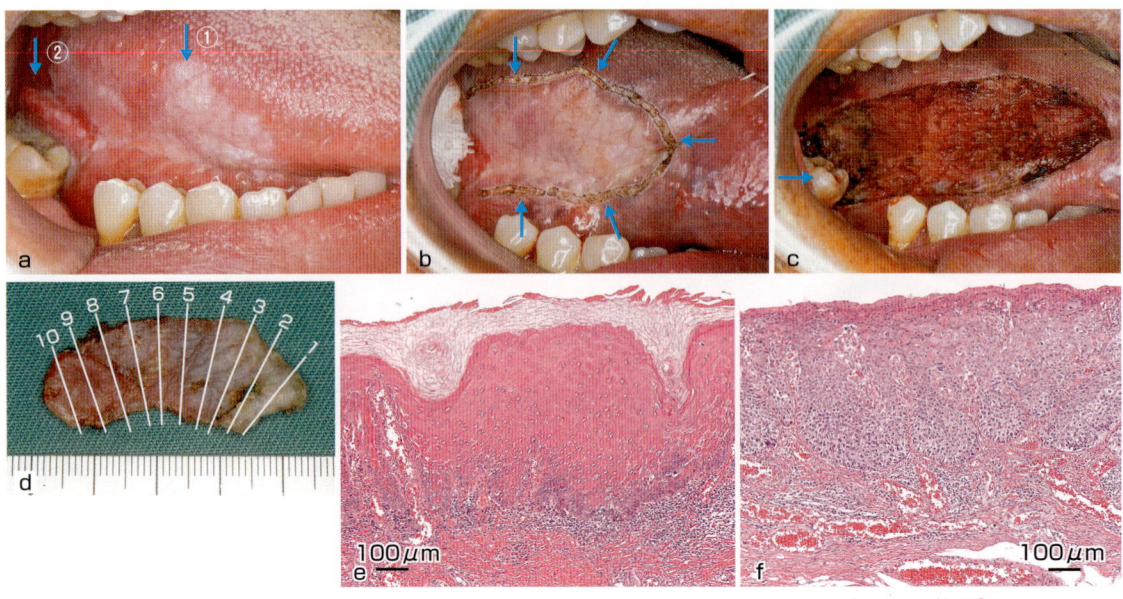

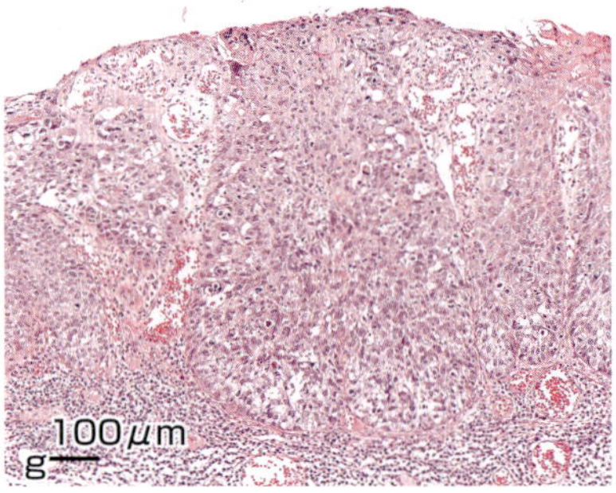

❼ 舌腫瘍摘出術

a：舌白板症と舌紅板症．病理組織検査で舌白板症（①➡）は過形成（hyperplasia）から種々の程度の異形成（dysplasia），舌紅板症（②➡）は種々の程度の異形成（dysplasia）と一部に上皮内癌が認められた．
b：舌白板症・紅板症切除術．炭酸ガスレーザーで5～10mmのsafety margin（安全域）をつけて白板症・紅板症を切除する（➡）．
c：舌白板症・紅板症切除術．この症例では紅板症が上皮内癌の可能性があったため，切除の深さは粘膜固有層と筋層の一部も切除した．術創は縫合せずに開放創にしておく．この例では舌白板症・紅板症の原因となっている臼歯（➡）を抜歯した．
d：連続段階切片による病理組織検査．連続段階切片標本の作製
e：白板症部の過形成（hyperplasia）（dの切片4）．
f：白板症部の異形成（dysplasia）（dの切片8の一部）．
g：紅板症部の上皮内癌（carcinoma in situ：CIS）（dの切片9の一部）．

舌白板症・紅板症の診断には視診と触診がとくに重要

（dysplasia）までさまざまである．従来から前癌病変とも考えられており，癌化の可能性が問題になる．時に上皮内癌が一部に認められる場合もある．

- 舌白板症・紅板症を治療する際に大切なことは，細胞異型の程度，癌化の可能性，癌との鑑別である．癌との鑑別は，とくに上皮内癌，初期浸潤癌との鑑別が問題になる．
- 診断には視診と触診がとくに大切である．癌との鑑別は視診でほぼ診断できる．触診で白板・紅板病変が硬く，硬結（induration）が触れる場合は癌の可能性がある．
- 術前の生検（punch biopsy）は望ましくない．生検と手術を同時に行う（excision biopsy）ことで，たとえ一部が癌であっても系統的な治療計画による治療が引き続き行える．

> **Advice　舌白板症・紅板症の生検（punch biopsy）はなぜ望ましくないのか**
>
> 症例（❼）からわかるように舌白板症・紅板症（erythroplakia）は，細胞異型を伴わない過形成から種々の程度の細胞異型を伴った異形成，上皮内癌，初期浸潤癌までさまざまな病理組織像を呈する．とくに紅板症は癌の可能性がより高い．一部の組織を生検するpunch biopsyでは正しい診断が得られない．さらに系統的な追加治療[1]が必要かどうかもわからない．生検を兼ねた手術すなわち切除生検（excision biopsy）（病変部をすべて除去して施行される組織切除）を行うべきである．

■ 手術手技

- 手術は生検を兼ねて行う（excision biopsy）．電気メスあるいは炭酸ガスレーザーで5～10 mmのsafety margin（安全域）を付けて白板症・紅板症を切除する（❼-b）．切除の深さは粘膜固有層までとし，筋層が露出するにとどめる（❼-c）．
- 上皮内癌，初期浸潤癌が疑われる場合は筋層の一部も切除する（❼-c）．術創は縫合せずに開放創にしておく（❼-c）．これは術後の経過観察中に触診を容易にするためである．この程度の手術では，術後に構音・咀嚼機能障害はきたさない．
- 歯による外傷が白板症・紅板症の原因の場合は，原因歯の抜歯あるいは歯科治療を行う（❼-c）．

■ 病理組織学的検査

- 摘出組織の連続段階切片標本（❼-d）を作製し，細胞異型の程度，癌の有無を診断する．

白板・紅板病変が細胞異型を伴わない過形成（❼-e）あるいは細胞異型を伴った異形成（❼-f）の場合

- 病変部は完全に切除されており，経過観察を行う．高度の異形成が認められた場合は厳重な経過観察が必要である．

白板・紅板病変の一部が癌（❼-g）の場合

- 病理組織所見で追加治療の必要性を検討する．具体的にはレーザーを併用する舌癌の機能保存手術の治療計画[1]で治療を行う．

> **Advice** 口腔粘膜の組織を理解して手術を行う
>
> 手術を行う際には臓器のsurgical anatomyの理解が必要であり，口腔の手術でも同様である．口腔内軟部組織疾患の外来小手術を行う際でも，どの層で切離を進めているのか，組織像を頭に描きながら手術を行うとよい．そのためには出血の少ない，微細な手術操作が必要である．前述したように刃の先端が尖った電気メスは有用である．

（佐藤公則）

生検を兼ねた手術（excision biopsy）を行う

▶口腔内小手術の患者説明例については，p.258参照．

引用文献

1）佐藤公則ほか．レーザーを併用する舌癌の機能保存治療．耳鼻臨床 1995；補80：12-9.

Column

OK-432（ピシバニール®）注入硬化療法

　1986年，京都府立医科大学小児外科の荻田らによって小児リンパ管腫の治療として開発された治療である．筆者らは本治療を1992年からガマ腫に応用し，その後，適応を順次拡大してきた．

適応疾患

　嚢胞状リンパ管腫，ガマ腫，口唇嚢胞が最も良い適応（有効率94％）である．耳血腫，正中頸嚢胞（有効率80％台）も適応であるが，無効の場合もあることを説明しておく必要がある．

　側頸嚢胞（有効率30％程度）は本治療の適応ではない．

　本治療は，1995年にリンパ管腫に対する保険適用を取得し，2011年にガマ腫に対して「使用事例を保険審査上認める」との厚生労働省通達が出された．その他の疾患に関しては，保険適用はない．

治療の概念

　本治療は溶連菌の死菌であるOK-432を嚢胞の中に注入して強い局所炎症を惹起し，内容液の産生を止める（リンパ管腫であれば輸入リンパ管の閉塞，ガマ腫であれば舌下腺よりの唾液漏出部位の閉塞）と考えられる治療である．

　OK-432注入翌日から1週間後までは注入局所の腫れは治療前より強くなる．また，注入後2～3日間は発熱も認められる．2週間後から嚢胞は縮小に転じ，通常6週間で効果は最大になる．したがって，効果不十分の場合は6週間ごとに治療を繰り返す．

治療の方法

　荻田の原法は「OK-432希釈液置換法」である．すなわち，「嚢胞内容液を可及的に吸引し，0.05～0.1 KE/mLに希釈した同量のOK-432を注入する．ただし，OK-432の総量上限を2 KEとする」方法である．顎下型ガマ腫の場合は本法に準じる．

　しかし，舌下型ガマ腫の場合には，次に記載する「高濃度OK-432注入法」を行ったほうが治療成績は良好である．すなわち，ガマ腫内容液は非常に粘稠であるため太い注射針でないと吸引できない．舌下型ガマ腫を太い注射針で穿刺すると，針穴からOK-432が漏れてしまったり，注入後にさらに腫れが強くなったときに弱くなった穿刺部位から破裂してしまう場合があるためである．

　「高濃度OK-432注入法」は内容液の吸引を行わず，高濃度に希釈したOK-432を細い注射針で注射するだけの方法である．この場合，注入するOK-432の量が問題になるが，実は投与量は厳密に設定する必要はない．すなわち，本治療は生体がOK-432（死菌）に反応して起こした炎症の力で治癒に導くものであり，生体の応答性によって少量で効く場合もあれば，多量を要する場合もある．筆者は直径2 cm以下のガマ腫は0.5 KE，2 cm以上のガマ腫は1 KE，極端に大きなガマ腫では1.5 KEを用いている．効果不十分の場合は，次回治療時に1.5倍程度に増量する．

用意する器具

■OK-432希釈液置換法

　ツベルクリン注射器に吸引した1％E入りキシロカイン®0.5 mL（局所麻酔用），18G（ピンク）針を付けた10 mLシリンジ（内容液吸引用），5 mL程度の生理食塩水に溶解したOK-432（量はガマ腫の大きさによるが，通常は1 KE）（注入用）．

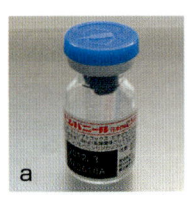

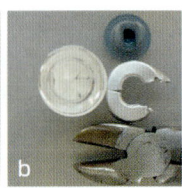

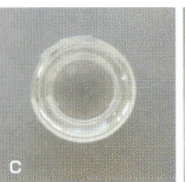

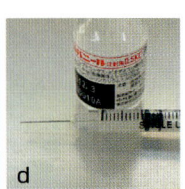

❶ 高濃度OK-432溶液の調製法
a：ピシバニール®0.5 KE，b：バイアルキャップをはずす，c：0.1 mLの生理食塩水で溶解可，d：インスリン注射器にて注入．

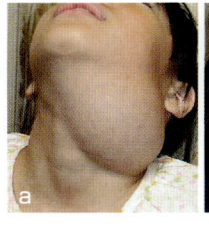

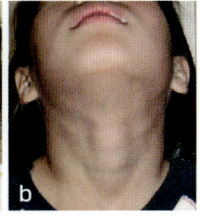

❷ **左顎下型ガマ腫（8歳，女児）**
a：治療前，b：治療後．
左舌下型ガマ腫として発症したが，開窓術後に巨大な左顎下型ガマ腫として再発した．OK-432 囊胞内注入を4回行い，ガマ腫は完全消失した．

治療前　　翌日　　1週間後

2週間後　　4週間後　　6週間後

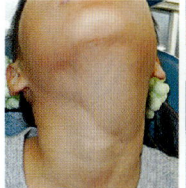

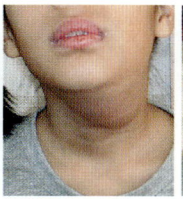

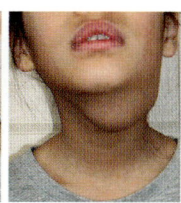

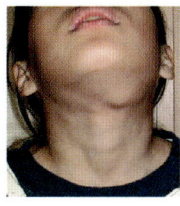

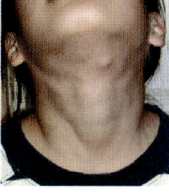

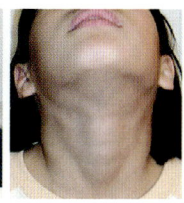

❸ **OK-432 注入後の経過（8歳，女児）**
第4回目の治療経過．左顎下部より OK-432 1 KE を囊胞内注入した．治療翌日から1週間は治療前よりも腫れは増大した．2週間後からは縮小に転じ，6週間後には消失した．

■高濃度 OK-432 注入法

高濃度に希釈した OK-432．OK-432 は溶連菌 Su 株をペニシリンで不活化して凍結乾燥した薬剤であるため，ごく少量の生理食塩水で溶解可能である．具体的には，0.5 KE は 0.1 mL の生理食塩水で，1 KE は 0.2 mL の生理食塩水で十分溶解できる．

高濃度 OK-432 溶液を調製する場合は，ゴムキャップをはずしたうえで調製する．通常のゴムキャップを注射針で穿刺して調製する方法では，ほとんどがキャップに付着してしまい，無駄が多く注入量もはっきりしなくなる．また，注射するシリンジもインスリン用のものを用いて無駄なく注入できるようにしている（❶）．

実際の方法

■OK-432 希釈液置換法

顎下型ガマ腫の場合，MRI や CT で囊胞の位置を確認後，顎下部の皮膚から囊胞に近く，かつ顔面神経下顎枝や顎下腺から離れた部位を局所麻酔する．その後，18G 針を付けたシリンジで穿刺する．内容液は非常に粘稠であり，18G 針でないと吸引は難しい．針先が囊胞内からずれない程度まで内容液を吸引したら，針はそのままにして OK-432 希釈液の入ったシリンジと交換し注入する．

■高濃度 OK-432 注入法

囊胞内に確実に注入するだけである．細い注射針（27G）であり，内容液の逆流は確認できないため，確実に粘膜下にガマ腫が透見できることが本法を行う条件になる．局所麻酔の必要はない．顎下部を押し上げると口腔底のガマ腫が隆起して注射しやすくなる場合が多い．

経過観察

一般的な経過として，OK-432 注入 12 時間後くらいから治療部の発赤腫脹が出現し，発熱や局所の疼痛も出現する．発熱や疼痛に対しては，鎮痛解熱薬を頓用で投与する．リンパ管腫で咽頭後壁に及んでいるような場合は，気道狭窄を伴う場合があり注意が必要である（入院治療が望ましい）．

発熱は通常3日以内に消失するが，腫れは治療後1週間くらいでピークになる．治療後2週間くらいから囊胞は縮小し，6週間程度で消失する（❷，❸）．効果不十分の場合は，6〜8週間ごとに治療を繰り返す．

> **ポイント**
> ①治療後，局所炎症が起こり一時的に悪化する．
> ②治癒までには時間がかかる（6週間以上）．

（深瀬　滋）

▶ OK-432（ピシバニール®）注入硬化療法の患者説明例については，p.259 参照．

第4章 その他

第4章　その他

ネブライザー療法の工夫

ネブライザー療法とは

- ネブライザー療法は1958年に保険診療で認められて以来，長年行われてきた治療であり★1，耳鼻咽喉科領域の感染症またはアレルギー疾患に対して広く使用されている．ネブライザー療法の利点は，最少の有効量で直接に対象部位に最大の薬物効果が迅速に得られること，また静脈投与や筋肉注射よりも全身に与える影響が少なく，副作用が回避できることである．したがって，幼小児や高齢者，合併症のある患者に対して安全性が高く，優れた投薬法である．
- ネブライザー用薬剤として，抗菌薬，ステロイド薬，抗アレルギー薬，気管支拡張薬，粘液溶解薬，血管収縮薬などが使用されている．
- 本項では，とくに抗菌薬に焦点を当て，ジェット型ネブライザーと超音波型ネブライザーについて述べ★2，実際に使用されている薬剤，鼻副鼻腔炎や咽喉頭炎からの主要検出菌のネブライザー用薬剤に対する感受性，薬剤の副鼻腔への移行性と有用性（中鼻道処置の有用性を含む）について述べる．

適応疾患

- 急性鼻副鼻腔炎，慢性鼻副鼻腔炎または急性増悪，アレルギー性鼻炎，急性（慢性）咽喉頭炎，急性（慢性）扁桃炎，急性喉頭蓋炎，喉頭アレルギー，喉頭浮腫，クループ症候群など．

使用機器と薬剤

使用機器 ❶

- ジェット式ネブライザーユニット：粒子径が5～15μm，大型，モーター音がうるさい．
- 超音波ネブライザー（二槽式，メッシュ式）：粒子径が1～10μm，小型化，音は静か．
- 保険診療としてジェット式ネブライザーでは12点，超音波ネブライザーでは24点が算定できる（2012年現在）．
- 鼻腔には10μm以上の粒子径のほうが付着しやすいが，副鼻腔は自然口を介して換気されているという解剖学的特徴があり，3～10μmが適切とされている．この3～10μmの粒子径は下気道にも到達する大きさでもあり，0.5

★1
ネブライザー療法の適応のうち，咽頭炎，鼻炎，扁桃炎は保険適用がない．超音波ネブライザーは一般的には下気道の気管支炎が適応となり，副鼻腔炎に対しては県によって対応が異なっている（2012年現在）．

★2
スプレー型ネブライザーはアレルギー性鼻炎や気管支喘息に対するステロイドや抗アレルギー薬あるいは気管支拡張薬の噴霧用であり，単味で使用されることがほとんどであるので，ここでは割愛する．

❶ネブライザー機器の種類

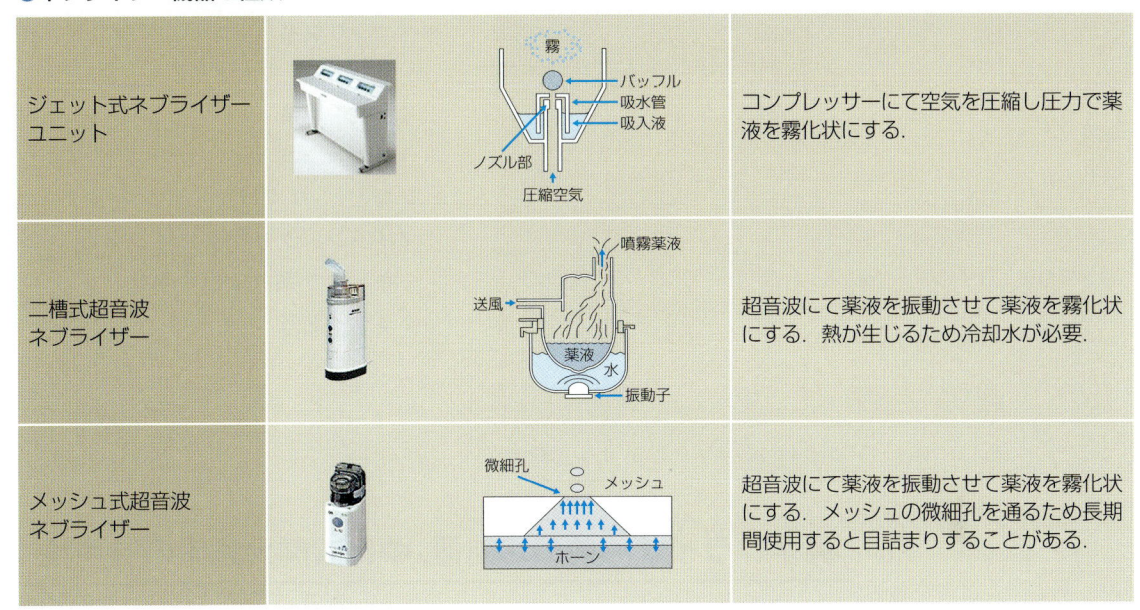

種類	機器	構造	説明
ジェット式ネブライザーユニット		バッフル／吸水管／吸入液／ノズル部／圧縮空気／霧	コンプレッサーにて空気を圧縮し圧力で薬液を霧化状にする.
二槽式超音波ネブライザー		噴霧薬液／送風／薬液／水／振動子	超音波にて薬液を振動させて薬液を霧化状にする. 熱が生じるため冷却水が必要.
メッシュ式超音波ネブライザー		微細孔／メッシュ／ホーン	超音波にて薬液を振動させて薬液を霧化状にする. メッシュの微細孔を通るため長期間使用すると目詰まりすることがある.

（永島医科器械，オムロンホームページをもとに作成）

～3μmになると肺胞へと到達するとされている[1]．
- したがって副鼻腔炎には粒子径の小さい超音波ネブライザーが望ましいが，下気道への影響が懸念される．鼻腔，咽頭への付着を考えると粒子径の大きいジェット式ネブライザーが望ましい．

■ 使用薬剤

- ネブライザーに使用できる薬剤は，薬剤の安定性があり，吸入による刺激が少なく，無臭で苦みのないものが望ましい．ネブライザー用の薬剤として開発，承認されている薬剤はセフメノキシム塩酸塩（CMX）のみであるが，実際には，以下の注射用抗菌薬や点耳薬を代用している施設が多い．

セフメノキシム塩酸塩（CMX）

- 1991年の馬場ら[2]の検討で，CMXの急性副鼻腔炎，慢性副鼻腔炎に対する臨床効果の試験を多施設共同で行っており，その有効性が証明されている．しかし若干特有のにおいがあり，保存が冷所であり期間が短い．
- 鼻副鼻腔炎の起炎菌とされている肺炎球菌，インフルエンザ菌に対して良好なMIC（最小発育阻止濃度）が報告[3]されており，またそれらの耐性菌であるペニシリン耐性肺炎球菌（PRSP），βラクタマーゼ非産生アンピシリン耐性インフルエンザ菌（BLNAR）に対しても良好なMICが得られている（❷）．この点からも臨床的な効果が期待できる薬剤である．

> 急性・慢性副鼻腔炎に対しCMXの有効性が証明されている

❷ 主要菌のネブライザー用抗菌薬に対するMIC

		株数	DKB (μg/mL)	FOM (μg/mL)	CMX (μg/mL)
黄色ブドウ球菌		111	16	64	2
肺炎球菌	PSSP	42	128	32	0.25
	PISP	26	128	32	1
	PRSP	10	128	64	1
インフルエンザ菌	BLNAS	26	8	128	0.063
	BLNAR	33	4	64	0.5
	BLPAR	4	4	64	0.125
カタラーリス菌	M.cat	20	4	8	0.063

(鈴木賢二ほか. 日耳鼻感染症研究会誌 2008[3] より一部改変)

その他の使用薬剤

- ペニシリン系（アンピシリン，ピペラシリン），ホスホマイシン，アミノグリコシド系（ジベカシン硫酸塩〈DKB〉，アミカシン，トブラマイシンなど），リンコマイシン系（リンコマイシン，クリンダマイシン），ニューキノロン系（オフロキサシン），マクロライド系．

鼻ネブライザー前の鼻処置，中鼻道開大処置の有用性

> 鼻ネブライザー前の鼻粘膜吸引は有用

- 鼻腔粘膜には線毛上皮の上に粘液に含まれる酵素，抗体などが存在し，粘液線毛輸送系として生体防御を行っている．この働きはネブライザー療法の効果を発揮する妨げとなっており，ネブライザー療法前に鼻処置による鼻粘液吸引は有用といえる．

> 中鼻道開大処置は鼻ネブライザーの効果を高める

- また中鼻道開大処置は副鼻腔の自然口が中鼻道に開口しており，中鼻道を開大することで副鼻腔にネブライザー液が移行しやすくなる．具体的には0.02〜0.05％希釈ボスミン®と4％キシロカイン®を含ませた綿棒2〜3本もしくはガーゼを中鼻道に数分間留置する．しかし，鼻中隔彎曲や中鼻道ポリープなどで開大が困難な場合は手術療法も考慮する必要がある．
- 山田ら[4]，木村ら[5]，坂下ら[6]の報告では，中鼻道開大処置の有無による鼻ネブライザーの効果について，副鼻腔X線と患者の自覚症状から検討し，鼻ネブライザー施行時に中鼻道開大処置を行うことが鼻ネブライザーの効果を発揮させるのに大切であることを証明した．

鼻ネブライザー療法による処置

■ 鼻ネブライザー療法のガイドラインでの位置づけ

- 2010年に発表された急性鼻副鼻腔炎診療ガイドラインには，ネブライザー療法は中鼻道の開大後に炎症の改善が期待されると示されている一方，推奨グレードとしてはC1（科学的根拠はないが行うよう勧められる）とされている．これには，鼻ネブライザーの有効性が報告されてはいるが必ずしも十分なエビデンスが得られず検討が必要とされている．

吸入時間・使用頻度

- ネブライザー療法を吸入時間，吸入回数で有効性を検討した報告は少ないが，馬場ら[2]のCMXネブライザー療法単独での副鼻腔炎の臨床効果は60〜100％であったが，その際，ネブライザーは超音波ネブライザーを4分間，週3回，6週間連続して行われた．
- 吸入時間は2分間で十分な上顎洞粘膜の組織濃度が得られたという報告[7]もあり，吸入時間は2分間以上，吸入頻度は週3回以上が望ましいとされている．

❸軟口蓋の閉鎖方法

①口を開けて軟口蓋を閉じます．
- 口を「いーっ」と発音するように横に大きく開けると自然に軟口蓋は閉じます．
- 大きく口を開けたくない場合は，舌の根元を喉の奥に押し付けて軟口蓋を閉じてください．
- または「クッ」と喉から搾り出すように発音すると手前の状態で軟口蓋は自動的に閉じます．

②治療中は息を止めてください．
- 息継ぎのときは治療を中断し，口か鼻で呼吸を行います．

（勝見直樹ほか．耳鼻咽頭科展望 2008[8] より）

鼻ネブライザーの吸入方法——軟口蓋の閉鎖

- ネブライザー液の副鼻腔への移行を高める方法として軟口蓋の閉鎖がある．鳴戸ら[7]の報告では，軟口蓋開放時と閉鎖時での上顎洞へのCMXの移行性の差を検討しており，軟口蓋閉鎖時では2〜3倍のCMX濃度が得られたと報告している．具体的な軟口蓋閉鎖方法[8]を❸に示す．
- また，ジェット式ネブライザーに加圧・振動を付加できるネブライザー（パリ・ジーヌス®）も市販されており，ネブライザーに加圧・振動を加えることで副鼻腔自然口からの上顎洞への移行を高め，超音波ネブライザーよりもさらに高濃度の薬液の移行性が証明されている[7]．

芳香剤添加

- ネブライザー療法は，薬液によっては味やにおいの点で使いにくく，とくに幼小児ではその点で十分に吸入ができない患者も多い．施設によっては芳香剤を添加することで患者の満足を高める工夫をしている．
- 代表的な芳香剤はバニラエッセンス，ハッカオイル，ストロベリーエッセンスなどである．平石ら[9]はこの3種の芳香剤を添加したCMXの安定性について検討しており，CMXの力価と残存率に影響はないと報告している．

> 幼小児には芳香剤添加の工夫もコンプライアンス向上に有用

咽喉頭ネブライザー

- 咽喉頭炎もウイルス感染で初発することが多いが，遷延・重篤化すれば細菌感染が主体となる．起炎菌としてA群β溶連菌，肺炎球菌，黄色ブドウ球菌，レンサ球菌やインフルエンザ菌などが重要視されている[10]．一方，慢性咽喉頭炎では緑膿菌，肺炎桿菌などが検出され，グラム陽性菌ではレンサ球菌群が検出される．
- これらの疾患に対し，発赤・腫脹・疼痛などの炎症症状の緩和を目的として補助療法的に，先に述べた鼻ネブライザー療法と同様に抗菌薬，ステロイド

- 薬あるいはそれらに極少量のアドレナリンを追加して咽喉頭ネブライザー療法が行われる．
- また，幼小児にみられるクループ症候群（声門下喉頭炎）ではアドレナリン・抗菌薬・ステロイド薬の喉頭ネブライザー療法が奏効する．

> **ポイント**
> ①ネブライザー前の鼻処置，中鼻道開大処置は必須である．
> ②副鼻腔には超音波ネブライザーが望ましいが，それ以外の上気道にはジェット式ネブライザーが望ましい．
> ③ネブライザー療法の抗菌薬選択は，耳鼻咽喉科領域感染症の分離菌のMICを考慮してCMXが望ましい．
> ④吸入頻度は2分間以上の吸入時間で週3回以上が望ましい．
> ⑤幼小児には芳香剤添加による工夫も有用である．
> ⑥クループ症候群には極少量のアドレナリン添加の喉頭ネブライザーが有用である．

（藤澤利行，鈴木賢二）

引用文献

1) 石塚洋一．耳鼻咽喉科における吸入療法．日本小児呼吸器疾患学会雑誌 2008；19：71-9．
2) 馬場駿吉ほか．副鼻腔炎に対するCefmenoxime（CMX）鼻科用剤のネブライザー療法による薬効評価．耳鼻と臨床 1991；37：851-80．
3) 鈴木賢二ほか．第4回耳鼻咽喉科領域感染症臨床分離菌全国サーベイランス結果報告．日耳鼻感染症研究会誌 2008；26：1，15-26．
4) 山田武千代ほか．耳鼻咽喉科処置—鼻副鼻腔炎における中鼻道処置の有効性．耳鼻咽喉科臨床 2002；95(2)：153-7．
5) 木村有一ほか．副鼻腔自然口開放処置の有用性とその評価—多施設における検討．日鼻科会誌 2002；41(1)：119-22．
6) 坂下雅文ほか．副鼻腔炎における耳鼻咽喉科専門処置—左右差比較による中鼻道処置の有用性．日鼻科会誌 2006；45(1)：25-8．
7) 鳴戸理佐ほか．ダブルコンプレッサー式ジェットネブライザーの副鼻腔への塩酸セフメノキシム（CMX）移行について．耳鼻咽喉科展望 2008；51 補1：11-4．
8) 勝見直樹ほか．加圧・振動ネブライザー（パリ・ジーヌス）の使用経験．耳鼻咽喉科展望 2008；51 補1：15-21．
9) 平石光俊ほか．芳香剤添加ネブライザーにおける噴霧後溶液の薬剤安定性．耳鼻咽喉科展望 2004；47 補1：9-13．
10) 兵　昇，兵　行和．有効性をたかめる喉頭ネブライザーの検討—II. 臨床編．耳鼻咽喉科展望 1995；38 補2：162-9．

第4章 その他

処置・手術器具の滅菌, 保管方法

　耳鼻咽喉科外来で用いられる処置器具や手術器具は十分な洗浄とその後の滅菌が必要である．一般的に耐熱性の器具には高圧蒸気滅菌，非耐熱性の器具には酸化エチレンガス滅菌あるいは化学的滅菌剤による浸漬が行われる．
　処置器具および手術器具は滅菌バッグや綿布, 不織布などで包装されて保管されるが，保管方法や保管場所を条件として有効期間を設定する．

器具の滅菌と消毒の基本的事項

- 滅菌はすべての微生物を殺滅する方法であり，消毒は細菌芽胞を除く病原微生物数を感染が起きない程度まで減らす方法である（❶）．
- 医療器具は使用時の感染リスクに応じて，クリティカル器具, セミクリティカル器具とノンクリティカル器具に分類され，滅菌や異なる水準の消毒（Spauldingの分類）が必要となる．

> セミクリティカル器具には高（中）水準消毒，クリティカル器具には滅菌が必要

消毒の分類（方法, 効力）

芽胞 ＞ 結核菌／ウイルス ＞ 糸状真菌 ＞ 一般細菌／酵母様真菌

物理的消毒法：煮沸法，熱水を利用した消毒
化学的消毒法：高水準消毒薬，中水準消毒薬，低水準消毒薬
（Spauldingの分類）

❶病原微生物に対する消毒方法と効力
病原微生物の消毒に対する抵抗性は，細菌芽胞（炭疽菌やボツリヌス菌）がいちばん強く，続いて抗酸菌（結核菌など），さらに脂質膜をもたない小型ウイルス（ノロウイルス, ロタウイルスなど），真菌が続き，栄養型細菌, 脂質膜をもつ中型ウイルス（インフルエンザウイルスなど）の順となっている．
物理的消毒（煮沸や熱水消毒）は芽胞を除いたすべての微生物に有効である．化学的消毒は消毒薬の効力によって，高水準, 中水準および低水準消毒薬に分類されている．高水準消毒薬（グルタラール，フタラール，過酢酸など）と中水準消毒薬（次亜塩素酸ナトリウム，アルコールなど）は芽胞を除いたすべての微生物に有効であり，条件によっては芽胞に対しても有効である．低水準消毒薬（第四級アンモニウム塩，クロルヘキシジン，両性界面活性剤など）は栄養型細菌や脂質膜をもつウイルスには有効だが，真菌には効果が弱く，脂質膜をもたないウイルス, 結核菌[★1], 芽胞には無効である．
（小林寛伊編. 新版消毒と滅菌のガイドライン. へるす出版；2011[1)]より）

★1
両性界面活性剤は結核菌に対して効力を示す．

❷感染リスクの違いによる耳鼻咽喉科器具の分類

耳鼻咽喉科外来で用いる器具			用途・接触部位	消毒・滅菌
クリティカル器具	金属	鼓膜切開刀,生検鉗子類など処置・手術器具	無菌の組織や血管に挿入	滅菌が必要
セミクリティカル器具	金属	耳鏡,鼻鏡,舌圧子,ピンセットなどの検査器具	粘膜または健常でない皮膚に接触	高あるいは中水準消毒が必要
	非金属	ファイバースコープ,ネブライザー器具(蛇管,ガラス器具,マウスピース),喉頭鏡,ポリツェル球など		
ノンクリティカル器具		処置用顕微鏡,検査用耳栓など	健常な皮膚に接触	低水準消毒でよい

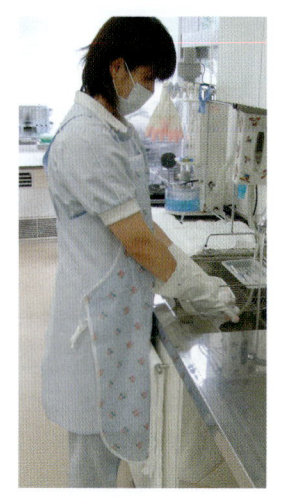

❸個人防護具(マスク,手袋,エプロン)

★2
無傷の粘膜は芽胞による感染には抵抗性があるため,耳鼻咽喉科検査器具は必ずしも滅菌を必要としない.

★3
とくに内径が細い耳用吸引管のブジーには腰が強いユニットのスプレー用マンドリンが利用できる.耳鼻咽喉科用吸引管洗浄装置が発売されている(❹).

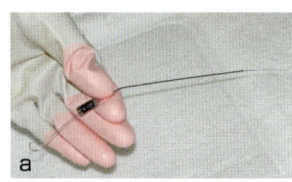

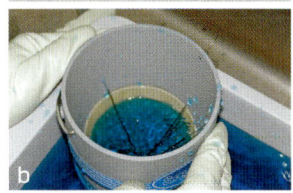

❹耳用吸引管のブジーと耳鼻咽喉科用吸引管洗浄装置
a:ユニットのスプレー用マンドリン(永島医科器械製)を使い耳用吸引管(ローゼン1.0 mm)のブジーを行っている.
b:耳鼻咽喉科用吸引管洗浄器具(クリーンケミカル製)の洗浄効果を試験的に確かめている.

● 耳鼻咽喉科の検査器具は粘膜に接するためセミクリティカル器具に属し,高(中)水準消毒が必要★2だが,処置や手術に用いられる器具は大部分がクリティカル器具に属し滅菌が必要となる(❷).

滅菌や消毒の前に必要な洗浄

● 滅菌や消毒の前には器具の洗浄が不可欠である.
● 洗浄前に消毒薬に浸漬する一次消毒は血液などの蛋白を変性させ,その後の滅菌・消毒不良の原因となる.
● 洗浄によって,器具を汚染している微生物の数を99.99%以上減らし,滅菌や消毒を阻害する有機物(血液や唾液など)や無機塩類が除去される.
● 作業者は洗浄に際し個人防護具(マスク,手袋,エプロン)を装着する(❸).
● 用手洗浄,浸漬洗浄,超音波洗浄やウォッシャーディスインフェクター(洗浄,熱水消毒および乾燥の工程が自動的に行える機器)による洗浄,あるいはこれらを組み合わせた洗浄が行われる.

■ 用手洗浄

● ブラシやスポンジを用いて汚れを取り除くが,作業者への感染の危険性があり,作業者によって洗浄効果に違いが生じる.
● 耳用および鼻用吸引管の凝血や痂皮での閉塞は日常茶飯事であり,用手ブジー★3を要する.

■ 浸漬洗浄

● 洗浄液に浸漬することで,洗浄液の化学的作用により汚れを除去する.
● 洗浄剤には酸性,中性,アルカリ性洗浄剤があり,洗浄効果を高めるビルダーや蛋白分解酵素(プロテアーゼ)などの酵素が含まれているものがある

❺洗浄剤の種類と特徴

洗浄剤	特徴	用途
酸性洗浄剤	金属に対する腐食性がある 皮膚に対する影響がある	水垢や錆の除去 （5分程度の洗浄時間）
中性洗浄剤	腐食性や皮膚への影響が少ない 効果が弱いため酵素剤を添加	用手洗浄，浸漬洗浄， 超音波洗浄など
アルカリ性洗浄剤	洗浄効果が高い（アルカリビルダー） 皮膚に対する影響がある	超音波洗浄など

（❺）．酵素には至適温度（40～50℃）がある．

■ 超音波洗浄

- 洗浄液中の気体分子がはじけるときの衝撃波により汚染物を剥離する．
- 器具の複雑に入り組んだ部分にも効果的で，鼻鏡，耳用・鼻用鑷子，内視鏡による検査や処置に使用した異物・生検鉗子などは良い適応となる（❻）．

■ ウォッシャーディスインフェクター

- 洗浄回転するプロペラから出た洗浄水のシャワーリング効果により汚染物を除去する．
- 洗浄後にすすぎ，熱水消毒（80℃，10分間），さらに乾燥も行う．
- 小型の卓上型ウォッシャーディスインフェクターが発売されている（❼）．

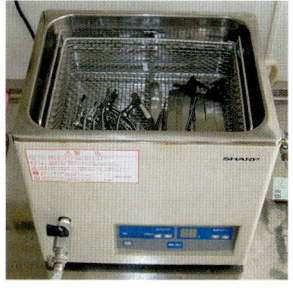

❻卓上型の超音波洗浄器（シャープ製）

器具の滅菌

- 耐熱性の器具には高圧蒸気滅菌がいちばん確実，安全，経済的な滅菌法である．非耐熱性や非耐湿性の器具には酸化エチレンガス滅菌が主として行われている．
- しかし，器具によってはこれらの滅菌法が行えないものがあり，化学的滅菌剤（グルタラール，過酢酸）に決められた時間浸漬する化学的滅菌が行われている．器具の製造業者に滅菌方法を確認する必要がある．
- 滅菌操作には滅菌精度の保証（バリデーション）が必要である．
- 温度や時間などの滅菌条件に反応する化学的インジケータと滅菌工程の適格性を判断する生物学的インジケータがある（❽）．
- 滅菌に対して最も抵抗性がある細菌芽胞（バチルス属菌）が入った生物学的インジケータを被滅菌物と一緒に滅菌器内に入れ，滅菌工程終了

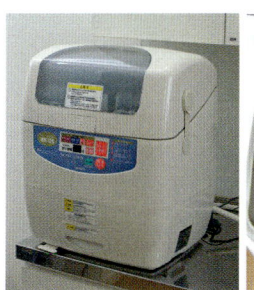

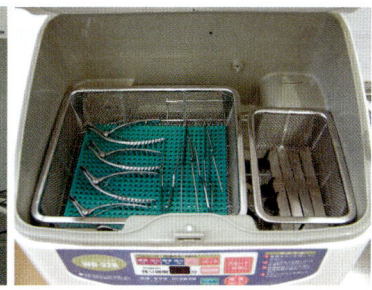

❼卓上型ウォッシャーディスインフェクター（サラヤ製）

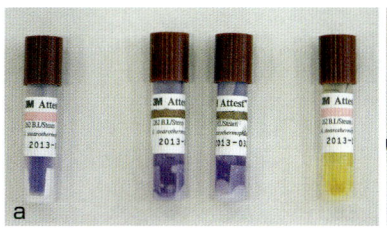

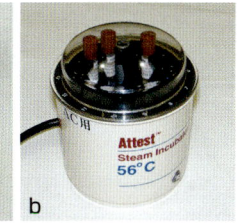

❽高圧蒸気滅菌用生物学的インジケータと培養器（スリーエムヘルスケア製）

aの左は使用前，中2つは滅菌工程終了後に培養（48時間，b），右は滅菌を行わず培養したインジケータ．滅菌ができていると変色はないが，不完全であると芽胞が培養増殖され黄色に変色する．

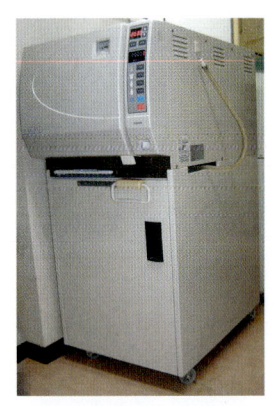

❾真空脱気プリバキューム式高圧蒸気滅菌器（ユヤマ製）

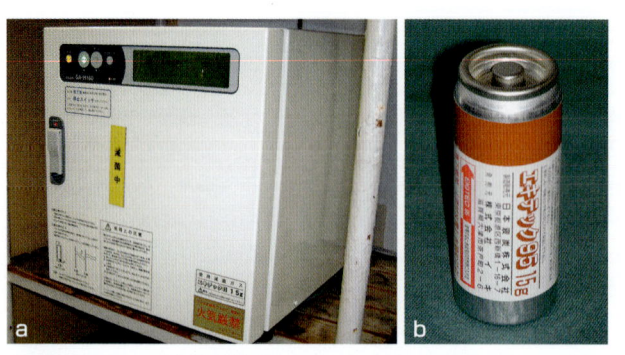

❿酸化エチレンガス滅菌器（エルクコーポレーション製）
滅菌器（a）内に酸化エチレンガスが入ったカートリッジ（15g，b）をセットし滅菌を行う．

後に培養して芽胞の死滅を判定する．

■ 高圧蒸気滅菌 ❾
- 高圧蒸気滅菌は，加圧下の飽和蒸気状態の湿熱を利用した滅菌法である．
- 蒸気が流入する前に高圧蒸気滅菌装置（真空脱気プリバキューム式オートクレーブ）内から空気を除き，蒸気と被滅菌物を効率よく接触させる．
- 被滅菌物は，乾燥した状態で，オートクレーブ内缶の60～70％を目安に入れる．

■ 酸化エチレンガス滅菌 ❿
- 酸化エチレン（エチレンオキシド）ガスの滅菌作用は，蛋白質のアルキル化により生じる．
- 高圧蒸気滅菌ができない非耐熱性，非耐湿性の器具やディスポーザブル製品に対して使用されている．
- 滅菌条件は37～60℃，湿度50～60％，滅菌時間は2～4時間．
- 欠点として酸化エチレンガスは引火性があり，毒性が強く，発癌性のガスであることやエアレーション（空気置換）に8～12時間かかることである．
- 酸化エチレンガス滅菌器を使用する場合，特定化学物質等作業主任技能講習（10時間の講習と終了試験）を終了した者を作業主任者として選任することが必要である．

■ その他の滅菌方法
- 非耐熱性器具の滅菌に過酸化水素低温ガスプラズマ滅菌や低温ホルムアルデヒドガス滅菌[★4]も行われている．
- 器具の製造業者にどの滅菌方法が必要かを確認する必要がある．

■ 器具の保管
- 滅菌後の有効期限を滅菌バッグでは3か月，不織布では1か月，綿布では2

★4
ホルムアルデヒドガス滅菌器を使用する場合も特定化学物質等作業主任技能講習を終了した者を作業主任者として選任することが必要である．

⓫ 煮沸器による消毒（物理的消毒）と家庭用乾燥器による乾燥

煮沸による物理的消毒（a）と乾燥（b）後は作業者に対する感染性はなく，素手で器具に触れてもかまわない．また，セミクリティカル器具であれば，この段階で使用可能である．

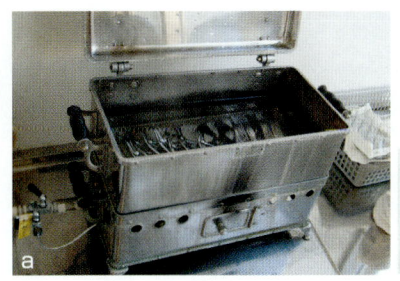

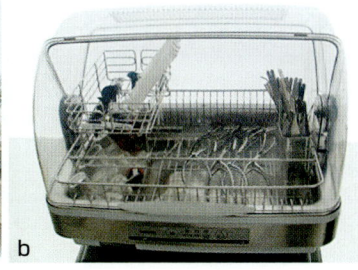

週間などと決めている場合（時間依存型）と，何らかの事象（包装の傷や破損，湿気など）によって被滅菌物が汚染されるまでは無菌が維持されるとみなす場合（事象依存型）がある．
- 汚染が予想される場合は再滅菌が必要だが，各施設で保管場所（開放あるいは密閉の保管棚）や保管条件（包装材料の種類）を考慮し，有効期間を設定しておく．

具体的な耳鼻咽喉科外来処置および手術器具の滅菌

■ 処置用鋼製小物
- 鋼製小物はなるべく使用後時間をおかずに約40℃の酵素系洗浄剤に浸漬する（20分）．
- 軽くすすぎを行い，酵素系洗浄剤を用いた超音波洗浄（10分）を行うと，より洗浄効果が高い．
- 続いて水洗後に，煮沸による物理的消毒（20分）を行い，鉗子を用いて家庭用食器乾燥器に移し乾燥（30分）させる（⓫）．
- 乾燥した器具は，滅菌バッグに入れて高圧蒸気滅菌（3分）を行う．

■ ネブライザーに関連した器具（⓬）
- マウスピース，鼻管は使用直後に流水下に用手洗浄（2〜3分）を行い，その後0.1％（1,000 ppm）次亜塩素酸ナトリウム液に浸漬する（30分）[★5]．
- 超音波ネブライザーに使用する吸気ホースは使用直後に流水を通し（2分），その後，0.02％（200 ppm）次亜塩素酸ナトリウム液に浸漬する（5分）．続いて水道水ですすぎを行い，よく乾燥（30分）させて再使用する．
- 薬液カップは外来終了後，毎日，0.01％（100 ppm）次亜塩素酸ナトリウム液に浸漬し（60分），すすぎ，乾燥を行う．作用槽内は外来終了後，毎日，アルコール清拭を行う．使用する吸入液は毎日交換する．

■ チャンネル付き処置用内視鏡
- 内視鏡の不完全消毒による感染事故が報告されている

★5
この濃度と浸漬時間によって結核菌やウイルスで汚染した器具の消毒が可能となる．

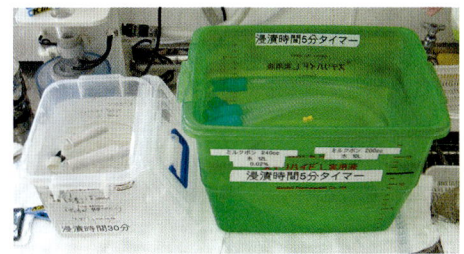

⓬ ネブライザーに関連した器具の消毒（化学的消毒）

処置・手術器具の滅菌，保管方法 ● 227

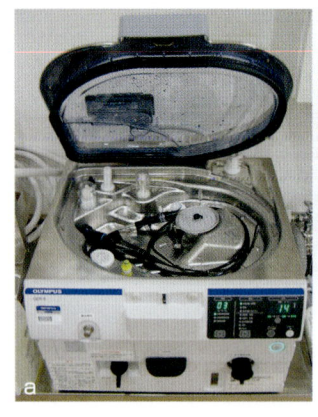

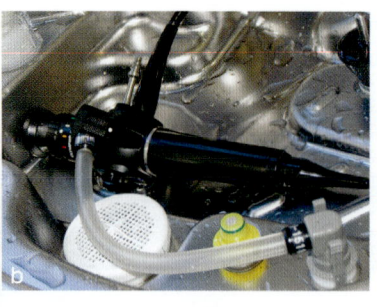

⑬**自動内視鏡洗浄装置**（オリンパスメディカルシステムズ製）
操作部を含めた内視鏡全体（a）およびチャンネル内（b）の洗浄と高水準消毒が自動的に行える．

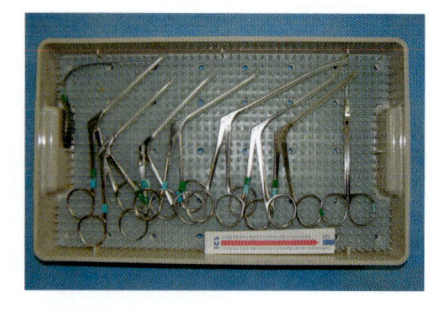

⑭**耳手術用マイクロセット**
化学的インジケータをセット内に入れて，滅菌条件が達成されたかを確認する．

★6
グルタラール（2％）の作用時間は10～30分とやや長く，毒性の問題が指摘されている．フタラール（0.55％）の作用時間は5分と短いが，細菌芽胞への効果は期待できない．過酢酸（0.3％）の作用時間は5分と短く細菌芽胞へも10分で有効である．蛋白凝固性がないことも利点であるが，金属腐食性がある．

★7
用手的に洗浄と消毒を行う場合は，各内視鏡に添付されているメーカーの取り扱い説明書に従って行う（ここでは省略する）．

が，チャンネル内の不十分な消毒や鉗子類の不十分な滅菌，不適切な消毒液の選択が主な原因である．
- サルモネラや緑膿菌などのグラム陰性桿菌，B型やC型肝炎ウイルス，結核菌の感染が報告されている．
- 内視鏡自体はセミクリティカル器具に分類され，使用ごとに高水準消毒[★6]（グルタラール，フタラール，過酢酸）が必要である．
- 異物鉗子や生検鉗子はクリティカル器具であり，超音波洗浄と高圧蒸気滅菌が必要である．
- 魚骨などの異物摘出や喉頭の生検に用いる吸引（鉗子）チャンネル付き内視鏡の消毒は医療従事者の作業時間の短縮や作業レベルの均一化を考えて，チャンネル内や操作部を含めた内視鏡全体を消毒できる自動内視鏡洗浄装置（⑬）の使用が望ましい．しかし，自動内視鏡洗浄装置を用いる場合でも，消毒前に一連の用手洗浄が必要である[★7]．
- 内視鏡は通気性がある保管庫に垂直に吊るして保管する．携帯用ケースへの保管は避ける．

手術用精密器具

- 精密器具の製造業者に洗浄方法や滅菌方法を確認する必要がある．
- 一般的に，耳用（鼻用）手術セットとして洗浄後に高圧蒸気滅菌あるいが酸化エチレンガス滅菌が行われる（⑭）．

（重野浩一郎）

参考文献

1. 小林寛伊ほか．小林寛伊編．新版消毒と滅菌のガイドライン．東京：へるす出版；2011．p.1-178．
2. 満田年宏．医療施設における消毒と滅菌のためのCDCガイドライン2008．東京：ヴァンメディカル；2009．p.1-216．
3. 伏見　了ほか．洗浄・消毒・滅菌の基本と具体策．東京：ヴァンメディカル；2008．p.1-169．

第4章 その他

頭頸部領域の外傷への対応

頭頸部外傷の創傷処置，創傷処理

- 頭頸部の外傷は，皮膚軟部組織の外傷と骨折に分けられ，しばしば併存する．皮膚軟部組織の外傷は，皮膚の連続性が失われた状態を「創」，皮膚の連続性の保たれた皮下組織の損傷を「傷」という．
- 外傷の規模と程度は，処置で完結するものから，気道確保，全身麻酔下での治療が必要となる症例まで多彩である．実際には，外界へ突出した耳介，外鼻，前額部，頰部の外傷が多く，ほとんどが処置と小手術で対応が可能である．
- 治療の目標は，整容的に受傷前の状態に復する，外傷によって生じた機能障害を改善させる，の2点である．唾液腺，顔面神経，鼻副鼻腔，視器，聴器への配慮が必要となる．

耳介血腫 （❶）

- 耳介の前面に好発する．圧迫の困難な部位であり，穿刺のみでは再発をきたしやすい．
- 皮膚を切開し内容液を除去，洗浄した後に，金属ボタンとキチン膜（深部体腔創傷被覆・保護材，ベスキチンF®）を耳介の前後に当て，ナイロン糸で10～14日間，圧迫固定している．
- ペンローズドレーンの留置，フィブリン糊の使用も有効である．

▶「耳介血腫の取り扱い方」(p.2) 参照.

耳介の裂創 （❷）

- 耳介は血流が豊富なので，皮膚をナイロン糸で縫合すれば生着する．

鼻骨骨折 （❸～❺）

- 外傷後の骨折のなかで，部位別には最も頻度が高い．
- 整復の適応は，外鼻の変形と鼻閉の程度，患者の希望を勘案して決定する．
- 受傷後3週間以内であれば，局所麻酔下での整復が可能である．
- 骨の枠組みは完全に元の状態には回復しないが，外観はおおむね戻る旨を伝えておく．

▶「鼻骨骨折整復術」(p.156) 参照.

頰骨弓骨折 （❻）

- 局所麻酔下での整復が可能である．頭皮内切開で，側頭筋膜を露出させ切

❶耳介血腫

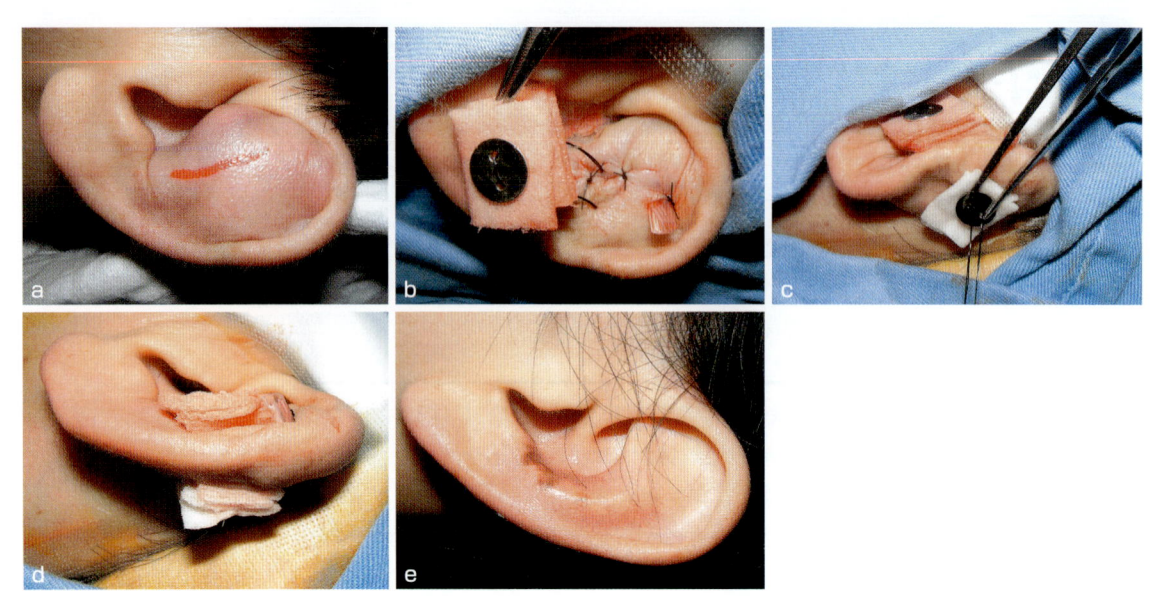

a：1％キシロカイン®注射液アドレナリン（1：100,000）含有を，耳介の前面と後面に注射し，赤線のごとく長軸方向に切開を加える．内容液を除去し，生理食塩水で十分に洗浄する．
b：ペンローズドレーンを留置し，切開部をナイロン糸で縫合する．創にキチン膜を当て，その表面に金属ボタンを重ね，直針を用いて，ナイロン糸を通しておく．
c：耳介の後面も，キチン膜と金属ボタンを当て，前面から耳介を貫いてきたナイロン糸で，植皮術後のタイオーバー固定法に準じて，圧迫固定する．
d：耳介は前後から，サンドイッチ状に圧迫固定されている．糸はあまり強く締め付けないようにする．糸は，軟骨を貫通させるため，周囲との反応が少ないナイロン糸が望ましく，2本で固定したほうが，安定する．ガーゼは糸を通すと，時間の経過とともに形状が崩れやすくなるので，キチン膜を使用している．金属ボタンを用いると面での圧迫が可能である．術後2～3日目にペンローズドレーンを除去，術後10～14日目に，圧迫を解除し，皮膚の縫合も抜糸する．キチン膜を厚く座布団状にすると，耳介のような曲面を有する創でも，圧迫固定が可能である．術後は，皮膚の色調，局所の疼痛に気をつける．
e：術後30日目の所見．

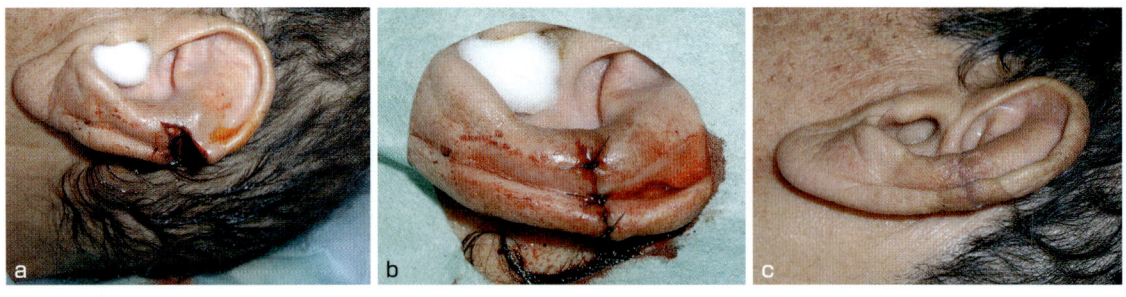

❷耳介の裂創

a：耳介の断裂した症例である．
b：生理食塩水で十分に洗浄し，5-0ナイロン糸で，皮膚を縫合する．
c：術後18日目の所見．

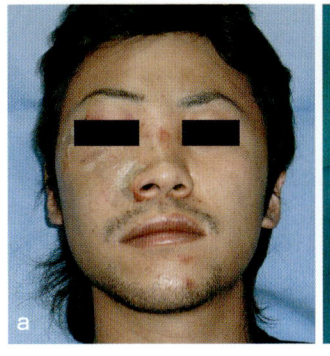

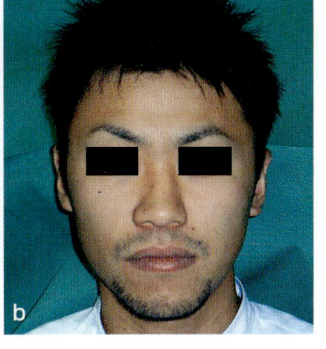

❸ 鼻骨骨折
バイクを運転中に電柱に衝突，鼻骨骨折を生じた症例の治療前（a），後の所見（b）．

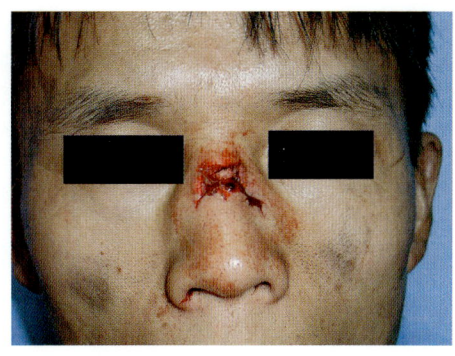

❹ 鼻骨骨折
瓶で顔面を殴打され，鼻骨が折れ，外界に露出している．開放骨折であるので十分に洗浄した後，皮膚を縫合する．

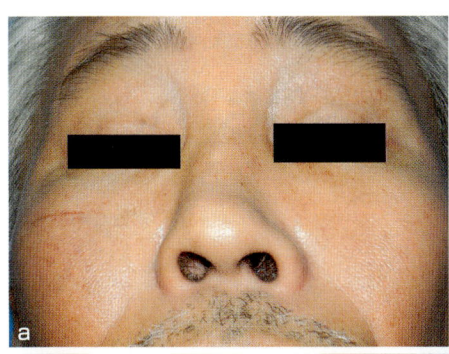

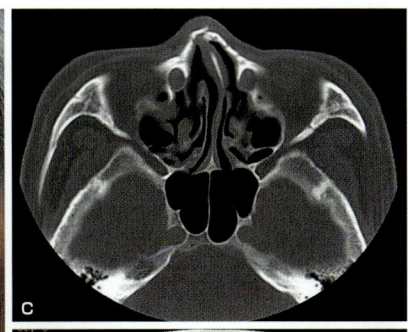

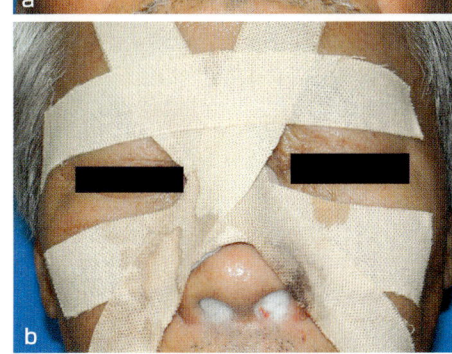

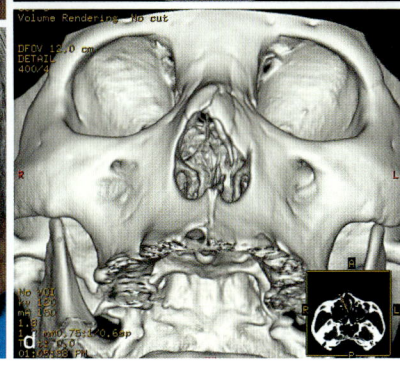

❺ 鼻骨骨折
a：鼻骨骨折の治療前所見．
b：整復固定後にシーネを装着した所見．
c：軸位断CT画像．外鼻は変形し，鼻中隔軟骨は偏位している．
d：三次元CT画像．病変の広がり，程度を立体的に把握できる．

開，側頭筋の表面を滑らせるようにランゲンベック剥離子の先端を骨折部位の深部に到達させ，整復する．
- 盲目的操作になるので，血腫形成を予防するため，ペンローズドレーンを留置する．

■ 皮膚軟部組織の創傷（❼〜⓫）

- 受傷時の状況や服用中の薬剤について，できるだけ正確，詳細に把握しておく必要がある．
- 切創では，生理食塩水で洗浄し，創縁を合わせ，皮膚をナイロン糸で縫合する．血流が豊富であるので，創を合わせる程度に縫合し，皮下縫合，真皮縫

血腫形成を予防するため，ペンローズドレーンを留意

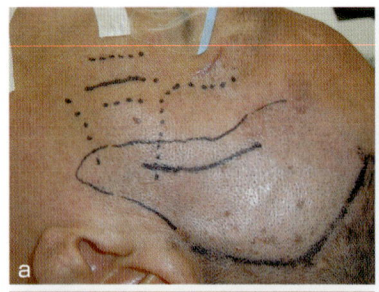

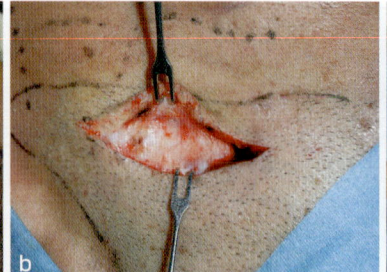

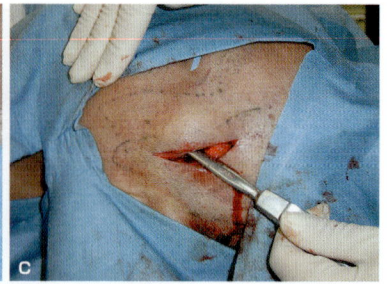

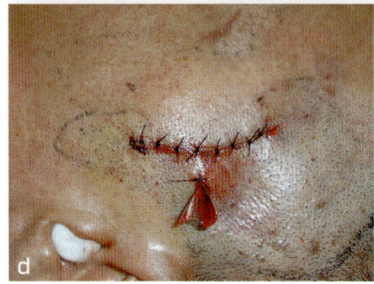

❻**頬骨弓骨折**
a：頬骨弓骨折の皮膚切開のデザイン．
b：側頭筋膜を露出させた所見．
c：筋膜に切開を加え，ランゲンベック剥離子で整復している所見．
d：整復後，ペンローズドレーンを留置し閉創した所見．

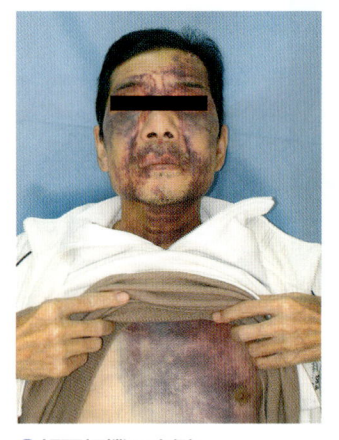

❼**顔面打撲の症例**
抗凝固薬（ワーファリン®）を服用している．受傷後も，皮下の出血は拡大し，胸壁にまで及んでいる．

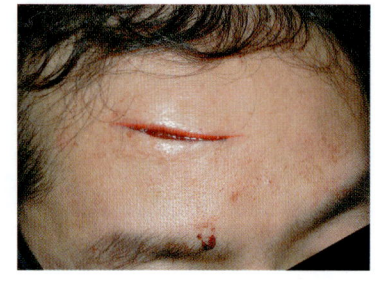

❽**刃物による切創**
局所を洗浄し，ナイロン糸で縫合する．

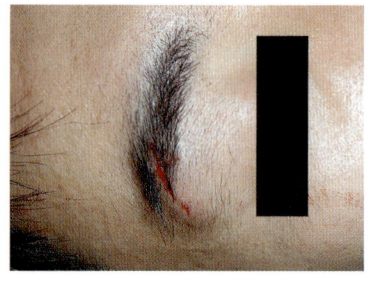

❾**鈍器による眉毛内の裂創**
毛の流れを乱さないように，縫合する．

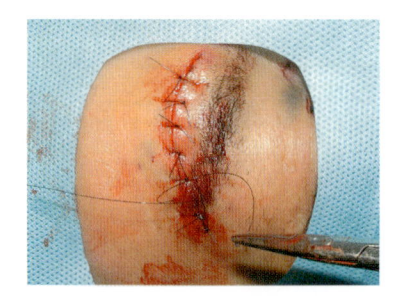

❿**前額部にみられた眼鏡の枠による割創**
創縁がずれないように配慮し，縫合する．

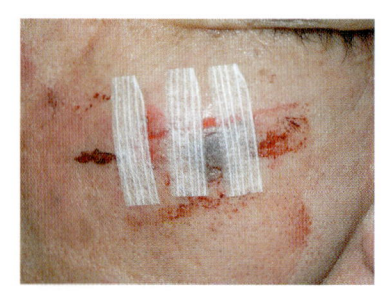

⓫**鈍器による皮膚の損傷**
表皮の連続性は失われている．テープで固定する．

　　合は不要な症例が多い．
● 圧迫や洗浄で制御されない出血部位には，双極型電気凝固装置（バイポーラ）による止血操作が必要となる．

■ 洗浄，消毒，被覆 ⑫

- 創の洗浄には生理食塩水を用いる．大きな創，異物の存在が疑われる症例，強い感染がある症例では水道水を局所に浴びせ（シャワー），洗浄するほうが効率的である．
- 皮膚の消毒には，クロルヘキシジングルコン酸塩（ヒビテン®），ポビドンヨード（イソジン®），ベンザルコニウム塩化物（オスバン®）を使用している．消毒薬は開放創の内部に対し毒性を有していると考えられるので，露出した創面は洗浄にとどめ，消毒薬は使用しないようにしている．
- 創の被覆には，縫合を行った後の創面からの血液，滲出液を吸収させるため，ガーゼを軽く当てている．2～3日で不要となり，その後は開放としている．創面被覆材料が市販されているが，皮膚の壊死を伴う症例や大きな擦過創が適応である．

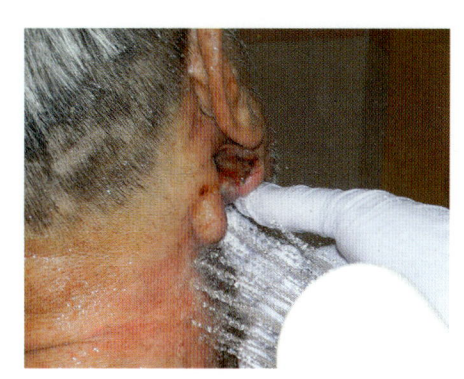

⑫シャワー（水道水）による洗浄の様子

鼻腔・口腔内の異物刺創への対応

- 鼻腔・口腔内の異物による刺創の原因は，魚骨，箸，ナイフ，フォーク，玩具などがあげられる．
- 口腔内の刺創は頬粘膜に多く，筋肉に達する症例では，異物の遺残に注意し，吸収糸で縫合する．
- 鼻腔では，下甲介，鼻中隔，鼻腔底にみられ，視器の損傷の有無を評価し，固有鼻腔に創が限局していれば，キチン膜を鼻腔に挿入し止血と創の治癒を促す．

> 筋肉に達する症例では異物の遺残に注意

麻酔方法，デブリドマン，皮膚縫合術の基本

麻酔方法

- 局所麻酔薬は1％キシロカイン®注射液アドレナリン（1：100,000）含有を使用している．血管収縮薬が添加してあり，麻酔効果が持続し，麻酔薬が少なくて済む，止血作用が期待される，などの利点がある．
- 注射に際しては，血管内への注入を避ける，血圧上昇に配慮する必要がある．

デブリドマン

- 縫合を必要とする創は開放創なので，十分に洗浄し，血液，異物は徹底的に除去する．
- 頸部領域は血流が豊富であり，壊死組織，汚染された組織の除去は，最小限にとどめるべきで，過度のデブリドマンは機能障害，変形の原因になる．

> 壊死組織，汚染された組織の除去は最小限に

皮膚縫合術の基本

- 止血の確認，血腫の除去を終えた後，縫合を始める．挫滅により縫合に適さ

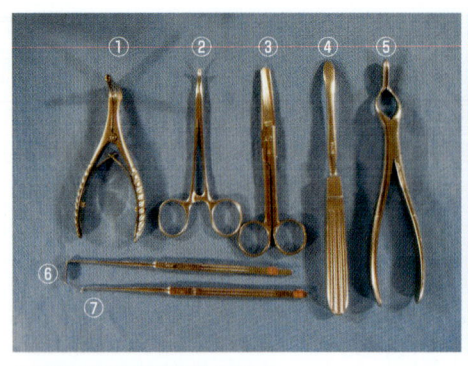

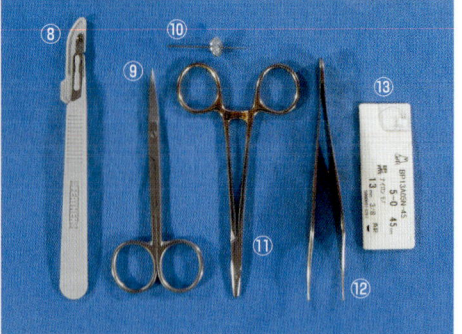

⓭外傷対応手術器具の見本
①鼻鏡，②モスキートペアン（曲），③剪刀（糸を切る），④ランゲンベック剥離子，⑤ワルシャム鉗子，⑥扁平鉤（形成筋鉤），⑦単鋭鉤（フック），⑧円刃メス15番，⑨眼科用剪刀，⑩金属ボタンと直針，⑪ヘガール持針器，⑫アドソン鑷子（有鉤），⑬5-0ナイロン糸．

- ない皮膚があれば，メスや眼科用剪刀で鋭的にトリミングしておく．
- 創縁を合わせ，頭皮や眉毛内では毛の流れに留意し，ナイロン糸で縫合する．創の端から始めるより，両端に単鋭鉤（フック）をかけて創を伸展させ，中央に最初の縫合をおき，全体を確認しながら縫合していくほうが，ずれが生じにくい．
- 創の深さや緊張の程度に応じ，糸の太さは4-0から6-0を使い分け，死腔や血腫の形成が懸念される症例では，ペンローズドレーンを数日間，留置しておく．
- 表皮の再生は，数日で完了する．皺に沿った創，動きに乏しい部位の創では4～5日目に抜糸し，テープで固定しておく．

外傷対応手術器具

- 頭頸部の外傷に対応する手術器具の見本を⓭に示す．

頭蓋内刺入の可能性検索，止血方法

- 咽頭に刺入した割り箸が頭蓋内に達し，患者が死の転帰をたどったため，社会問題になったのは，記憶に新しい．鼻腔や口腔から侵入した異物が，頭蓋内，副咽頭間隙，側頭下窩へ到達する可能性を，念頭におく必要がある．受傷時の詳細な問診，丁寧な診察，必要に応じてCT，MRI検査を行う．
- 頭蓋内へ異物が到達すると，気脳症，髄液瘻，髄膜刺激症状が観察されるはずであるが，非典型例や遅発性に症状が現れる症例もある．
- 正確な診断と異物の除去が優先されるが，出血が著しい場合には，脳神経外科，麻酔科と連携したうえで，全身麻酔下の止血に踏み切らざるをえない．

（村岡秀樹，岸本誠司）

▶顔面切創の処置の患者説明例については，p.260参照．

第4章　その他

急性呼吸困難への対応

呼吸困難は，心臓血管疾患，貧血，上気道疾患，心因性などさまざまな病態によって引き起こされる．耳鼻咽喉科医が多く経験する咽喉頭疾患における呼吸困難は，炎症性疾患によるものと非炎症性疾患によるものとに分けられる．また，新生児や小児では成人とは異なった病態も多い．

呼吸という生命にかかわる最も重要な生理反応をいかに正確に判定し治癒させるか，しかもいかにすみやかに行えるかが問題となる．

症状（患者）の診方

- 重篤な疾患を見逃さないことが重要である．意識状態，血圧，脈拍，呼吸状態，体温などのバイタルサインのチェック，チアノーゼ，起座呼吸の有無などの症候を瞬時に観察する．
- 本項では，咽喉頭疾患における呼吸困難の治療の進め方をチャートで示し，理解しやすくした（❶）．

必要な検査

- ①バイタルサイン（呼吸・脈拍），②咽頭の視診，③頸部の視診・触診，④音声の聴診，⑤鼻咽腔・喉頭内視鏡，⑥咽喉頭X線撮影，⑦咽喉頭CT・MRI，などがあるが，最も重要なのは初診時のバイタルサインである．緊急の判定と的確な対応が望まれる部位であることはいうまでもない．その観点からも咽喉頭の内視鏡検査は診断に最も有効である．
- 治療方針の基本は❶に示すように，呼吸困難の程度，気道狭窄の程度により，安静や吸入治療から狭窄物の摘除外，酸素吸入，気道確保へと段階的に行われるが，先にも述べたように，緊急対応を迫られた症例では即時に気道確保が必要となる．疾患別の対応は成人と新生児・小児では違いがある．

内視鏡検査が咽喉頭の診断に最も有効

要緊急対応の症例では即時に気道確保

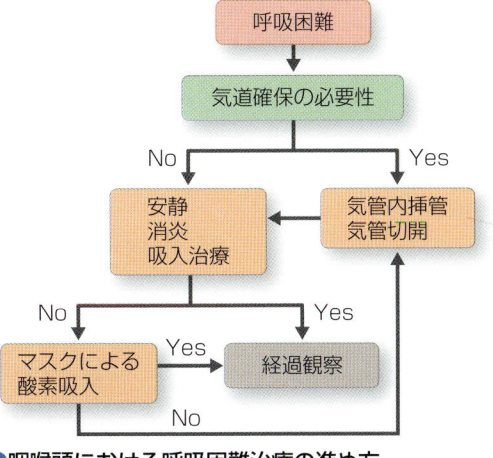

❶咽喉頭における呼吸困難治療の進め方

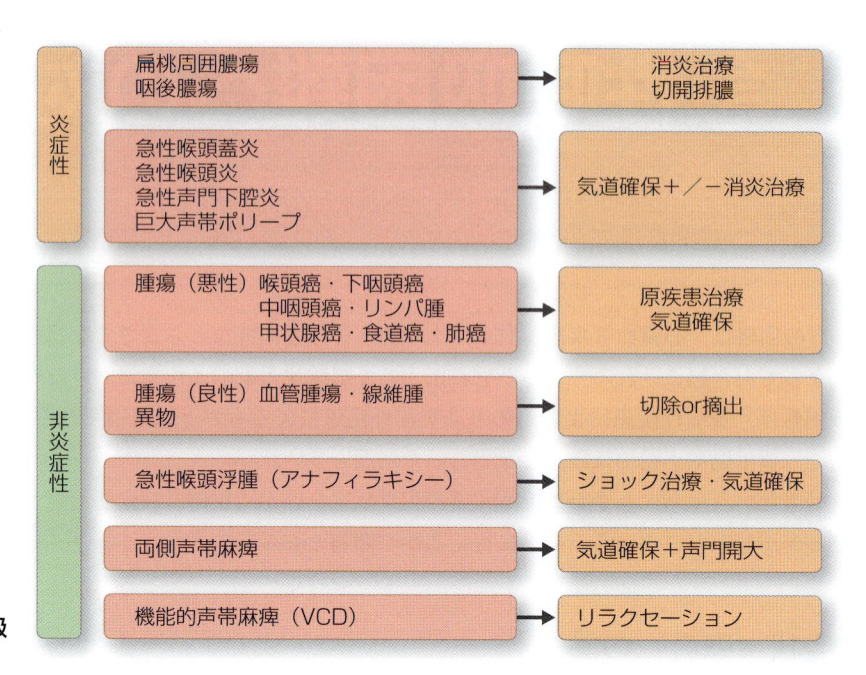

❷咽喉頭疾患における呼吸困難の治療（成人）

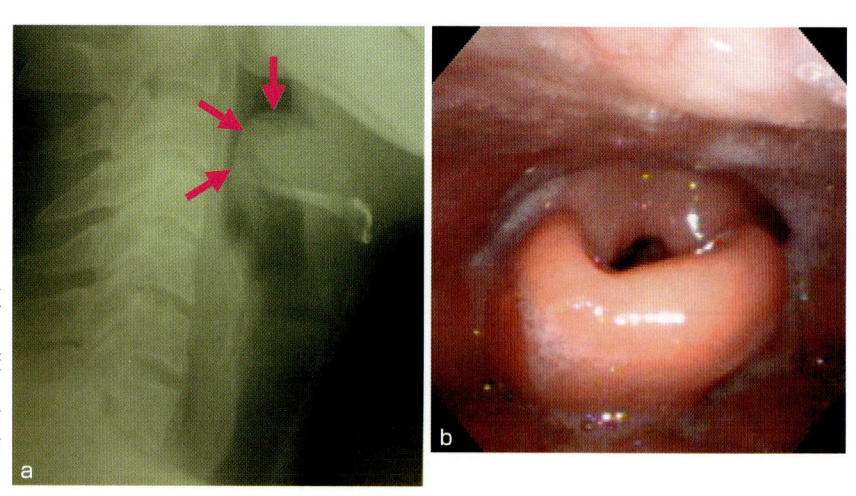

炎症性
- 扁桃周囲膿瘍／咽後膿瘍 → 消炎治療／切開排膿
- 急性喉頭蓋炎／急性喉頭炎／急性声門下腔炎／巨大声帯ポリープ → 気道確保＋/－消炎治療

非炎症性
- 腫瘍（悪性）喉頭癌・下咽頭癌／中咽頭癌・リンパ腫／甲状腺癌・食道癌・肺癌 → 原疾患治療／気道確保
- 腫瘍（良性）血管腫瘍・線維腫／異物 → 切除or摘出
- 急性喉頭浮腫（アナフィラキシー） → ショック治療・気道確保
- 両側声帯麻痺 → 気道確保＋声門開大
- 機能的声帯麻痺（VCD） → リラクセーション

❸急性喉頭蓋炎の単純X線と喉頭内視鏡
a：大きく腫脹した喉頭蓋（→）．
b：同症例の内視鏡所見．声帯に病変がないので嗄声はまだない．

成人における咽喉頭疾患による呼吸困難治療

- 成人における咽喉頭疾患による呼吸困難治療のチャートを❷に示す．成人では炎症性と非炎症性の2分野に大別される．

■ 炎症性

- 咽喉頭の急性疾患に伴う気道狭窄の治療は消炎治療であるが，常に急激な変化への対応も念頭におくべきである．成人ではとくに急性喉頭蓋炎に対する診断・治療が重要である（❸）．
- 急性喉頭蓋炎の対応は，その治療法の選択が大切で，酸素投与・消炎治療のみで乗り切れるか，瞬時の気道確保が必要か，待機的対応が可能かなど，初

喉頭蓋喉頭面や披裂喉頭蓋襞の腫脹著明は気道確保を

超緊急時は躊躇なく輪状甲状膜穿刺術を行う

診時の内視鏡所見の判断が必要である．一般に喉頭蓋喉頭面や披裂喉頭蓋襞の腫脹が著明な際は緊急の気道確保が必要となる．通常の気管挿管が可能か否かの判断も重要で，無理な気管挿管はかえって喉頭蓋の腫脹を増悪させる．
- さらに通常の気管切開を行うか，輪状甲状膜穿刺術で気道を確保するかの判断はバイタルサイン，喉頭内視鏡所見で判断するが，超緊急と判断したときは躊躇なく輪状甲状膜穿刺術を行うべきである．
- 気管切開も横臥位を取ると呼吸状態が悪化するため，半座位で行うこともある（❹）．

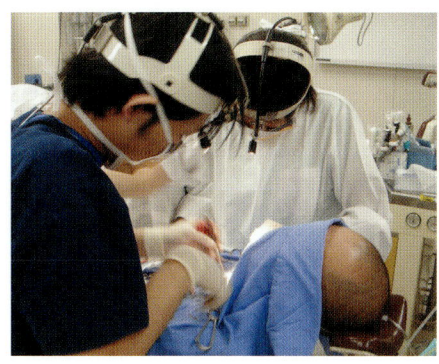

❹半座位での気管切開

■ 非炎症性

- 非炎症性の腫瘍性病変は，原疾患への治療方針にもよるが，気道確保に関して待機的処置でよいものかどうかの判断が大切である．
- 食物（卵，ソバなど），薬物によるアナフィラキシー反応は喉頭の急激な浮腫をきたす．原因刺激から15分前後で発作が始まり，緊急ショックへの対応を迫られる．
- 呼吸時に，声門があたかも発声しているがごとく閉鎖するため，吸気ないし呼気時，または同時に喉頭部に喘鳴を発する病態がある．さらにこの喘鳴が胸腔に聴取され，喘息と診断されることがある．これは vocal cord dysfunction（VCD）とよばれ，喘息患者に多く合併するとの報告が多い．診断法は，喘鳴時に喉頭撓性内視鏡検査が最も確実である．スパイログラムでは閉塞性パターンを示さず，血液ガスでは過換気の状態を示すことが多い．症状が軽快した後には，喉頭になんら器質的所見を示さないため診断が隠蔽されることが多い．
- VCD の発現には心因的要素が関与していると思われる症例が多いため，心理的・精神神経科的アプローチや音声療法が有効と述べられているが，その具体的手法の記載はない．呼吸器科医，耳鼻咽喉科医，音声言語療法士，カウンセラーとのチーム医療で対処するのが望ましい．しかし，精神科や，カウンセラー受診を躊躇する症例が多いのも事実である．現実的には呼吸器科医，耳鼻咽喉科医が可能な治療を開始すべきと考える．喉頭リラクセーション・音声治療法が中心となる．

小児における咽喉頭疾患による呼吸困難治療 ❺

- 生後1年未満に好発する，いわゆる先天性喘鳴といわれる喉頭軟弱症，両側声帯麻痺，喉頭横隔膜症，声門下狭窄，そして後鼻孔閉鎖がある．
- いずれの疾患も喉頭の内視鏡が最も有効な診断方法であり，緊急の対応としての気道確保の必要性を判定するうえでも最重要である．
- 治療の第一歩は，患児への安全を考慮した気道の確保であるが，根治的な治

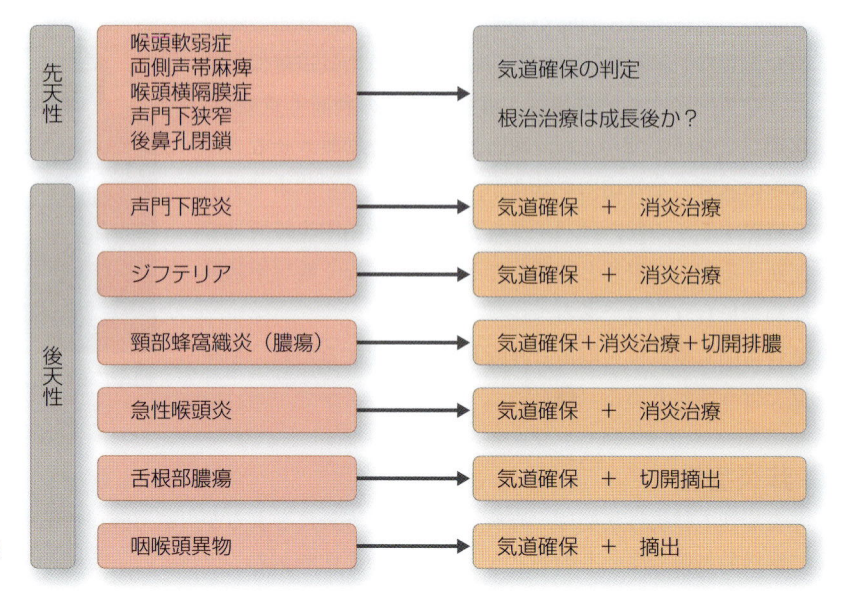

❺ 咽喉頭疾患における呼吸困難の治療（小児）

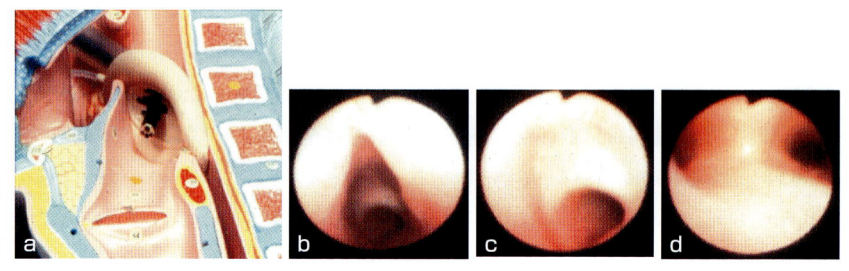

| 先天性 | 喉頭軟弱症
両側声帯麻痺
喉頭横隔膜症
声門下狭窄
後鼻孔閉鎖 | → | 気道確保の判定
根治治療は成長後か？ |

後天性	声門下腔炎	→	気道確保 ＋ 消炎治療
	ジフテリア	→	気道確保 ＋ 消炎治療
	頸部蜂窩織炎（膿瘍）	→	気道確保＋消炎治療＋切開排膿
	急性喉頭炎	→	気道確保 ＋ 消炎治療
	舌根部膿瘍	→	気道確保 ＋ 切開摘出
	咽喉頭異物	→	気道確保 ＋ 摘出

❻ laryngeal mask airway を用いた喉頭・気管・気管支の連続観察

a　b　c　d

療法に関しては意見の分かれるところである．
- 先天性喘鳴の手術の時期に関しては，海外では早期の根治治療法が報告されているが，わが国ではある程度成長を待つことが多い．とくに喉頭軟弱症は，海外では早期にラリンゴマイクロ下の喉頭蓋や披裂部切除が報告されているが，わが国の症例では，その大半が気道確保を必要とせず，生後1～2年で自然軽快することが多い．
- 声門下狭窄の外科的治療の時期，方法も anterior cricoid split（輪状軟骨前方切開術）や cricothyroidectomy の報告はあるが，いまだ一般的ではない．
- 後天性は感染症における炎症反応による気道狭窄で消炎治療が中心である．
- とくに小児では，その変化が急激であり，海外では ICU での管理を推奨しているが，国内でのコンセンサスは得られていない．いずれにせよ，厳重なモニタリングは必要であり，気道確保の時期を逃してはならない[★1]．
- 咽喉頭の異物は小児の窒息の主な原因である．異物の摘出が症状改善に最も有効であるのは当然であるが，声門に嵌頓した異物は沈静させないと摘出不可能なこともある．しかし，気管内にチューブも挿入できない症例も経験する．声門の異物症にはラリンジアルマスクで換気，沈静させ，内視鏡下に摘出している（❻）．

★1 わが国において小児の気道確保は，気管挿管が第一選択であり，輪状甲状膜穿刺の適応はない．気管切開術もあくまでも二次的である．

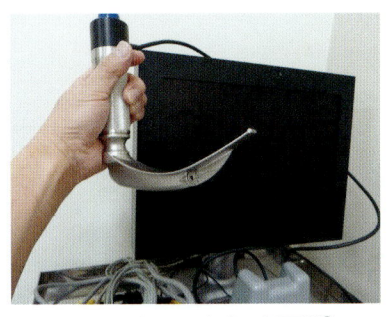

❼ ファインビュービデオ喉頭鏡®
（東レ製）

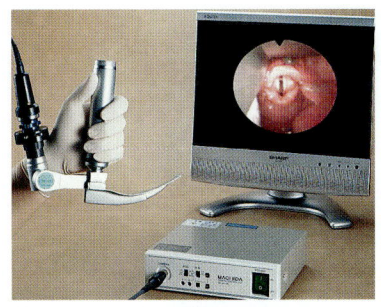

❽ ラリンゴビュー®（町田社製）

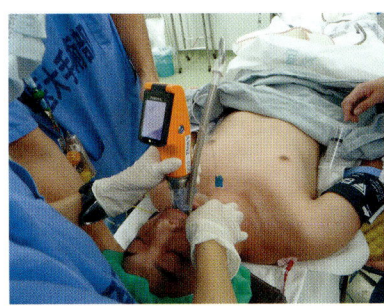

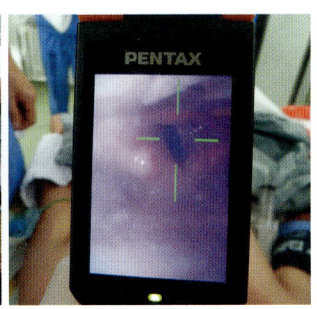

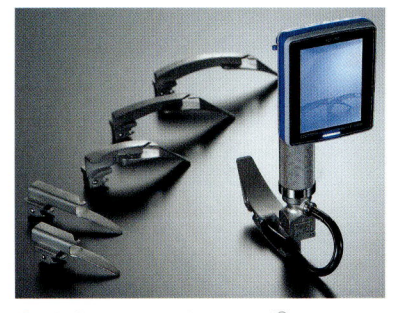

❾ Air way scope®（PENTAX社製）

❿ ビデオラリンゴスコープ®
（クーデック社製）

簡単にできる気道確保の手技

気道確保の種々の機器

- 近年，気道確保の種々の機器が開発されている．内視鏡下ガイド，カメラ付き喉頭鏡は，さまざまなメーカーから販売されている（❼〜❿）．研修医，学生の実習，救急救命士の訓練などさまざまな教育に効果的である．気道確保のチューブの開発も目覚ましい．喉頭鏡を用いなくとも挿入できるマスク（⓫）はさらに内腔に細い挿管チューブを装着でき，そのまま気管内に挿入できる．
- コンビチューブ（⓬）は救急救命士の使用も許可されており使用頻度が高いが，食道裂傷の報告もあり，使用には注意が必要である．

輪状甲状膜穿刺術とその器具

- 輪状甲状膜穿刺術は，その詳細が日本気管食道科学会から『外科的気道確保マニュアル』[1]として出版されており，ぜひ参考にしていただきたい．本項はその要約である．
- 輪状甲状膜穿刺術は，救急の現場では気管切開に代わる緊急の気道確保術として，気管挿管困難例の第一選択になっている．また，気管切開術と比較して，出血量が少なく，また患者を頭部後屈位とすることなく迅速・簡便に実施できることから，緊急時のとくに外傷初治療時の気道確保に適した手技で

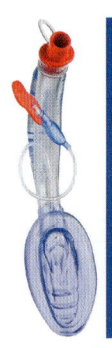

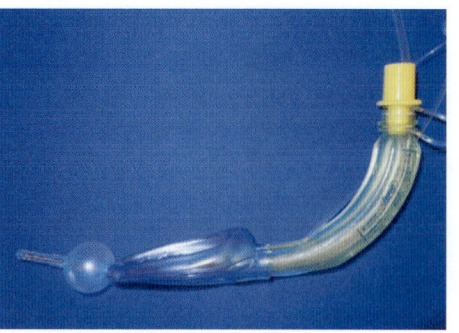

⑪ air-Q®（インターメドジャパン製）

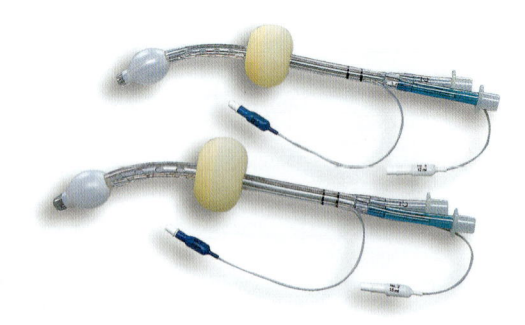

⑫ コンビチューブ®（5-18537, 5-18541）（日本光電工業製）

⑬緊急輪状甲状膜穿刺術の適応

A．気管挿管（経口・経鼻）が不可能な場合
　a．顔面・頸部外傷による咽喉頭の大出血，変形
　b．大量の吐物（吸引しきれない）
　c．上気道異物の嵌頓
　d．喉頭浮腫
　e．喉頭痙攣
B．低酸素脳症が危惧される状況での気管挿管困難例
　a．チアノーゼや心停止寸前の徐脈
　b．脳圧亢進症状を示す頭部外傷
　c．意識レベルの急激な低下
C．頸椎損傷
　a．経鼻気管挿管が不成功で，気管支ファイバー下の気管挿管が利用できないとき
　b．気管支ファイバー下の挿管が不成功のとき

ある．

適応（⑬）

緊急気道確保目的

- 確実な気道確保の適応であるにもかかわらず，気管挿管が困難で[★2]，マスク換気でも酸素化が維持できない状況．

喀痰自己排出困難症例における吸痰ルート確保目的

- 喀痰の自己排出が不十分で，積極的に吸痰を実施することが望ましいと考えられる症例が対象となる．

輪状甲状膜穿刺に使用されるキット

- 気道確保目的には内径 6.0 mm 以上が推奨されており，それより細いチューブは確実な気道確保とはいえず，あくまで緊急避難として使用するものである．

ミニトラック®（スミスメディカルジャパン）

- 内径 4.0 mm で，器具の使用目的は喀痰吸引と気道確保である．直接法を用いるスタンダードキットと，セルジンガー法を用いるセルジンガーキットがある（⑭）．皮膚切開用のメスも用意され，喀痰吸引中心に用いられるが，緊急気道確保にも使用可能である．
- 皮膚切開後，まずガイドワイヤーを気管に挿管しダイレーターにて刺入部を拡張させてカテーテルを留置する．

トラヘルパー®（トップ）

- No.8（内径 3.0 mm）と No.10（内径 3.6 mm）の2サイズがある．チューブ素材がテフロンのためやや固い（⑮）．

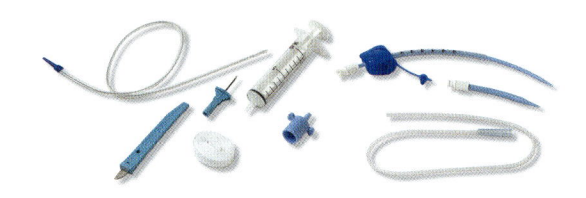

⑭ ミニトラック®（スミスメディカルジャパン提供）

★2
挿管困難とは挿管熟練者が2回挿管を試みても気道が確保されない状態を示す

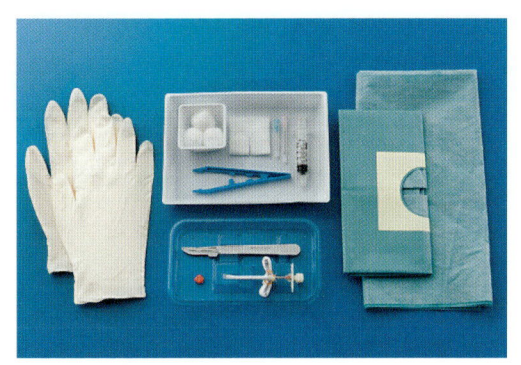

⑮ **トラヘルパー®**（株式会社トップ製） 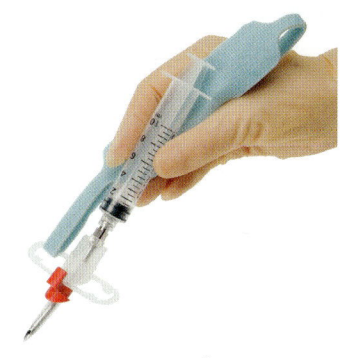　⑯ **クイックトラック®**（スミスメディカルジャパン提供）

クイックトラック®（スミスメディカルジャパン）
- 皮膚切開を入れずに皮膚と靱帯を一度に穿刺する．内径 2.0 mm と 4.0 mm の 2 サイズがあり，緊急気道確保に用いる（⑯）．

Patil 緊急用輪状甲状膜切開用カテーテルセット®（クックジャパン）
- 内径 3.0 mm で，緊急気道確保に用い，穿刺に準じて使用する．細径のため換気には高圧ジェット換気が推奨される．

Melker 緊急輪状甲状膜切開セット®（クックジャパン）
- 内径 6.0 mm のカニューレ．緊急気道確保に用いる．
- 皮膚切開を入れ，ガイドワイヤーを留置し，ダイレーターとカニューレを合わせて挿入する．

血管留置針
- 気道緊急時に 14 G または 16 G の血管留置針を使用し，高圧酸素による高圧ジェット換気を行う．
- 自発呼吸があれば，注射針 3 本を刺して救命した経験があるが，気道確保後直ちに通常の気管切開が必要である．

■ 輪状甲状膜穿刺・切開術に伴う合併症
- さまざまな合併症が報告されている．⑰に列記する

合併症予防対策
- 長期間の留置を避けることで合併症を抑制できる可能性があるため，カニューレやチューブの留置気管を短期間（通常 1 週間程度まで）にする．
- 手技施行前後の抗菌薬の投与やステロイド投与が良いとする意見もある．

緊急輪状甲状膜穿刺術の禁忌
- 輪状甲状膜穿刺術の禁忌は，⑱に示すように，ほかにより侵襲度の低い気道確保の方法を行える場合と，明らかに輪状甲状膜より遠位に気管の狭窄があ

⓱輪状甲状膜穿刺・切開術に伴う合併症

不適切な部位へのカニューレ挿入・切開部位の誤り	●甲状舌骨膜への誤挿入 ●皮下組織への誤挿入 ●食道への誤挿入（気管後壁損傷）・食道損傷 ●喉頭への逆行性挿入 ●反回神経損傷
出血・血腫形成	●皮膚・皮下組織 ●前頸静脈 ●輪状甲状枝（上甲状腺動脈由来） ●甲状腺錐体葉
気腫・気胸	●皮下気腫 ●縦隔・心嚢気腫・気胸 ●緊張性気胸
声門下狭窄	●小児 ●喉頭病変の存在 ●7日以上経口挿管の既往 ●長期のカニューレ留置
発声障害・嗄声	●声帯の浮腫・炎症・瘢痕形成 ●輪状甲状筋損傷 ●カニューレ挿入による声帯の進展（喉頭が牽引される）
その他	●誤嚥 ●局所感染 ●気管軟化症 ●気管腕頭動脈瘻（カフ圧の過剰，チューブによる刺激）

⓲緊急輪状甲状膜穿刺術の禁忌

禁忌
 a．ほかに，より侵襲度の低い気道確保の方法を行える場合
 b．明らかに輪状甲状靱帯（膜）より遠位に気管の狭窄がある場合

相対的禁忌
①出血傾向
②近接部に腫瘍や血腫がある場合
③12歳以下（穿刺法は禁忌でない）
④輪状甲状靱帯（膜）を明確に同定できないとき

▶気管切開の患者説明例については，p.261参照．

る場合である．
●相対的禁忌として，
 ①出血傾向
 ②近接部に腫瘍や血腫がある場合
 ③12歳以下
 ④輪状甲状膜を明確に同定できないとき
が想定される．

（平林秀樹）

引用文献
1) 岸本誠司ほか．日本気管食道科学会編．外科的気道確保マニュアル．東京：金原出版；2009．p.15-35.

患者への説明書類　実例集

- 耳介血腫について ……………………………………… 244
- 耳前部瘻孔の摘出について …………………………… 246
- 習慣的な耳掃除の癖への指導処方箋 ………………… 247
- 鼓膜切開術について …………………………………… 248
- 鼓膜換気チューブ留置術について …………………… 249
- 鼓膜穿孔閉鎖術について ……………………………… 250
- 鼓膜形成術について …………………………………… 251
- 鼻のレーザー手術について …………………………… 252
- 鼻茸切除術について …………………………………… 253
- 鼻骨骨折整復術について ……………………………… 254
- 鼻中隔矯正術について ………………………………… 255
- 扁桃周囲膿瘍に対する穿刺・切開について ………… 256
- 声帯ポリープ切除術について ………………………… 257
- 口腔内小手術について ………………………………… 258
- OK-432（ピシバニール®）注入硬化療法について … 259
- 顔面切創の処置について ……………………………… 260
- 気管切開について ……………………………………… 261

耳介血腫について

耳介血腫とは

- 原因は耳介をぶつけたり、こすったりすることで起こる内出血で、耳介の皮膚と軟骨の間に血液成分が溜まって腫れている状態です。そこに感染が加わると耳介軟骨膜炎が起きて、耳介の醜形が残ることがあります。
- はっきりした原因がわからない場合も多く、治療によっていったんは治ったようにみえても腫れを繰り返すことのある厄介な病気です。

耳介血腫の治療は

- 小さな範囲の耳介血腫は溜まっている血液成分が吸収されるのを待つこともできますが、腫れが完全になくなることはほとんどありません。また、最初は小さな腫れであっても徐々に貯留液が増えて腫れが強くなることがあります。
- 大きな耳介血腫は治療しないで放置した場合に耳介が肥厚して「力士耳」「ぎょうざ耳」「カリフラワー耳」などといわれるような変形を残すことがあります。こうなると、形成外科的な手術でも耳介を元のきれいな形に戻すのはたいへん難しくなります。
- 耳介血腫は1回の治療で完全に治癒することが難しい疾患です。最初は頻回に通院していただく場合がありますので、医師の指示に従って治療を継続してください。

治療の流れは

血腫の穿刺と内溶液を排除する処置

- まず、腫れている場所に針を刺して、溜まっている血液成分を吸引して取り除きます。
- 小さな腫れでは麻酔は必要ありませんが、腫れが強い場合には前もって痛み止めの貼り薬や局所麻酔の注射をしてから治療を行います。

内溶液が溜まらないように圧迫する処置

- 穿刺した内溶液が少ない場合には、耳介のくぼみに綿を詰め、その上からギプスを当てて耳介全体を圧迫固定します。
- 耳介は複雑な形をしているために、このような処置をしても内溶液が再び溜まってくることがありますので、1〜2日後に再診していただき確認します。
- 溜まっている液体が多い場合や何度も繰り返して穿刺しなければいけない場合には、液体を排出するための細い管を入れて治療します。
- 圧迫は1週間前後続ける必要があります。

重症の場合に行う手術的治療
- 耳介の腫れが強く貯留液が多い場合、穿刺を繰り返しても再発する場合、腫れてから日数がたっている場合には手術を行います。耳介に局所麻酔注射を行った後、皮膚を少し切開して内容液を完全に除去します。
- 次に耳介の前面と後面に小さなガーゼを枕のように当ててナイロン糸で縫い付けて圧迫します。
- １週間後に抜糸して圧迫しているガーゼを取り除きます。

治療後の注意点
- 抗生物質や鎮痛薬などが処方されている場合は指示通り内服してください。
- 薬を飲んでいても強い痛みが続く場合にはすぐに受診してください。
- 入浴はかまいませんが、耳を触らないよう、とくに睡眠中に気をつけてください。
- 圧迫しているガーゼが取れたり、ずれたりした場合にはすぐに受診してください。
- 原因となったスポーツは許可するまで原則的に禁止です。

再発の予防には
- コンタクトスポーツが原因になっている方は、競技前に耳介全体にワセリンなどを塗ってマッサージをしておくとよいでしょう。
- ヘッドギアやイヤガードが使用できる場合は自分に合ったものを正しく装着してください。
- 耳介血腫は再発を完全に予防することはできません。腫れた場合には早めに受診して治療を受けてください。

耳前部瘻孔の摘出について

今回お受けになる手術は、[右　　左] 耳前部瘻孔摘出術の予定です。
手術予定日時：　　　年　月　日（　曜日）午前・午後　　時頃の予定です。

- 耳前部瘻孔は先天性の異常で、薬でなくすことはできません。再び感染を起こさないためには手術で摘出する必要があります。

手術の流れ
- 瘻孔の壁を見えやすくするため、手術前に瘻孔を色素で染める処置を行います。
- 瘻孔の周囲に局所麻酔薬を注射して、手術での痛みを感じなくします。
- 瘻孔は下で接する軟骨とともに摘出します。
- 準備などを合わせ、1時間前後の手術となります。
- 局所麻酔ですのでお話ができます。手術中に痛みを感じたり具合が悪くなったりしたら、遠慮せずに申し出てください。

手術前の検査
- 手術前に鼓膜の状態をチェックし、必要に応じて聴力も確認します。
- 感染している場合には細菌の検査を行い、抗菌薬で炎症を引かせます。
- 全身に問題がないか、胸部X線、心電図、血液検査を行います。

起こりうる合併症
- 手術は細心の注意で行い、問題が生じた場合には適切に対処しますが、100％安全なものではありません。次のような危険性があることをご理解ください。
  ①局所麻酔薬や使用薬剤によるアレルギー（まれにショック）が起こることがあります。
  ②瘢痕化などのため目立つ傷痕が残ることがあります。
  ③術後の出血や感染などのため、再開創や再縫合を要することがあります。
  ④瘻孔の一部が残存すると再発し、再手術を要することがあります。

術後の注意点
- 痛みがある場合には処方された痛み止めを飲んでください。
- 手術当日から、首から下のシャワー浴は可能です。
- 翌日に診察をして問題がない場合には創をテープで覆います。傷の状態によってはガーゼでの圧迫を2～3日続けることもあります。テープで覆ったあとは手伝ってもらえば洗髪も可能です。傷に直接水がかからないように注意してください。
- 傷が汚れないよう、長い入浴や運動は1週間ほど避けましょう。
- 手術から1週間ほどで抜糸します。
- 手術後に出血やひどい腫れを生じた場合には、まず電話でご連絡ください。

習慣的な耳掃除の癖への指導処方箋

- 耳垢は外耳道の外方1/3にある汗腺の分泌物や皮膚の垢が溜まったものです。正常の皮膚には耳垢を外側に押し出し、清潔に保つ作用があるので耳垢の取りすぎや掃除のしすぎは逆効果です。外耳道炎や耳のカビの原因になることもあります。
- 乾いた耳垢は自然に排出されるので基本的に耳垢取りは必要ありません。軟らかい湿った耳垢は月1回程度、スプーン状の耳垢取りで入口近くの耳垢を軽く掻き出します。
- 耳垢取りのときに子どもがぶつかり鼓膜を破る事故もあります。十分に周囲の安全を確認しましょう。
- 風呂上がりの綿棒による過度の清掃習慣は耳の皮膚の自浄作用を妨げ、軟らかい耳垢の場合は取り残しの耳垢が奥に堆積して耳栓のようになるのでお勧めできません。小指が入る深さまでの垢をタオルで拭き取る程度にとどめてください。
- 耳垢が過剰に溜まる、湿っている、色調がおかしい、など耳垢の性質が病気の診断に役立つこともあります。
- 正常な耳垢と病的な耳垢を区別し、安全に除去することも耳鼻咽喉科医の仕事です。耳垢取りに自信のないときは無理をせず遠慮しないで診察を受けてください。

鼓膜切開術について

鼓膜切開の必要性について
- 現在の臨床症状と耳の所見から考えますと小児急性中耳炎ガイドラインで示されている鼓膜切開の適応に準じています。
    発熱（　）、不機嫌、泣いている（　）、耳が痛い（　）
    耳が強く腫れている（　）、赤味が強い（　）、耳だれが出ている（　）
- 鼓膜切開の目的は中耳炎で溜まっている液によって起きる痛みと腫れた鼓膜を改善します。
- 必要であれば膿を採取して原因菌の検査も行います。

鼓膜麻酔による痛み除去について
- 鼓膜麻酔液を単独で用いるか、さらには器材を使って鼓膜麻酔を行います。
- 局所麻酔ですので十分な除痛を得られないこともありますが、乳児の場合どのように処置しても泣いてしまいます。痛みの程度はわからないことが多いです。

手技の実際について
- 当院では鼓膜切開の実際をビデオ供覧にてご説明します。
- 切開手術はベッド上（もしくは診察椅子）で行います。

安全性と予想される合併症、後遺症
- 切開自体の影響で聴力が低下することはありません。
- 切開を繰り返すと鼓膜組織に傷がつき、鼓膜切開孔が長く残る可能性があります。
- 切開のあとにその後の通院や処置を嫌がるようになる小児もいます。

術後の管理
- 数日間、出血を伴う耳漏が続きますが心配いりません。
- お湯で外耳道の洗浄と消毒をします。
- 必要であれば点耳液を入れます。
- 日常生活では洗髪や入浴の際，耳に水が入らない工夫をしてください。

長期治療成績と代替療法
- 鼓膜切開は中耳炎に対する優れた治療法ではありますが、今後中耳炎は起こさなくなるという治療法ではありません。0〜2歳のお子様では再発も十分考えられます。
- 今後切開を繰り返すことが予想される場合は鼓膜換気チューブ留置を考えることも必要となります。

鼓膜換気チューブ留置術について

- 鼓膜換気チューブ留置術は、鼓膜に人工のチューブを挿入し、中耳腔に貯留している滲出液、膿汁を排膿したり、中耳腔の換気を行ったりする手術手技です。また、場合によっては中耳腔にそのチューブを通して薬液を注入、洗浄したりすることもあります。

麻酔について

- 麻酔は原則的には鼓膜の局所麻酔で行います。麻酔方法は、イオントフォレーゼという方法で、麻酔液を入れた外耳道を通して鼓膜に軽い電流を流し麻酔を行う方法で行います。
- その方法が困難な場合には、麻酔液のついた綿球を鼓膜表面に約10分当てて麻酔を行います。

手術方法について

- 手術は鼓膜麻酔後、鼓膜切開刀で鼓膜切開を行い、その後、中耳腔にたまっている滲出液や膿汁を排膿吸引した後にチューブを挿入します。
- 鼓膜切開時に得られた滲出液や膿汁を用いて細菌検査と抗菌薬の薬剤感受性検査を行い、最初に使った抗菌薬の効果が得られない場合、次に使う抗菌薬を決定する助けとします。

術後の注意について

- 手術後はすぐに帰宅できます。また手術の当日の入浴洗髪はかまいませんが、手術をした耳に水やお湯が入らないように注意してください。
- 耳から耳漏が出た場合には、耳に綿球を入れて、その綿球が汚れたら交換してください。そのとき、耳の中に綿棒など入れないように注意してください。
- 手術後の状態の観察が必要なため、手術の翌日には外来を受診してください。
- 手術後に、めまい、耳鳴など耳の異常が生じたらすぐに連絡してください。
- 水泳をするときには、チューブを入れている耳に耳栓をしてください。

合併症について

- チューブを入れているとき、耳漏が出てなかなか止まらないことがあります。その場合、抗菌薬の治療により耳漏が止まらないときには、入れたチューブをいったん抜き、再び入れる必要があります。
- 入れているチューブが、外れて中耳腔に落ち込むことがあります。その場合には、チューブを摘出しなければなりませんが、場合によっては全身麻酔で摘出しなければならない場合があります。
- チューブを入れている期間は、元々の病気により異なります。短い場合では1か月ぐらい、長い場合には約1年入れておく必要があります。
- チューブを抜去したり、チューブが脱落したりした後に鼓膜に穿孔が残ることがあります。この場合は、しばらく経過を観察した後に、鼓膜形成術や鼓室形成術といった鼓膜を再びつくる手術が必要となることがあります。

鼓膜穿孔閉鎖術について

今回お受けになる手術は、［右　　左］鼓膜穿孔閉鎖術の予定です。
手術予定日時：　　　年　　月　　日（　　曜日）午前・午後　　　時頃の予定です。

- 鼓膜穿孔閉鎖術では、鼓膜に開いている孔（鼓膜穿孔）をふさぎ、聴力を回復します。入院の不要な外来手術が可能です。

手術の流れ

- 手術では、まず、耳に麻酔液のついたガーゼを10分間入れる局所麻酔を行います。
- その後、鼓膜穿孔の辺縁をきれいにしてから、人工鼓膜を挿入して孔をふさぎます。手術時間は約10分です。
- 手術前の麻酔の時間や、手術後の様子をみるための時間などをあわせて、全部で30分ほどかかります。

手術前の検査

- 手術前に鼓膜の状態を顕微鏡と内視鏡で確認します。
- 難聴の程度は聴力検査で判定します。
- 耳ダレ（耳漏）が出ている場合は細菌培養検査を施行して、手術前にお薬で耳漏を止めておきます。
- 中耳腔と乳突蜂巣を確認するため耳のX線検査を行います。

術後の注意点

手術当日

- 入浴はかまいませんが、シャンプーは翌日からにしましょう。
- 耳から出血した場合は、入り口部分まで出てきた血液をきれいなティッシュペーパーまたはガーゼで拭き取る程度にしてください。
- 手術後、耳鳴・めまい・耳だれ・出血・耳の聞こえが悪いなどの症状が出る場合があります。症状の強い場合は翌日受診してください。
- 手術後、2〜3日は禁酒しましょう。

術後1週間

- 高層ビルのエレベーター、飛行機、トンネルなどは、気圧の変化が激しく、耳に負担をかけるので、避けましょう。
- 激しい運動はしばらく避けましょう。
- 水泳は医師の許可があるまで（約1か月間）、禁止です。

鼓膜形成術について

今回お受けになる手術は、[右　　左]鼓膜形成術の予定です。
手術予定日時：　　　年　　月　　日（　　曜日）午前・午後　　　時頃の予定です。

手術の概略

①局所麻酔後、耳介（耳たぶ）の後ろを切開し、穿孔閉鎖に使用する組織を採取します。
②鼓膜を麻酔後、耳介後部より採取した組織を鼓膜穿孔に挿入し、接着剤（フィブリン糊）で固定します。
③術後は1時間ほど院内（病室など）で休憩していただきます。大きな問題がなければ、その後帰宅していただきます。
④手術直前から術後1時間程度、水分などの点滴を行います。

当手術において予見しうる危険性および術中術後に起こりうる諸事項について

術後一時的に起こる可能性のある事項
- 出血、疼痛の可能性。
- 同側の味覚障害、めまい、耳鳴りの可能性（局所麻酔や手術操作による）。

縫合不全、耳漏再発、鼓膜穿孔残存の可能性

手術で使用する生体接着剤（フィブリン糊）について

- 今回の手術では、鼓膜形成で用いた組織の安定性を確実にするため、生体接着剤（フィブリン糊）を使用いたします。
- 生体接着剤は、人間の血液を原料に作られた特定生物由来製品です。現在、判明している感染症などはすべて取り除かれており、安全性の高いものですが、そのことは未知の感染症伝播の危険性が完全にないことを保証するものではありません。
- 以上、ご理解いただきますようお願いいたします。

鼻のレーザー手術について

手術日の注意点

- 鼻毛の長い人はあらかじめ短く切っておいてください。
- レーザー手術では、鼻に局所麻酔をします。
- そのため、満腹の状態では吐いてしまう可能性がありますので、手術前の食事は軽く摂るようにしましょう。
    - 午前からの手術の場合は朝食は軽めに
    - 昼からの手術の場合は朝食は普通に
    - 午後からの手術の場合は朝食は普通に、昼食は軽く

麻酔の方法

- 鼻にスプレーの麻酔をした後に、麻酔液のついたガーゼまたは綿花片を10分間入れます。
- 麻酔液がのどに落ちる場合があります。飲み込んでも害はありませんが、しびれる場合があるので、お渡しする入れ物に吐き出してください。

手術時の注意点

- レーザー手術は約10分間です。
- レーザー焼灼により、こげるにおいがしますので口で呼吸しましょう。
- 部分的にピリッと痛む場所がある場合は、遠慮なくおっしゃってください。
- 手術前の麻酔の時間や、手術後の様子を見るための時間などをあわせて30分ほどかかります。

手術後の注意点

- 軽い運動はかまいません（散歩程度）。
- 食事は刺激物は避け、禁酒してください。
- 鼻の粘膜を焼いているので、かさぶたがつきますが、無理に取らないでください。
- もし、出血したときには、鼻の付け根を指で圧迫して、あごを引いて、のどに垂れた場合には吐き出してください。また、鼻の付け根を氷や保冷剤で冷やしてください。
- 鼻をかむときは、強くかまないでください。
- 入浴は長湯を避けてください。
- 術後約1週間目に手術創の状態を見るので必ず再診してください。
- レーザー手術だけで完全に鼻炎症状がなくなることはないので、術後の診察を定期的に受けてください。

鼻茸（はなたけ）切除術について

今回お受けになる手術は、鼻茸切除術の予定です。
手術予定日時： 　　　年　　月　　日（　　曜日）午前・午後　　　時頃の予定です。

- 鼻腔内の大きな粘膜浮腫である鼻茸を切除し、鼻閉や嗅覚障害を回復させます。外来での局所麻酔で可能です。

手術の流れ

- 鼻腔に麻酔液のついた綿棒やガーゼを挿入して約10分間待ち、局所麻酔を行います。
- その後、鼻内に内視鏡を挿入し、テレビ画面で鼻茸を観察しながら、鉗子やシェーバーを挿入して鼻茸を切除します。
- 手術前の麻酔の時間や、手術後の様子をみるための時間などをあわせて、全部で約30分ほどかかります。

手術前の検査

- 手術前に鼻内の状態を内視鏡で確認します。
- 副鼻腔炎の有無をX線検査で確認します。
- 膿性鼻汁のある場合には細菌培養検査を施行して、手術前にお薬で鼻汁を減少させます。
- 鼻閉の程度は、鼻腔通気度で判定します。

術後の注意点

手術当日

- 入浴はせずに、シャワーにしましょう。
- 鼻腔から出血した場合には、下を向いて、洗面器を両手で支えて、出血が止まるのを待ちます。通常、10～20分以内に止血します。その後にティッシュペーパーまたはガーゼで拭き取ってください。
- 手術前後数日は禁酒しましょう。

術後2日後

- 外来受診し、ガーゼを抜き取ります。少々の出血があるかもしれませんが、数分で止血します。
- 内服薬をもらい、1週間後に再度受診しましょう。それまでは、綿球を入れて、鼻腔内を乾燥しないようにしましょう。
- 激しい運動はしばらく避けましょう。
- 水泳は医師の許可があるまで（約1か月）、禁止です。

鼻骨骨折整復術について

目的など

- 鼻骨骨折整復術は、骨折した骨の位置を本来の位置に戻すのが目的で、鼻の高さや形を変えるといった美容的な操作を併せて行うことはできません。そのために、骨折以前のお顔の写真を参考にさせていただきます。

整復術の可能性について

① 鼻骨骨折後2～3週間までの整復術は、局所麻酔下に鼻の中から行える可能性が高いです。場合によっては外来での整復が可能です。
② 時間がたてば骨折片の癒着が強くなり、整復するためには、追加的な切開が必要になることが多いです。

手術の流れ

- 上記の①では、局所麻酔をした後に、外来または手術室で整復術を行います。所要時間は、30分から1時間ぐらいです。原則は、入院ではなく日帰りです。
- 上記の②では、全身麻酔下に1時間～2時間程度かけて整復術を行います。手術は手術室で行い、2～3日から1週間程度の入院が必要となります。

術後の注意事項

- 整復後1週間は、シーネや鼻内に留置した厚めのガーゼで固定が必要です。
- この状態で、日常生活は可能で、飲食などの制限はありません。ただし、飲酒、喫煙は控えていただきます。
- 整復術後1週間、入浴はシャワー程度ですませましょう。
- 日中も夜間も鼻呼吸ができずに、口呼吸が中心になりますので、よくうがいをしましょう。
- 整復術後1週間でも、通勤、通学も可能ですが、激しい運動は控え、仕事もデスクワーク程度がよいと思います。
- 整復術後1週間で、シーネやガーゼなどは抜去、除去しますが、それまでは激しい運動は控えるようにしてください。

鼻中隔矯正術について

手術予定日時：＿＿＿＿年＿＿月＿＿日（＿＿曜日）午前・午後＿＿＿時頃の予定です。

- 鼻の中に左右を分ける鼻中隔という衝立(ツイタテ)があります。鼻中隔の曲がりが様々な病気や症状の原因となります。この曲がりをとる手術が鼻中隔矯正術です。

術前の検査

- 手術前に鼻の中の状況を内視鏡で確認し、鼻の詰まり具合を鼻腔通気度計で判定します。

麻酔と手術前の準備

- 麻酔薬のついた綿棒やガーゼで鼻の中を麻酔し、鼻毛を切ります。鼻の入り口にも注射をします。
- 鼻の入り口やその周囲を消毒します。
- 手術中、体の状況を知るのに必要な医療器機のコードを体につけます。
- 腕に点滴の注射をした後、清潔に手術を行うための布をかけ手術を始めます。

手術の流れ

- 左側の鼻の入り口の外から見えないところを少し切ります。左右の粘膜を軟骨や骨から剥がし、あいだにある曲がったところ（ツイタテ）を取り出し、まっすぐにします。
- 切ったところは縫合し、血止めのガーゼを両鼻に入れます。場合により人体用の糊（血液製剤）で術創を固定する場合があります。
- 手術時間は20〜30分ですが、手術の準備や術後の処置など合わせて1時間程度かかります。
- 医師や看護師が随時お声をかけます。手術中も会話はできますので心配なことがありましたらお伝えください。

術後

- 病室にて痛み止めを飲んだ後、抗生物質の点滴をして数時間、術後の経過を観察します。血液の混じった滲出液がありますが心配ありません。
- 自宅に戻ってから鼻や喉から真赤な出血があった場合は電話にて医師と連絡を取ってください。
- 手術の翌日にガーゼを抜去します。抜去時に多少の痛みがありますが心配するほどではありません。ガーゼを抜去後も4〜5日間は鼻の中の腫れのため鼻詰まりは良くなりません。
- 手術翌日より短時間の入浴やシャワー浴は可能です。
- 1週間後、手術で縫った鼻の入り口の糸を抜きます。
- 鼻の中の清掃に通院し、激しい運動や飲酒は控えてください。

扁桃周囲膿瘍に対する穿刺・切開について

- 扁桃の炎症により、その周囲に膿瘍が形成されています。治療が遅れると、首や胸にも膿瘍が広がり、命にかかわることがあります。そのため、腫脹部位に溜まった膿を排出する必要があります。

手術の流れ

- 座った姿勢で口をあけて行います。
- 腫脹部位の粘膜に麻酔液を注射します。
- 腫脹部位に針を刺し、注射器で中の膿を吸引します。1回の穿刺で吸引できない場合は、場所を変えて複数回穿刺します。
- 持続的な排膿を行うために、穿刺部位の粘膜を約1cm切開し、膿瘍の壁に穴をあけて大きく広げます。
- 処置の途中で血液や排出された膿がのどに流れてきます。そのときは飲み込まずに、持っているお盆に出してください。

手術の合併症

- 粘膜に麻酔はしますが、穿刺・切開時に多少痛みを伴います。
- 穿刺、切開部位より多少出血します。
- 痛みや緊張により、気分が悪くなることがあります。
- 十分注意して行いますが、まれに穿刺・切開部位の近くに存在する太い血管(内頸動脈など)や神経(舌咽神経、迷走神経、副神経、舌下神経、交感神経など)を損傷する可能性があります。

声帯ポリープ切除術について

今回お受けになる手術は、声帯ポリープ切除術の予定です。
手術予定日時：　　　年　　月　　日（　　曜日）午前・午後　　　時頃の予定です。

- 手術は内視鏡で声帯を観察しながらポリープを摘出します。

術前の処置

- 咽頭反射（ゲーっとなってしまうこと）が起きないように麻酔作用のある水あめのような薬を口の中に5分間含んでいただきます。
- その後、声帯の表面に直接麻酔液を数回ふりかけ麻酔します。その際に、咳こんだりゲーっとなったりしますが、数分で麻酔が効いてくると感覚がなくなります。

手術

- 実際の手術は、座った姿勢で鼻から内視鏡を入れ、声帯を観察しながら行います。
- 自分で舌を引っ張っていただき、口の中から器具を入れてポリープを摘出します。
- 手術時間は約10分です。
- 丹念に麻酔をしても咽頭反射が消えない方がおり、この場合手術ができないことがあります（10人に1人以下）。

術後

- のどの麻酔による違和感は、術後1〜2時間で消失します。その間の飲食はお控えください。
- 化膿止めと痛み止めの内服薬を処方いたします。
- 数日間は痰に血が混じることがありますが心配ありません。
- 約3日間は声を出すのを控えていただくことが望ましいです。
- 発声を控えること以外に生活の制限はありませんが、喫煙は控えていただくことが望ましいでしょう。
- 術後1〜2週間で声帯の状態を観察し、大きな声を出したり、歌を歌ったりしてよいかを判断します。

口腔内小手術について

今回お受けになる手術は、口腔内小手術（＿＿＿＿＿＿＿＿＿＿）です。
手術予定日時：＿＿＿年＿＿月＿＿日（＿曜日）午前・午後＿＿時頃の予定です。

- 唾石症、口腔の囊胞性疾患、口腔の腫瘍性疾患に対して、入院不要な外来手術が可能です。

手術の流れ

- 手術では口腔内病変の周囲に局所麻酔を行います。
- その後、手術を行います。手術時間は約10〜15分です。
- 術後は出血などがないか約30分間様子を見ます。

手術後の注意点

手術当日

- 通常の生活をしてかまいません。口の中に縫合したナイロン糸がむき出しになっていますが心配はありません。
- 手術をした部が少し腫れますが、心配はいりません。食事は軟らかい物を食べてください。
- 感染予防のための抗菌薬と鎮痛薬を処方しますので内服してください。

術後1週間

- 外来で経過を診察させてください。1週間後に抜糸をします。
- 病理組織検査の結果は後日説明します。

OK-432（ピシバニール®）注入硬化療法について

- 嚢胞状リンパ管腫、ガマ腫、口唇嚢胞の94％以上を基本的に外来通院で治癒させることができます。耳血腫、正中頸嚢胞にも有効ですが、有効率は80％台です。

治療の流れ

- 嚢胞内にOK-432（ピシバニール®）を注入するだけです。
- 顎下型ガマ腫では、顎下部皮膚を細い注射針で局所麻酔します。その後、太めの注射針で穿刺して嚢胞内容液を吸引し、代わりにOK-432の希釈液を注入します。
- 舌下型ガマ腫や顎下舌下型ガマ腫では、内容液は吸引せず、少量の生理食塩水に溶解したOK-432をできるだけ細い注射針で注入します（高濃度OK-432注入法）。細い針ですので、局所麻酔は必要ありません。
- 治療そのものは10分以内で終了します。

治療前の検査

- 顎下型ガマ腫や顎下舌下型ガマ腫では、嚢胞の広がりを確認し、副作用の可能性を推定し安全な穿刺点を推定するために、MRIもしくはCTを撮影します。
- 舌下型ガマ腫、口唇嚢胞などでは、とくに検査は必要ありません。

治療後の注意点

- この治療は、溶血性連鎖球菌の死菌（OK-432）で嚢胞内に炎症を起こす治療です。
- OK-432注入12時間後くらいから、嚢胞部の発赤腫脹、疼痛、発熱などが起こります。この反応は、本治療が効くためには絶対に必要なものです。
- 発熱や疼痛は3日以内に治まりますが、症状が強い場合は鎮痛解熱薬を投与します。リンパ管腫の場合、発生部位によっては治療後に気道狭窄（呼吸困難）が起こる場合があります。息苦しいなどの症状があれば、すぐに主治医の診察を受けてください。
- 治療後の腫れの増強は1〜2週間まで続きますが、その後縮小します。通常、6〜8週間で嚢胞は消失します。
- 効果不十分の場合は、治療を繰り返す必要があります。

顔面切創の処置について

- 切創（きりきず）があり、このままにしておくと、感染（細菌が入り化膿する、熱が出る）、出血（血が出てくる、止まらなくなる、腫れてくる）、後遺症（醜く治る、機能障害が残る）が生じる危険性があり、縫合（創を縫う術）する必要があります。

手術（縫合）の流れ

- 生理食塩水を用いて異物（土、植物、ガラス片など）、血液、滲出液を洗い流します。
- 創部を中心に消毒をし、出血が続いているようでしたら止血をします。
- 痛みのないように局所麻酔薬を注射し、創を縫い合わせます。

手術後の注意点

- 入浴はさしつかえありません。創部を濡らさないよう注意してください。
- 体温が上昇すると、痛みや腫れが出現することがあります。運動は控えてください。
- 局所の痛み、腫れが強くなる、高い熱が出るようでしたら、医師までご連絡ください。
- アルコールは控え、抗生物質、鎮痛薬は医師の指示どおりに内服してください。
- 術後、数日間は創部にガーゼを当てますが、乾燥してきたら、はずします。
- 糸は4～5日目に抜き、テープで固定します。

気管切開について

- 気管切開とは首の気管に外科的に切開口をあけ、その切開口に気管切開チューブ(気管カニューレ)を挿入し、鼻や口に代わってチューブを通じて呼吸する方法です。

なぜ気管切開するのか？

- 長期の人工呼吸療法での気道確保が必要なとき
- 上気道が閉塞していて鼻や口で呼吸できないとき
- 粘稠な痰を吸引する必要があるとき

気管切開の部位

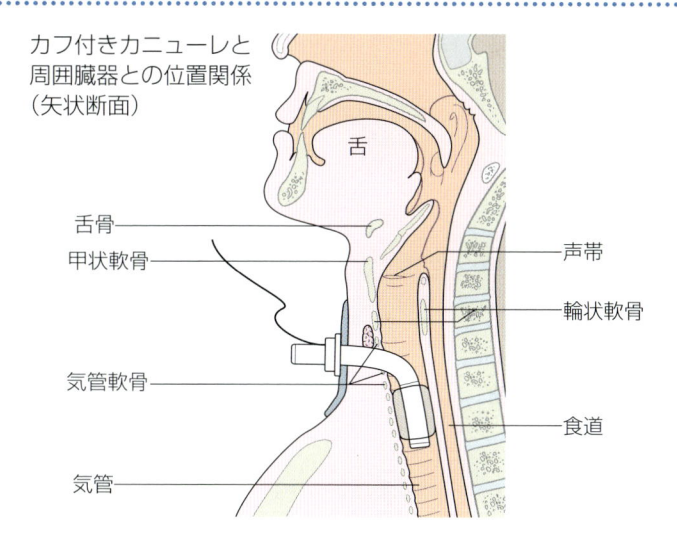

カフ付きカニューレと周囲臓器との位置関係（矢状断面）

舌
舌骨
甲状軟骨
気管軟骨
気管
声帯
輪状軟骨
食道

気管切開後の管理

- カニューレ交換
- 加湿
- 気管内吸引気管切開後の発声

気管切開の合併症

- 気管切開は生命維持に必要な治療法ですが、残念ながら幾つかの合併症があることが知られています。

早期の合併症
- 出血、皮下気腫、呼吸停止

晩期の合併症
- 気管カニューレ逸脱、出血、誤嚥（嚥下困難）

付録

患者への説明用 イラスト集

外来で患者さんに説明をする際，所見を具体的に絵で示すと理解が得られやすくなると考え，代表的な疾患の説明に役立つイラストをいくつか考案しました．コピーなどをして，それぞれの病状に応じた所見や文字を書き込み，患者さんへの説明にご活用ください．

耳の画像検査 ……………………………………………………………… 264
- 外耳から内耳までの構造と鼓膜所見を示しました．
- シューラー法による耳X線画像の所見を記入できます．
- 鼓膜を透見した中耳腔の構造を示しました．
- 中耳炎の病態・合併症，各種中耳手術の説明などにご使用ください．

中耳炎の病態 ……………………………………………………………… 265
- 中耳腔と耳管・上咽頭の関係を示しました．
- 正常鼓膜，急性中耳炎，滲出性中耳炎，慢性中耳炎の代表的な所見を示しました．患者さんの状態を書き込めるようにしてあります．

鼻・副鼻腔の画像検査 …………………………………………………… 266
- 鼻・副鼻腔の後頭前頭法，ウォータース法に対応した所見を示しました．
- 鼻腔と副鼻腔との交通路，鼻腔側壁，鼻中隔の血管分布を合わせて示しました．
- 鼻出血，鼻中隔彎曲症を含む各種鼻・副鼻腔疾患の説明や鼻・副鼻腔手術などの説明にご使用ください．

口腔・咽喉頭所見 ………………………………………………………… 267
- 頭頸部の側断面図と口腔・咽頭，喉頭所見を示しました．
- 咽喉頭疾患の説明にご使用ください．

発声機能 …………………………………………………………………… 268
- 吸気時と発声時の喉頭所見を示しました．
- 喉頭鏡の所見と喉頭の前額，側面の断面図を提示しました．
- 喉頭疾患の説明にご使用ください．

本イラスト集については，下記ウェブサイトにてご登録いただきますと，画像データをダウンロードしてご利用いただけます．
http://www.nakayamashoten.co.jp/bookss/define/series/ent.html

耳の画像検査

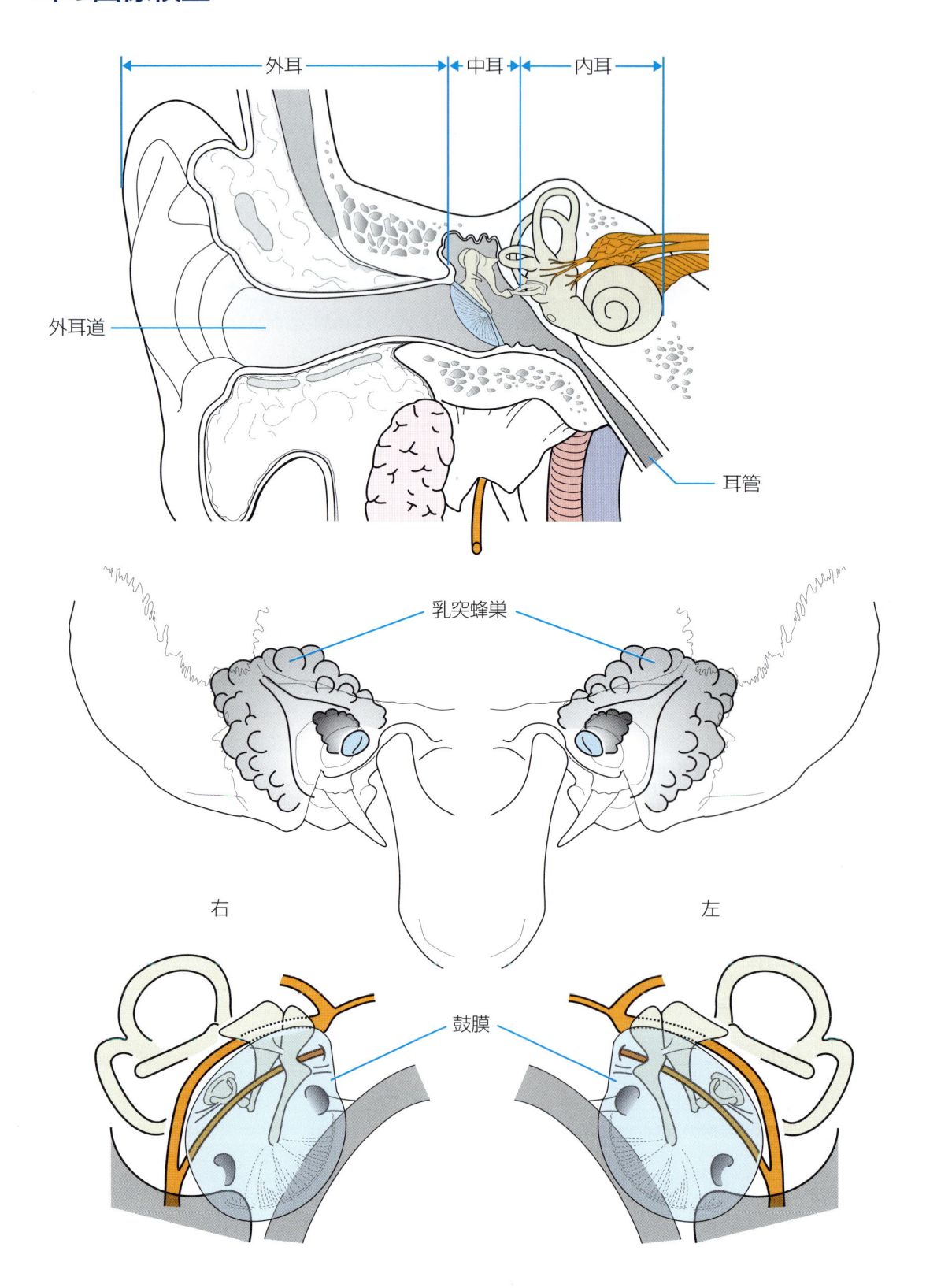

外耳　中耳　内耳

外耳道

耳管

乳突蜂巣

右　左

鼓膜

中耳炎の病態

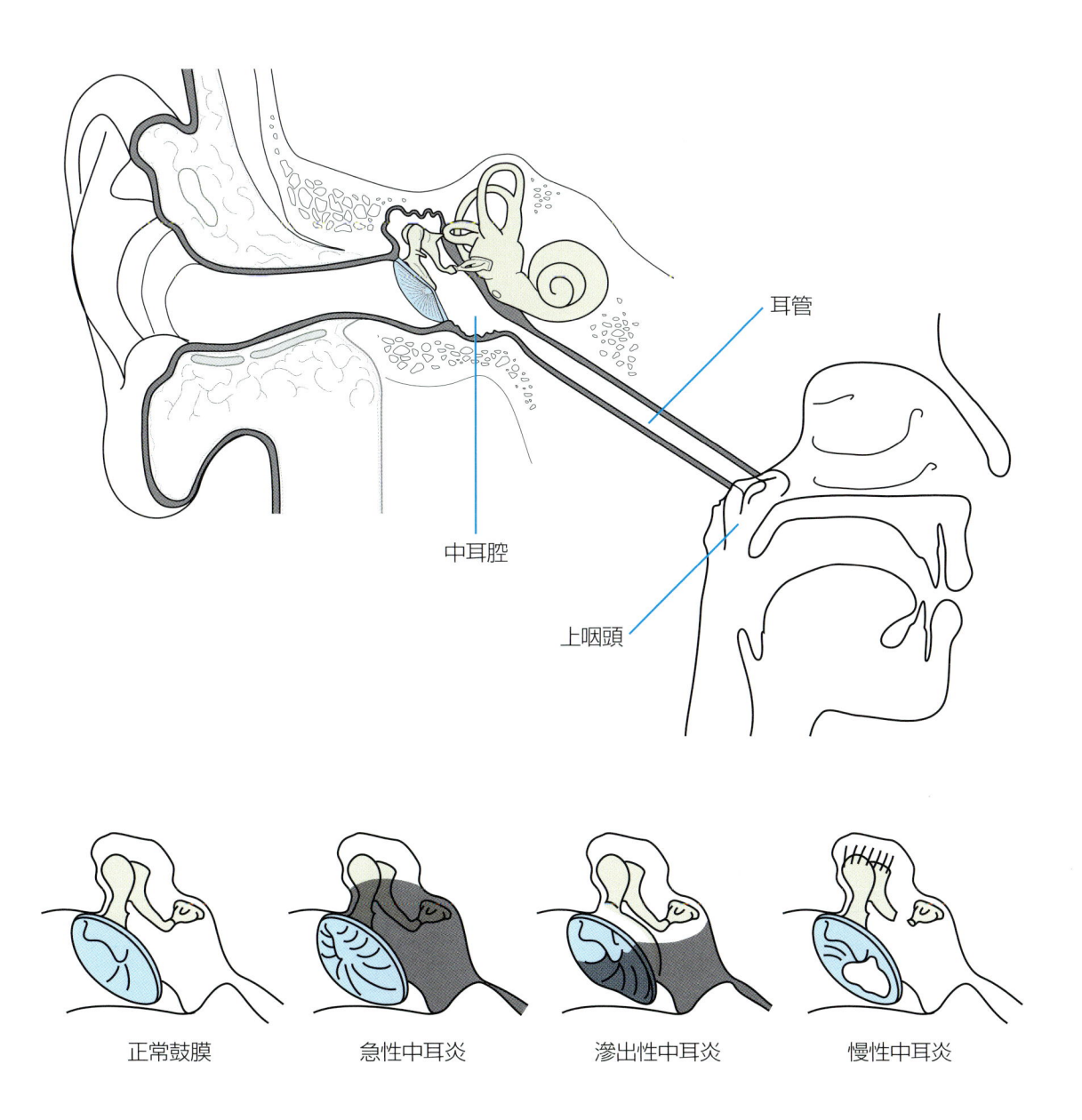

耳管

中耳腔

上咽頭

正常鼓膜　　急性中耳炎　　滲出性中耳炎　　慢性中耳炎

鼻・副鼻腔の画像検査

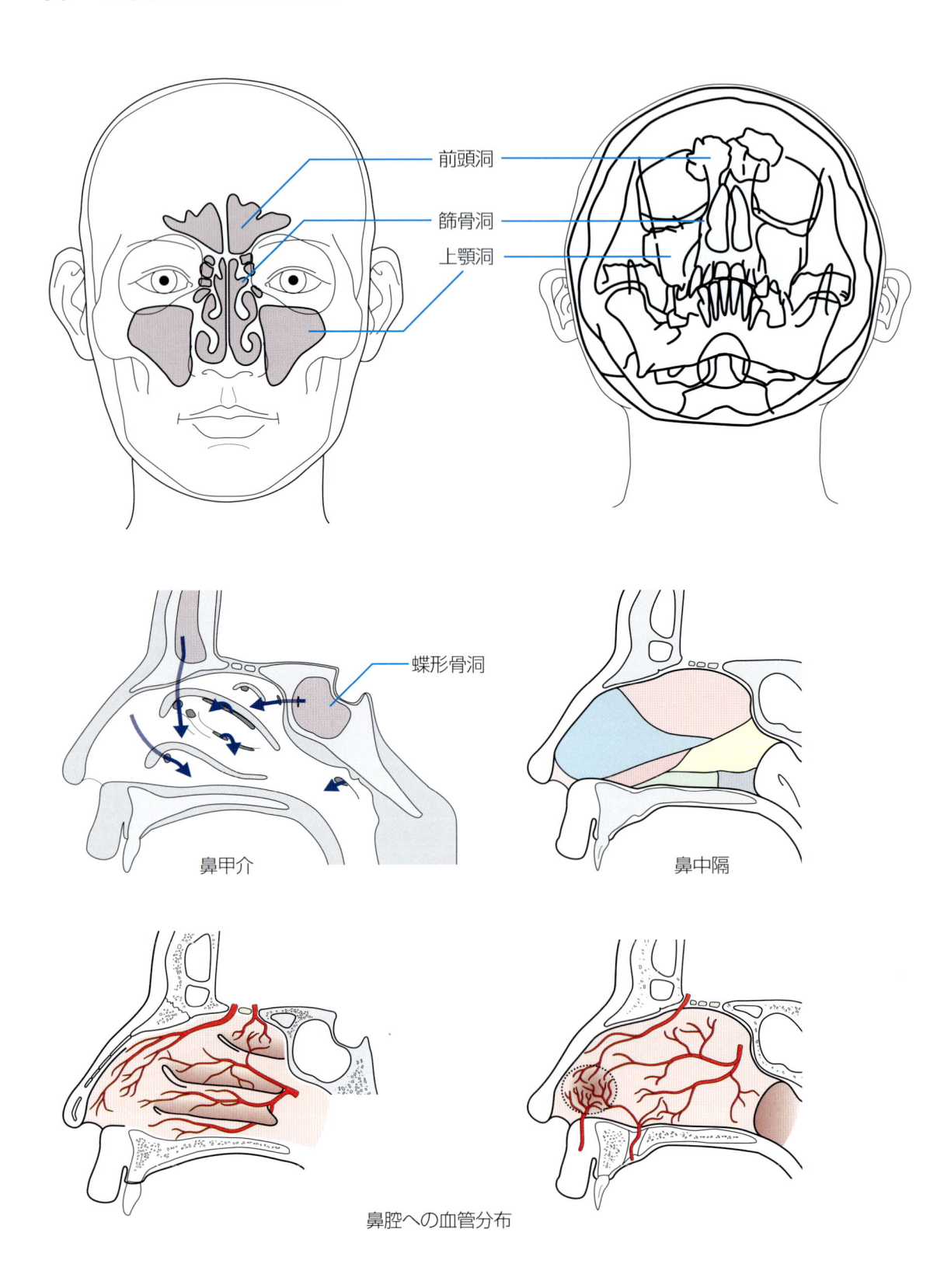

前頭洞
篩骨洞
上顎洞

蝶形骨洞

鼻甲介

鼻中隔

鼻腔への血管分布

口腔・咽喉頭所見

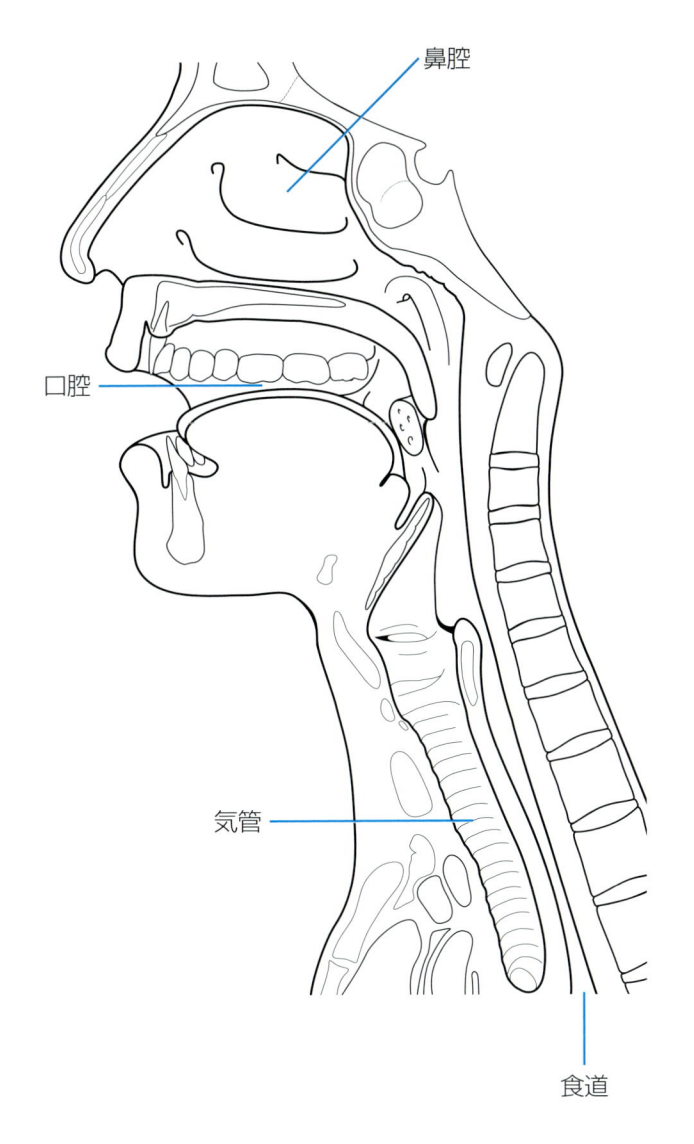

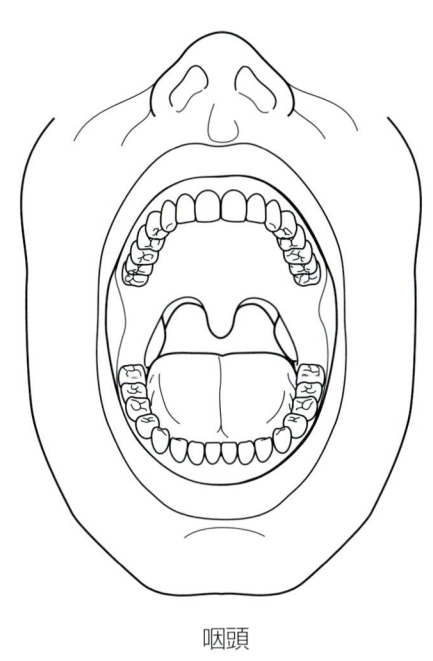

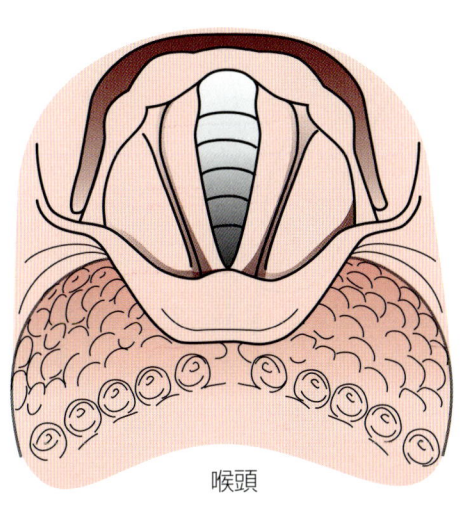

鼻腔

口腔

気管

食道

咽頭

喉頭

発声機能

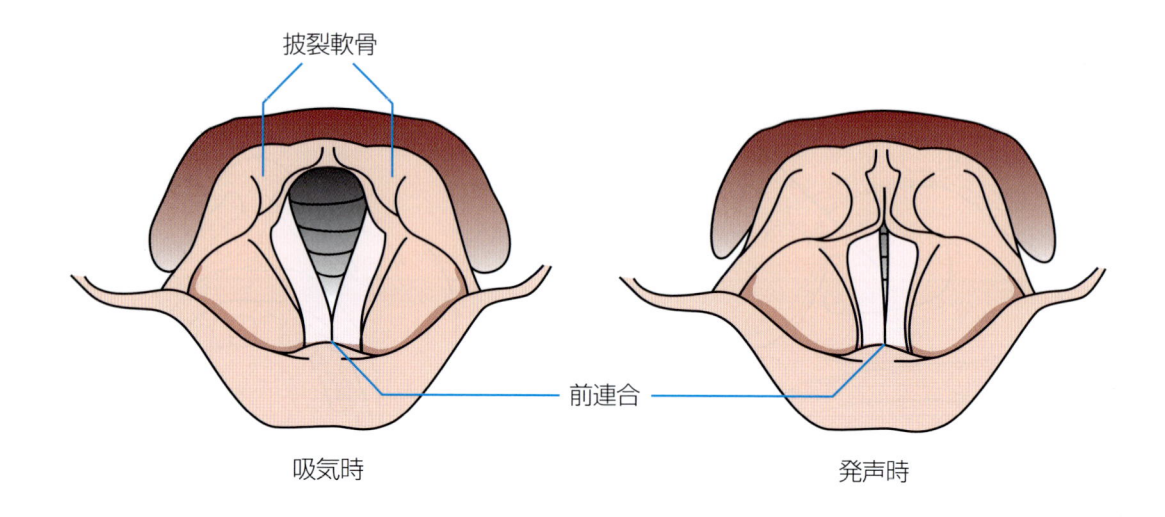

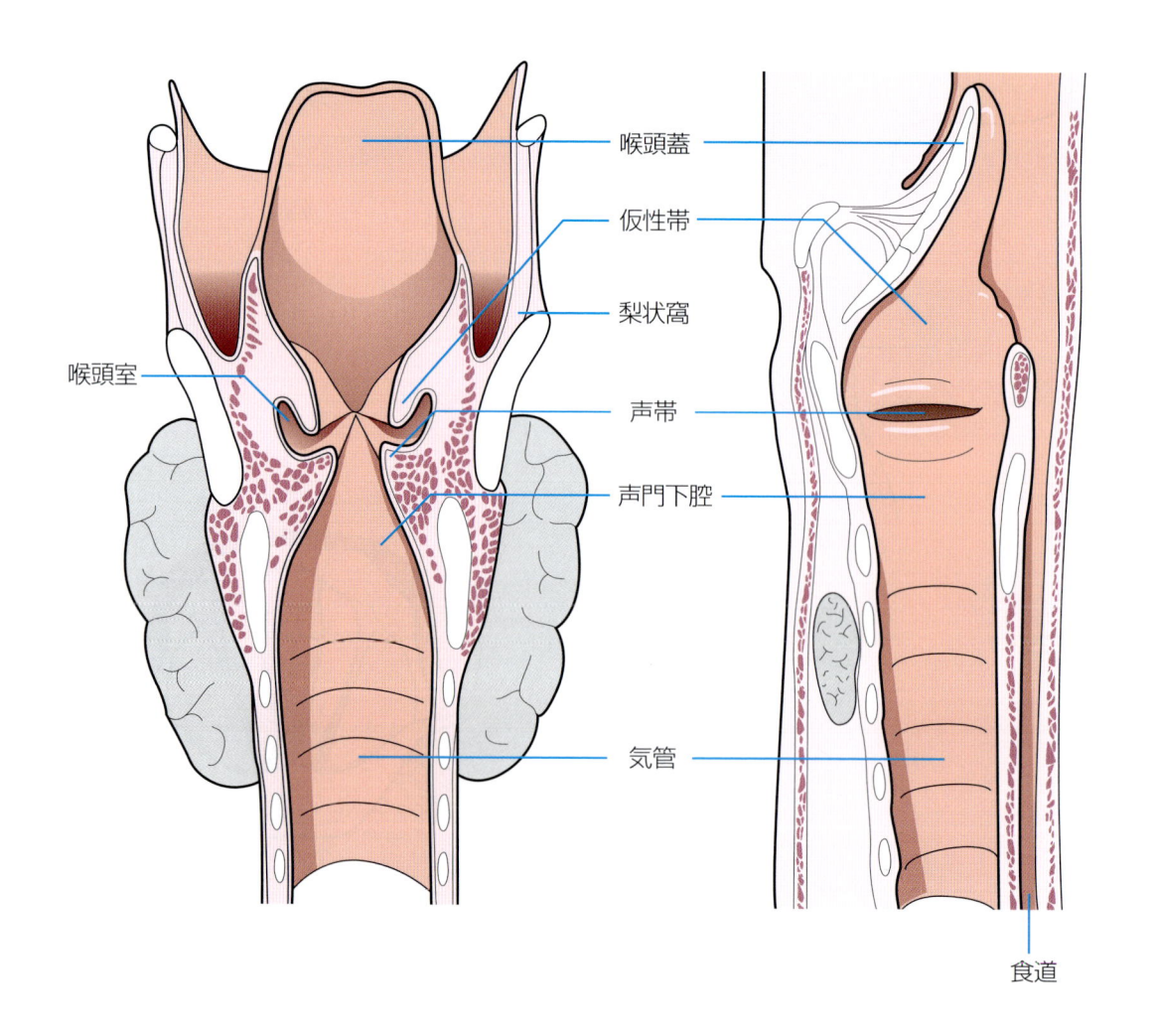

披裂軟骨

前連合

吸気時　　　　　　　　　発声時

喉頭蓋
仮性帯
梨状窩
喉頭室
声帯
声門下腔
気管
食道

索引

和文索引

あ

悪性外耳道炎	27
アスタット®	29
アズノール®	170
圧迫法	131
アテレクタシス	65
アドレナリン	206
アナフィラキシー反応	237
アフタ性口内炎	170
アレルギー性鼻炎	136, 218
アンピシリン水和物	183

い

イオン浸透式鼓膜麻酔	79
イオントフォレーゼ	67, 79
遺残タンポン	126
イソジン®	42
一般細菌感染	42
異物	20, 122
異物介在部位	188
異物誤嚥	190
異物刺創	233
異物摘出術	123
異物の嵌頓	193
医療事故	126
陰窩洗浄針	174
咽喉頭疾患による呼吸困難治療	236
咽喉頭ネブライザー	221
咽頭異物	184
咽頭処置	173
咽頭の麻酔	196

う・え

ウォッシャーディスインフェクター	225
ウルトラストップ®	91
鋭匙鉗子	124
炎症性肉芽	101

お

黄色ブドウ球菌	24
オキシセル®	132
オキシフル®	43
オトスコープ	55
オトベント	62
オピスタン®	202
オフロキサシン	24

か

ガーゼタンポン法	132
カールライネル喉頭鉗子	177
開口障害	179
外骨腫	28
外耳道・鼓膜の形態	93
外耳道異物除去術	20
外耳道入口形成術	45
外耳道癌の鑑別診断	27
外耳道狭窄症	28
外耳道狭小，彎曲	77
外耳道疾患への対応	23
外耳道湿疹	25
外耳道真菌症	28
外耳道真珠腫	35, 46
外耳道の鑑別診断	27
外傷性鼓膜穿孔	86, 94
外傷対応手術器具	234
外鼻処置	108
化学的知覚減過敏性療法	139
牙関緊張	179
蝸牛窓	52
顎下型ガマ腫	214
下口唇嚢胞摘出術	207
過酢酸	228
過酸化水素低温ガスプラズマ滅菌	226
割創	232
化膿レンサ球菌	183
痂皮	33
下鼻甲介手術	139
下鼻甲介腫脹	155
下鼻甲介粘膜レーザー焼灼術	143
カプサイシン	139
花粉症	136, 143
ガマ腫	209, 214
ガマ腫開窓術	209

眼窩内穿刺	116
換気孔付き硬性気管支鏡	192
鉗子付き内視鏡下摘出	187
鉗子の選択	197
乾性耳垢の除去方法	17
間接喉頭鏡	175
間接喉頭鏡下摘出	186
感染耳の洗浄	33
感染リスク	224
乾燥耳の獲得	104
顔面神経窩	51
顔面神経管	51
顔面切創	260
顔面打撲	232

き

気管切開	237, 261
器具の保管	226
器具の滅菌	223
危険な異物	125
キシロカイン®	170
気道確保	191, 239
逆行性化膿性中耳炎	59
吸引の使い方	41
急性（慢性）咽喉頭炎	218
急性（慢性）扁桃炎	218
急性炎症	150
急性外耳道炎	23
急性限局性外耳道炎	23
急性喉頭蓋炎	218
急性呼吸困難	235
急性鼓膜炎	31, 32
急性中耳炎	66, 69, 75
急性鼻副鼻腔炎	218
急性鼻副鼻腔炎診療ガイドライン	220
急性扁桃炎	179
吸痰ルート確保	240
頬骨弓骨折	229, 232
頬部腫脹	116
魚骨異物	186
気流動態法	62
緊急気道確保	240

く

クイックトラック®	241
クラビット®	25
クラビット®内服	43
クループ症候群	218, 222
グルタラール	228

け

経口挿入型ファイバー	201
経口的喉頭手術用器具	197
経口的手術	195
形成鼓膜の術後再穿孔	87
経鼻型 NBI 対応ファイバー	201
経鼻的手術	195
経鼻ファイバー	200
結核性中耳炎	27
血管留置針	241
結合組織の挿入・固定	98
血腫の穿刺法	3
ケナコルト -A®筋注用 4%	53
ケナコルト®	102

こ

高圧蒸気滅菌	226
高圧蒸気滅菌用生物学的インジケータ	225
高位頸静脈球	52
高位頸静脈球症	72
抗菌点耳薬	24
抗菌薬	
選択	183
副作用	42
口腔カンジダ症	172
口腔処置	170
口腔内小手術	258
口腔内軟部組織手術	209
抗血栓薬	52
好酸球カチオン蛋白	81
好酸球性中耳炎	52, 81
好酸球性副鼻腔炎	147
後上象限	69
溝状舌	170
抗真菌薬	43
口唇嚢胞	214
高水準消毒	228
硬性鏡下摘出	187
硬性耳垢	17
硬性内視鏡	151
光線療法	141

後天性外耳道狭窄症	28
喉頭アレルギー	218
喉頭異物	188
喉頭横隔膜症	237
喉頭痙攣	193
喉頭手術用器具	197
喉頭注入器	176
喉頭展開による摘出	191
喉頭軟弱症	237
喉頭の麻酔	196
喉頭浮腫	218
高度鼻中隔彎曲症	155
――を伴う鼻茸	148
口内法	206
高濃度 OK-432 注入法	214
紅板症	211
後鼻孔閉鎖	237
後鼻神経切断術	142
後鼻漏	112
凍りこんにゃく	167
呼吸困難治療	235
黒毛舌	172
鼓索神経	51
鼓室	51
――内の異物	50
――の含気化	105
鼓室処置	48
鼓室洗浄	48
骨性狭窄	28
鼓膜炎の処置	31
鼓膜換気チューブ	50
留置後の鼓膜穿孔残存	87
留置後の穿孔残存	94
留置術	76, 249
留置中の耳漏	82
鼓膜形成術	93, 106, 251
鼓膜後上象限	70
鼓膜切開	74
鼓膜切開術	66, 76, 248
鼓膜穿孔	30, 50, 59
――の残存	84
鼓膜穿孔縁の新鮮化	98
鼓膜穿孔処置用手術器具	96
鼓膜穿孔閉鎖術	86, 250
使用する器具	88
鼓膜中耳肉芽切除術	101, 102
鼓室内炎症性病変	50
鼓膜	
再穿孔	106

小範囲の癒着	50
肉芽形成	84
鼓膜麻酔液	52, 67
固有鼻腔処置	109
コンビチューブ®	240

さ

サージセル®	132
サーファーズ・イア	28
サイノジェクト®	114
酸化エチレンガス滅菌	226
残存鼓膜穿孔	84

し

ジェットイリゲーションシステム	101
ジェット型ネブライザー	218
耳介各部の名称	2
耳介血腫	2, 229, 244
開窓術セット	6
穿刺	2
穿刺・圧迫セット	3
穿刺後枕縫合	8
耳介軟骨の合併切除	14
耳介	
圧迫法	4
裂創	229
耳管開放症	54
閉鎖試験	59
耳管カテーテル通気法	56
耳管狭窄症	54, 64
耳管疾患	54
耳管処置	54
耳管通気法	54
耳管ピン挿入術	61
耳管閉鎖試験	60
耳管閉塞症	64
耳管レーザー処置治療	64
耳血腫	214
耳垢除去	17, 29
耳垢水	18
耳垢栓塞	16
除去に使用する器具	17
耳垢の性質	16
耳後部結合組織	
採取用手術器具	95
採取	97
耳小骨	51
耳癤	23

耳前部瘻孔	246	**す**				**た**	
耳前部瘻孔摘出術	10	水疱	31			ダイバーの耳抜き不良	62
手術器械	12	水疱性鼓膜炎	31, 33			タゴシッド®	43
慈大式細型鉗子	151	頭蓋内刺入	234			多剤耐性菌	42, 66
舌の固定	211	ステリストリップ®	106			唾石摘出術	206
湿性耳垢の除去方法	18	ステロイド				多発性鼻茸	147
ジフルカン®	30	鼓室内注入	53			タリビッド®	24
耳鳴悪化	59	使い方	42			タリビッド®耳科用液	42
縦隔気腫	187	点耳薬	24			炭酸ガスレーザー	71, 74
柔軟性耳管	54	スポンゼル®	132, 132			炭酸ガスレーザー下鼻甲介粘膜	
手術器具の滅菌	227	スルタミシリントシル酸塩水和物				蒸散術	137
手術時間	150		183				
手術用精密器具	228					**ち**	
出血部位別の治療法	131	**せ**				チャンネル付き処置用内視鏡	227
術後開放乳突腔障害	40	生検	212			中耳炎手術後の術後管理	104
術後性上顎洞嚢胞	119	声帯ポリープ切除術	257			中耳腔圧平衡障害	62
術後パッキング	153	声帯ポリープ摘出術	194			中耳結核の鑑別診断	27
シュミット式探膿針	114	正中頸嚢胞	214			中鼻道開大処置	220
腫瘍性病変	200	正中菱形舌炎	171			中鼻道処置時の浸潤麻酔の注射部位	
上咽頭の処置	111	声門下狭窄	237				149
上顎洞自然口	116	声門下喉頭炎	222			超音波洗浄	225
上顎洞自然口・カテーテル法	117	声門上部の異物対処法	190			超音波ネブライザー	218
上顎洞穿刺・洗浄	114	生理食塩水点鼻療法	61			聴力改善	105
上顎洞穿刺器具	114	切開排膿手技	182				
上顎洞洗浄管	117	舌腫瘍摘出術	211, 212			**つ・て**	
上顎洞探膿針	114	舌小帯形成手術	210			通気音	57
焼灼術	131	舌小帯短縮症手術	210			ツェンテール麻酔	79
消毒	223	舌苔	172			低温ホルムアルデヒドガス滅菌	226
消毒薬の副作用	42	接着法	93, 106			デイサージャリー	146
小児急性中耳炎診療ガイドライン	66	舌白板症・紅板症	211			ディスポーザブル型切開刀	68
小児食道異物	185	セフメノキシム塩酸塩	219			テーカイン®	88
上皮下下鼻甲介切除術	141	セレスタミン®	145			デカドロン®	170
上皮化困難症	44	線維芽細胞増殖因子	44			デキサメタゾン	170
上皮増殖性病変	44	遷延性中耳炎	76, 80			テビペネム	71
小綿球による鼓膜麻酔	97	穿刺器具	114			デブリドマン	233
ショートステイによる手術	146	穿刺と切開の選択適応基準	8			テルダーミス®	89
食道直達鏡下摘出	186	洗浄	233			点耳用オキシフル®2〜3倍希釈液	43
鋤骨の切除	166	洗浄液	116				
処置用鋼製小物	227	全身状態	150			**と**	
ショック状態への対応	134	喘息合併の好酸球性副鼻腔炎	155			トインビー法	62
尻もちつかせ法	191	先天性外耳道狭窄症	28			頭蓋内刺入	234
耳漏	33, 94					頭頸部外傷	229
耳漏菌検査	40	**そ**				トスフロキサシン	71
耳瘻孔	10	創傷	229			トラフェルミン	44
脂漏性湿疹	26	創				トラヘルパー®	241
真菌感染	43	洗浄	233			トリアムシノロンアセトニド	102
浸漬洗浄	224	被覆	233			トリアムシノロンアセトニド水性	
真珠腫	49	ソーブサン®	132			懸濁液	53
滲出性中耳炎	64, 66, 69	組織接着剤	5			ドレーン留置	5

鈍器による眉毛内の裂創　232

な

内視鏡下止血術　134
内視鏡下鼻内副鼻腔手術　113, 120
内視鏡手術セット　151
内視鏡の曇り止め　91
内耳障害　59
内耳窓裂傷　59
軟膏ガーゼ　132, 167
軟口蓋の閉鎖方法　221
軟骨膜下剥離　164
軟骨膜の切開　163
軟性内視鏡下生検　200
難治性中耳炎　76

に

ニカワ状耳漏の除去　52
肉芽性病変　31, 41
肉詰め法　106
西端式小鋭匙鉗子　186
乳突腔障害　104

ね・の

ネブライザー　218, 227
　　機器の種類　219
粘膜下下鼻甲介切除術　141
粘膜損傷　125
　　修復　167
囊胞状リンパ管腫　214

は

肺炎球菌　183
ハイムリック法　190
白板症　211
麦粒鉗子　124
パッキング　153
鼻茸→鼻茸（びじょう）
パプースボードでの抑制　19
刃物による切創　232
バルーンタンポン　132
バルサルバ法　55, 62, 105
バンコマイシン®　43
反復性中耳炎　76, 79

ひ

鼻咽腔・咽喉頭ファイバー　200
鼻咽腔止血法　132
非炎症性の腫瘍性病変　237

鼻外処置　108
日帰り手術スケジュール　150
皮下気腫　187
鼻過敏症状の機序　138
鼻腔異物除去術　122
鼻腔内の塗布麻酔　149
鼻腔粘膜処置　109
鼻腔の血管　127
鼻骨陥凹骨折　158
鼻骨骨折　229, 231
　　分類　156
鼻骨骨折整復術　156, 254
鼻骨の解剖　156
鼻骨鼻中隔複雑骨折　158
ピシバニール®　208, 210, 214, 259
鼻出血　125, 127
　　原因疾患　128
　　止血法　128
鼻茸　110
鼻茸切除術　146, 253
鼻処置　108
鼻癤　108
鼻中隔矯正術　160, 255
鼻中隔穿孔　125, 168
鼻中隔軟骨切開　165
鼻中隔
　　構成要素　164
　　切除　163
　　彎曲　110
　　彎曲部位　160
鼻中隔彎曲症　58, 160
ビデオラリンゴスコープ®　239
鼻内吸引処置　111
鼻内視鏡手術　154
鼻内処置　109
皮膚癌　109
被覆　233
鼻副鼻腔の臨床解剖　109
皮膚
　　消毒　233
　　損傷　232
皮膚軟部組織の創傷　231
皮膚縫合術　233
びまん性外耳道炎　23
病原微生物に対する消毒方法と効力　223
表皮ブドウ球菌　24
びらん　31

ふ

ファインビュービデオ喉頭鏡®　239
フィブラスト®　44
副咽頭間隙膿瘍　179
副口　116
副鼻腔炎　154
　　術後出血　135
　　術後の処置　113
副鼻腔自然口開大処置　108, 112
副鼻腔囊胞への穿刺　119
副鼻腔の穿刺・洗浄法　114
腹部突き上げ法　190
複方ヨード・グリセリン　173
フタラール　228
ブドウ球菌　183
フルオロウラシル　46
フルコナゾール　30
フレージャー型の吸引管　18
フレンツェル法　62
ブロー液　33, 42

へ

閉鎖法　106
閉塞性角化症　35
ベスキチン®　89, 105, 158, 167
ペチジン塩酸塩　202
ベニューラ針　49
ヘパリン　52
ベロックタンポン　133
扁桃周囲膿瘍　179, 256
　　切開　183
　　造影CT　180
扁桃周囲の各間隙の解剖　180
扁桃処置　173
扁桃摘出術　183
ペントシリン®　43
扁平上皮癌　109
扁平苔癬　172

ほ

蜂窩織炎　116
芳香剤添加　221
ボーリング生検　203
ホスミシンS耳科用®　102
ボスミン®　206
ボタン電池による粘膜損傷　187
ボトックス®　140
ポビドンヨード　42
ポビドンヨード液　48

ポリツェル法	55

ま

マイクロデブリッター	151
枕縫合による圧迫固定	7
マクロライド系薬療法	154
慢性外耳道炎	25
慢性鼓膜炎	32
慢性穿孔性中耳炎	87, 94
慢性中耳炎	48, 101
慢性鼻副鼻腔炎	218
慢性副鼻腔炎	111, 120

み

ミニトラック®	240
ミノサイクリン塩酸塩	24
ミノマイシン®	24, 170
耳真珠腫	46
耳洗浄用薬剤	48
耳掃除	247
耳抜き方法の種類	62

む・め

無生異物の摘出	21
迷路気腫	59
滅菌	223
めまい	59
メロセル®	132, 167
メロペン®	43

ゆ・よ

有生異物の摘出	22
癒着性中耳炎	80
ユナシン®	183
用手洗浄	224

ら

ラヌラ開窓術	209
ラノコナゾール	29
ラリンゴビュー®	239
ラリンゴマイクロサージェリー	194
ラリンジアルマスク	238

り

リドカインスプレー噴霧による咽喉頭麻酔	202
留置孔の拡大	83
両側声帯麻痺	237
緑膿菌	24

輪状甲状膜穿刺・切開術に伴う合併症	242
輪状甲状膜穿刺術	239
リンデロンA®液	42
リンデロン®液0.1%耳鼻科用	42
リンデロンVG®クリーム	44
リンデロン®液	24
リンデロン点耳®	102

る・れ

ルーツェ式切開刀	68
ルゴール®	173
レーザー下鼻甲介粘膜蒸散術	137
レーザー手術	143, 252
レーザー処置治療	64
レーザーの焼灼範囲	144
レーザー火傷	145
レーダー扁桃吸引管	174
レボフロキサシン水和物	25
レンパート鼻鏡型耳鏡	19

ろ・わ

瘻孔の切離	12
ローゼン氏式探針弱彎	89
ローゼンミュラー法	57
ロメフロン耳科用液®	102
ワルトン管	206

欧文索引

数字・ギリシャ文字

1％塩化亜鉛液	173
5％鉄ミョウバン液	173
5％プロタルゴール液	173
5-FU®軟膏	44
5-FU 軟膏 5％	46
5-FU 軟膏塗布療法	46
βラクタマーゼ阻害薬	183

A

ABCC（ATP-binding cassette protein C）11	16
Air way scope®	239
air-Q®	240
Asche 鉗子	158
Aspergillus flavus	29
Aspergillus niger	29
Aspergillus terreus	29
Aspergillus 属	29
atelectatic ear	69

B

Bacteroides	183
Balloon sinuplasty	120
botulinum toxin type A	140
bullous myringitis	31
Burow 液	34, 42

C・D

Candida	29, 43
cavity problem	104
chemosurgery	137
Chiari 点	181
CO_2 レーザー	64, 74
compliant tube	54
debris 除去	50

E・F

endoscopic endonasal sinus surgery（ESS）	120
eosinophil cationic protein（ECP）	81
erythroplakia	211
exostosis	28
external auditory canal cholesteatoma	35
fibroblast growth factor（FGF）	44

H・I

Haemophilus influenzae	82
Holzknecht 徴候	189
impacted cerumen	16
incisional myringotomy（IM）	66, 68
inside turbinectomy	141

J・K

Jansen-Middleton の鉗子	166
keratosis obturans	35
Kiesselbach 部位	129
Killian-Ballenger 中隔回転刀	166
KTP レーザー	64

L

Langerhans 細胞組織球症	26
laser-assisted myringotomy（LAM）	66
leukoplakia	211

M

Malassezia	26
meatoplasty	45
Melker 緊急輪状甲状膜切開セット®	241
MEPM	43
M-meatoplasty	44
MRSA（methicillin resistant *Staphilococcus aureus*）	40
MRSA 感染	42
myringitis	31
myringoplasty	93

N

NBI（narrow band imaging）システム	204
NLA 麻酔（neuroleptanesthesia）	192

O

OK-432	210, 214, 259
OK-432 希釈液置換法	214
OtoLAM®	71, 74

P

Patil 緊急用輪状甲状膜切開用カテーテルセット®	241
Peptostreptococcus	183
PIPC	43
Pityrosporum	26
Plummer-Vinson 症候群	170
pneumolabyrinth	59
Politzer 法	55
punch biopsy	212
PUVA 療法	141

Q〜S

quinsy 扁摘	183
Rosenmüller 法	57
Staphylococcus	183
Streptococcus pneumoniae	80, 82, 183
Streptococcus pyogenes	183

T・U

TEIC	43
Thompson 点	181
TRPA1	141
TRPV1	139
underlay 法	93

V・W

Valsalva 法	55, 105
VCM	43
ventilation bronchoscope	192
Vidian 神経切断術	138
vocal cord dysfunction（VCD）	237
Walsham 鉗子	158
Wharton 管	206

ENT 臨床フロンティア
"Frontier" Clinical Series of the Ear, Nose and Throat
耳鼻咽喉科の外来処置・外来小手術

2012年5月15日　初版第1刷発行 ©〔検印省略〕

専門編集	浦野正美
発行者	平田　直
発行所	株式会社 中山書店
	〒113-8666　東京都文京区白山 1-25-14
	TEL 03-3813-1100（代表）　振替 00130-5-196565
	http://www.nakayamashoten.co.jp/
装丁	花本浩一（麒麟三隻館）
DTP・本文デザイン	株式会社明昌堂
印刷・製本	三松堂株式会社

ISBN978-4-521-73460-6
Published by Nakayama Shoten Co., Ltd.　　　　　Printed in Japan
落丁・乱丁の場合はお取り替えいたします

・本書の複製権・上映権・譲渡権・公衆送信権（送信可能化権を含む）は株式会社中山書店が保有します．

・ JCOPY ＜（社）出版者著作権管理機構　委託出版物＞
本書の無断複写は著作権法上での例外を除き禁じられています．複写される場合は，そのつど事前に，（社）出版社著作権管理機構（電話 03-3513-6969，FAX 03-3513-6979，e-mail: info@jcopy.or.jp）の許諾を得てください．

本書をスキャン・デジタルデータ化するなどの複製を無許諾で行う行為は，著作権法上での限られた例外（「私的使用のための複製」など）を除き著作権法違反となります．なお，大学・病院・企業などにおいて，内部的に業務上使用する目的で上記の行為を行うことは，私的使用には該当せず違法です．また私的使用のためであっても，代行業者等の第三者に依頼して使用する本人以外の者が上記の行為を行うことは違法です．

OtoLAM®で中耳炎治療

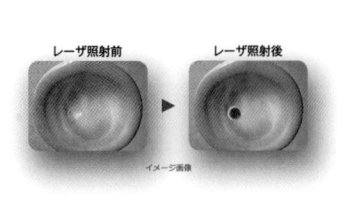

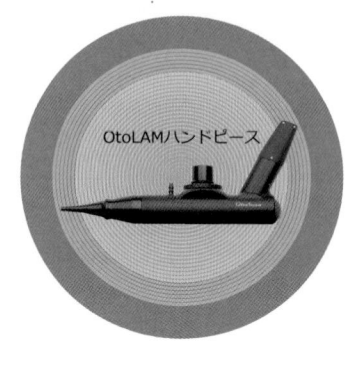

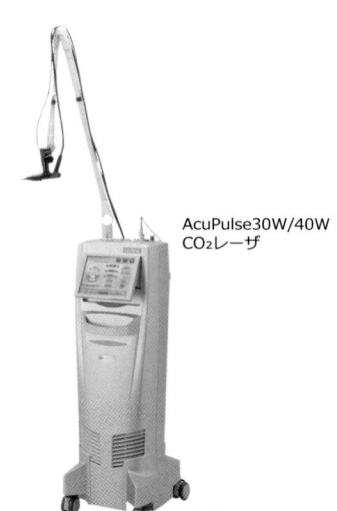

レーザ照射前 → レーザ照射後
イメージ画像

OtoLAMハンドピース

AcuPulse30W/40W
CO_2レーザ

・スポットサイズが最小1.0mmから最大3.0mmまで設定可能
・水分吸収率の高いCO_2レーザを使うことでより安全に

LUMENIS
Enhancing Life. Advancing Technology.

製造販売業者 **株式会社　日本ルミナス**

本社：〒135-8073 東京都江東区青海2-4-32 タイム24ビル　Tel：03-6743-8300　Fax：03-6743-8301
オペレーションセンター：〒135-0064 東京都江東区青海4-4-18 TACS　Tel：03-6743-8370　Fax：03-6743-8371
E-mail:ophlaser.japan@lumenis.com　URL:http://www.lumenis.co.jp

大阪支店	仙台営業所	名古屋営業所	福岡営業所
大阪市淀川区宮原4-6-18 新大阪和幸ビル3F Tel：06-6350-7780 Fax：06-6350-7781	仙台市泉区中央3-10-3 泉セントラルビル204 Tel：022-772-5201 Fax：022-772-5202	名古屋市中区丸の内3-17-6 ナカトウ丸の内ビル2F Tel：052-971-2351 Fax：052-971-2355	福岡市博多区博多駅東3-12-1 アバンダント95ビル1F Tel：092-412-5522 Fax：092-412-5588

ハイネ LEDマイクロライトシステム　HEINE LED Micro Light System

確かなクオリティでプロフェッショナルの信頼に応える、ドイツ ハイネ社の双眼ルーペ+高出力LEDライトシステム。
照明光は照度40,000Luxの驚異的な明るさ。2時間の充電で約17時間もの連続使用が可能です。

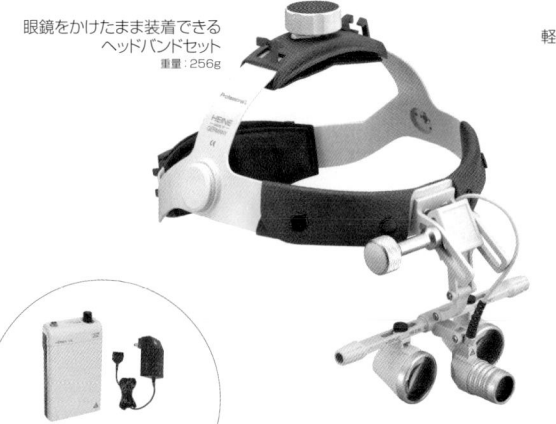

眼鏡をかけたまま装着できる
ヘッドバンドセット
重量：256g

軽量でスタイリッシュな
Sフレームセット
重量：104g

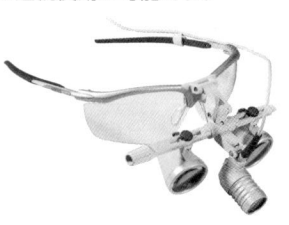

mPackLL携帯バッテリー

LEDマイクロライト　高出力LEDライト専用モデル

手軽に装着できる
軽量ヘッドバンドセット
重量：165g

※Sフレームタイプもあります。

株式会社 エムイーテクニカ
http://www.metechnica.co.jp

本社　TEL 03-5395-4588　　大阪　TEL 06-6479-1707
札幌　TEL 011-792-6522　　福岡　TEL 092-432-3740

製品の仕様および価格は予告なく変更することがあります。　製造販売許可番号：13B2X00180

**教科書には書かれていない
エキスパートのノウハウを
大公開！**

耳鼻咽喉科・
頭頸部外科診療の
コツと落とし穴

全3冊

シリーズ編集◉**神崎　仁**（慶應義塾大学名誉教授）

❶ 耳疾患
ISBN4-521-67571-9
AB判並製／256頁／写図表600点／総執筆者数85名／定価9,660円（税込）

❷ 鼻・副鼻腔疾患
ISBN4-521-67581-6
AB判並製／196頁／写図表340点／総執筆者数60名／定価9,240円（税込）

❸ 喉頭・咽頭疾患
ISBN4-521-67591-3
AB判並製／220頁／写図表304点／総執筆者数66名／定価9,240円（税込）

中山書店　〒113-8666 東京都文京区白山1-25-14　TEL 03-3813-1100　FAX 03-3816-1015
http://www.nakayamashoten.co.jp/

好評発売中!!

ベテラン医師のホンネをまとめた好評シリーズ

めまい診療のコツと落とし穴

編集 高橋正紘（東海大学医学部専門診療学系耳鼻咽喉科）　執筆者総数 84名

AB判／並製／268頁／120テーマ／写・図・表253点
定価 **9,240**円（本体8,800円）

めまいの病因・病態は急速に解明されつつあるが，関連する診療科も多く，原因も多岐にわたり，反復するケースもあって根治が難しい．本書はめまいを訴える患者さんに的確な対応が図れるよう，この分野のエキスパートが長年の経験に基づいたコツや落とし穴を多数紹介．診療の貴重な手引きとなる一冊．

CONTENTS

1. 問診と救急対応
2. 見逃しやすい疾患
3. 中枢性めまい
4. 合併症に伴うめまい
5. 良性発作性頭位めまい症・メニエール病
6. 高齢者・子どものめまい
7. 所見のないめまい・心因性めまい
8. 治療・リハビリテーション
9. 一般的検査
10. 専門的検査

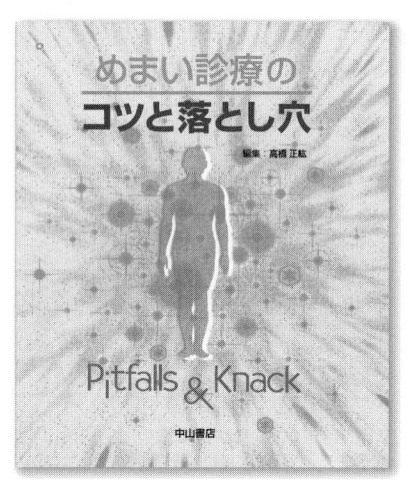

- 1テーマを1頁または2頁で展開．興味あるテーマをどこからでも読めます．
- 執筆者みずからがテーマを選択．最も得意な分野を解説しています．
- めまい診療に携わるベテラン医師の，貴重な症例やとっておきのテクニックが満載されています．
- 左右に広いAB判を採用．多数の図表や写真を使用した見やすいレイアウト．

見過ごされていた疾患に光を当てる

心因性難聴

編集 矢野　純（日本赤十字社医療センター耳鼻咽喉科）
　　　久保千春（九州大学大学院医学研究院心身医学）

B5判／並製／272頁／写・図・表220点
定価 **9,030**円（本体8,600円）

心因性難聴は精神科領域の疾病に位置づけられるが，難聴という症状のため，耳鼻咽喉科を受診することが多く，それゆえ，耳鼻咽喉科医の的確な診断が求められる．本書では豊富な症例をもとに，耳鼻咽喉科での診断・対応，さらに心療内科・精神科における心理面の診断・治療を解説する．

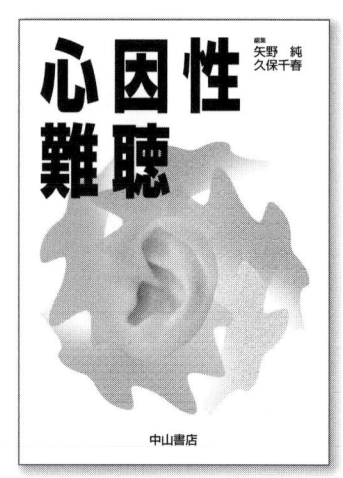

CONTENTS

I. 心因性難聴の臨床像
II. 心因性難聴の診断
III. 心因性難聴への対応，治療法
IV. ケースレポート

中山書店　〒113-8666　東京都文京区白山1-25-14　TEL:03-3813-1100　FAX:03-3816-1015
http://www.nakayamashoten.co.jp/

**声を出すことに悩む人、
音声言語医療に携わる人、
医学を志すすべての人へ！**

声の不思議
診察室からのアプローチ

一色信彦
(一色クリニック院長, 京大名誉教授)

著者は約50年にわたり, 声や言葉の病気の治療に携わってきた耳鼻咽喉科医であり,「けいれん性発声障害」という奇妙な病気に対する画期的な手術法を開発したことで知られています. 声を出そうとしても, 思うように出せない, そんな人たちを数多く診てきた著者が, 発声のメカニズムの奇抜さ, 不思議さについて語ります.

付録：声の病気の治療前と治療後の声の変化を
　　　CD-ROMで紹介.

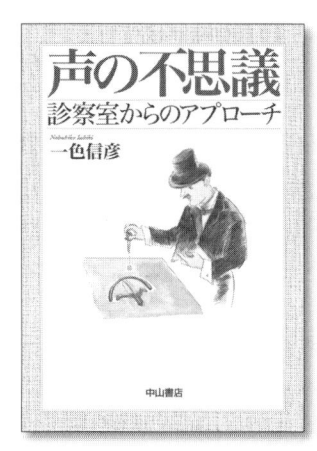

A5判上製／216頁
定価2,625円（税込）
ISBN4-521-67531-X

CONTENTS
- 第1章　声の出るまでと声の出るしくみ
- 第2章　声の病気を治す
- 第3章　声と日常生活
- 第4章　音の話—音響学の基礎

付録CD-ROM
声帯麻痺, けいれん性発声障害, 声を高くする, 声を低くする, 声帯萎縮など14症例の術前術後を, 動画と音声で紹介

「人が声を発すること」の摩訶不思議さについて,
進化と病気という視点から解き明かし,
病気を治すとはどういうことなのかを問いかける.

中山書店　〒113-8666 東京都文京区白山1-25-14　TEL 03-3813-1100　FAX 03-3816-1015
http://www.nakayamashoten.co.jp/

実地医家の日常診療で遭遇する実際的なテーマを中心にとりあげ,
診療実践のスキルと高度な専門知識をわかりやすく解説する
プラクティカルなシリーズ!!

ENT[耳鼻咽喉科]臨床フロンティア

全10冊

編集委員●小林俊光（東北大学）髙橋晴雄（長崎大学）浦野正美（浦野耳鼻咽喉科医院）

2012年5月シリーズ刊行開始!!
初回は2冊同時刊行

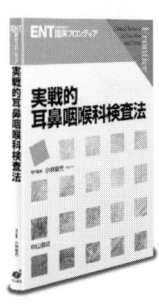

●B5判／並製／オールカラー／各巻平均280頁／本体予価13,000円

実戦的耳鼻咽喉科検査法

専門編集●小林俊光（東北大学）

耳鼻咽喉科・頭頸部外科の多彩な検査法から、簡便で被検者の負担も少ないものを精選。実戦的に検査を活用できるように図表を駆使し解説。

B5判／並製／312頁／定価（本体13,000円＋税） ISBN978-4-521-73459-0

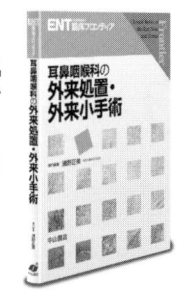

耳鼻咽喉科の外来処置・外来小手術

専門編集●浦野正美（浦野耳鼻咽喉科医院）

耳鼻咽喉科で習得すべき外来処置・小手術について実践的に解説する技術指南書。各手技の要諦を簡潔に示し、豊富な図で視覚的に構成。患者への説明文例やイラスト集も提供。

B5判／並製／292頁／定価（本体13,000円＋税） ISBN978-4-521-73460-6

全10冊の構成と専門編集

■ 実戦的耳鼻咽喉科検査法	小林俊光（東北大学）	定価（本体13,000円＋税）
■ 耳鼻咽喉科の外来処置・外来小手術	浦野正美（浦野耳鼻咽喉科医院）	定価（本体13,000円＋税）
□ 急性難聴の鑑別とその対処	髙橋晴雄（長崎大学）	
□ めまいを見分ける・治療する	内藤 泰（神戸市立医療センター中央市民病院）	
□ 耳鼻咽喉科最新薬物療法	市村恵一（自治医科大学）	
□ 口腔・咽頭疾患と歯牙疾患の臨床	黒野祐一（鹿児島大学）	
□ 風邪症候群と関連疾患—そのすべてを知ろう	川内秀之（島根大学）	
□ プライマリケアにおけるのどの異常への対応	久 育男（京都府立医科大学）	
□ 子どもと高齢者に特徴的な耳鼻咽喉科疾患	山岨達也（東京大学）	
□ がんを見逃さないために—頭頸部癌診療の最前線	岸本誠司（東京歯科医科大学）	

※諸事情によりタイトルなど変更する場合がございます．■は既刊．

お得なセット価格のご案内

全10冊予価合計 130,000円＋税 → セット価格 117,000円＋税

13,000円おトク!!

※お支払は前金制です．　※送料サービスです．
※お申し込みはお出入りの書店または直接中山書店までお願いします．

シリーズ刊行企画!! 全10冊セットでお申し込みいただいた方，抽選で20名様に弊社オリジナル「新感覚！電子メモパッド」をプレゼント!!

（応募期間：2012年5月1日〜2012年7月31日）

オフィス，外出先などどこでもメモ帳感覚で手軽に使えます

※ご当選のお知らせは賞品の発送をもって代えさせていただきます．
※抽選方法や当選についてのお問い合わせは受け付けておりません．
※電子パッドのデザインや色は予告なく変更される場合がございます．

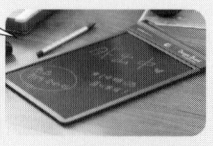

新創刊！日本嚥下医学会 学会誌 嚥下医学

●編集委員
藤島一郎（浜松市リハビリテーション病院病院長，日本嚥下医学会理事長）
梅﨑俊郎（九州大学医学研究院耳鼻咽喉科講師）
加藤孝邦（東京慈恵会医科大学耳鼻咽喉科教授）
山脇正永（京都府立医科大学総合医療・医学教育学教授）
谷口 洋（東京慈恵会医科大学附属柏病院神経内科講師）

●編集顧問
小宮山荘太郎（九州大学医学部名誉教授，初代日本嚥下医学会理事長）

嚥下医学のアドバンスドコースを歩むすべての専門職のための雑誌．嚥下造影や手術映像などの動画配信サイトと連動！
(http://www.ssdj.med.kyushu-u.ac.jp/magazine/movie.html)

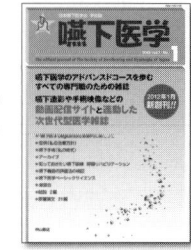

B5判／並製／284頁／定価（本体2,800円＋税） ISBN978-4-521-73452-1

中山書店　〒113-8666 東京都文京区白山1-25-14　Tel 03-3813-1100 Fax 03-3816-1015
http://www.nakayamashoten.co.jp/